医院经济分析与管理：
跟着案例学

金　玲　毛　文　戴秀兰　编著

中国财经出版传媒集团

中国财政经济出版社

图书在版编目（CIP）数据

医院经济分析与管理：跟着案例学／金玲，毛文，戴秀兰编著．—北京：中国财政经济出版社，2016.12
ISBN 978 - 7 - 5095 - 7069 - 2

Ⅰ.①医…　Ⅱ.①金…　②毛…　③戴…　Ⅲ.①医院 - 财务管理　Ⅳ.①R197.322

中国版本图书馆 CIP 数据核字（2016）第 272393 号

责任编辑：樊清玉　　　　　　　责任校对：胡永立
封面设计：智点创意

中国财政经济出版社 出版

URL：http：//ckfz.cfeph.cn

E - mail：ckfz@ cfeph.cn

（版权所有　翻印必究）

社址：北京市海淀区阜成路甲 28 号　邮政编码：100142
营销中心电话：88190406
天猫网店：中国财政经济出版社旗舰店
网址：https：//zgczjjcbs.tmall.com
北京财经印刷厂印刷　各地新华书店经销
880×1230 毫米　32 开　10.875 印张　280 000 字
2017 年 1 月第 1 版　2017 年 1 月北京第 1 次印刷
印数：1—10 060　定价：35.00 元
ISBN 978 - 7 - 5095 - 7069 - 2/F·5662
（图书出现印装问题，本社负责调换）
本社质量投诉电话：010 - 88190744
打击盗版举报热线：010 - 88190492、QQ：634579818

序

　　2014 年 10 月，财政部发布《关于全面推进管理会计体系建设的指导意见》，吹响了大力发展管理会计的号角。财政部部长楼继伟指出，如果说打造中国经济"升级版"的关键在于推动经济转型，那么，打造中国会计工作"升级版"的重点就在于大力培育和发展管理会计。

　　现实中，我国的管理会计无论是理论研究，还是实践应用都比较滞后。一个数据可以看出我们与美英等发达国家的差距：美国具备一定规模的企业，90% 的会计人员从事管理会计工作，75% 的工作时间用于决策支持。而在我国，很多单位尤其是行政事业单位的会计工作还停留在简单的记账算账编制报表阶段，较少能够利用信息进行财务分析、风险管理、效益评价、参与决策、规划未来等。加快发展管理会计，对于单位个体和整个国家都非常重要，其不仅有利于增强单位的活力和创新能力，促进管理转型、效益提升；也有利于进一步提高资金使用绩效，为深化财税体制改革、建立现代财政制度提供坚实基础。

　　让我们感到可喜的是，浙江省卫生系统率先在管理会计的应用上迈出了一步。这本《医院经济分析与管理：跟着案例学》汇集了 40 篇来自浙江省、市、县各级医院优秀财务人员的实战分析文章，内容涵盖了公立医院改革、药品管理、成本控制、绩效管理、医院运营等六大方面，每个专题之间既相互独立，又彼此联系，融成一个有机的整体。这些文章的着眼点都很小，但分析得均非常深入透彻，实现了以点带面、点面结合的效果。从这本书中，我们看到了四十位作者把会计工作做专、做精、做细、做实的"工匠精神"，更看到了我省财务分析乃至管理会计稳步发展、欣欣向荣的良好局面。

当前供给侧结构性改革深入推进，会计工作的内涵不断丰富，会计工作者的工作重点也须进行转移，由单纯的记账算账向注重财务分析转变，由重反映过去向重预测未来转变，实现解析过去、控制现在、筹划未来的有机结合，最终达到"创造价值"的目标。大数据时代的到来，更为管理会计的深入发展增添了"飞翔的翅膀"，内外信息的融合、海量数据的处理、复杂逻辑的勾稽等传统会计面临的一系列瓶颈问题均可以轻松解决。

展望未来，随着经济的不断发展和信息技术的飞速升级，管理会计将不断扩展应用的广度和深度，进一步适应外部环境不确定性增加、内部管理需求变化等现实，在集成数据处理应用、风险识别与规避、成本控制与价值创造等方面发挥作用。"风好正扬帆"，藉此书的出版，希望我省的管理会计事业能够加快发展，更好地服务我省经济社会的发展。

2016 年 10 月

前言

　　医院经济管理在保障医院正常运行、健康可持续发展中发挥着积极的作用。财务人员须以供给侧改革的思路，以会计报表为主要分析依据，运用科学的方法和工具，把准分析的切入点和着力点，立足当前，着眼未来，使分析报告起到事前预测、事中监控和事后总结的作用。本书精选了浙江省、市、县部分医院财务人员立足本职所写的专题分析，并配以同行专家的点评，试图以鲜活案例的形式，让读者带着思考，直观感受财务分析撰写的方法，感悟新形势下财务管理职能的转变。同时，帮助财务人员掌握财务分析与管理的技能，通过细致分析、深入挖掘，降低成本、防范风险、创造效益、服务决策，最终促进医院健康、持续发展。

　　本书分为六个章节和附录，其主要内容有：

　　第一章：顺应改革趋势　聚焦医改分析。公立医院是我国医疗服务体系的主体，是维护国民健康的中坚力量。其基本目标是建立"维护公益性、调动积极性、保障可持续性运行新机制"。本章从医院实行药品零差率等视角出发，运用实证分析与案例分析等方法，探讨医改政策的执行对医院的影响和对策，启发读者对医改政策的思考，同时也为医改背景下的财务分析指明方向。

　　第二章：把脉医药分家　分析调控效果。结合浙江省公立医院实施药品零差率的改革背景，内容不仅涉及药品管理的综合性分析，如对中药饮片的实施情况与政策进行详尽的分析，还涉及医疗集团下药品集中管理的实践经验分享等。

第三章：医保支付改革 开创多赢局面。随着医疗服务价格改革的全面推进以及各类新型结算方式的出现，医保支付的改进、服务价格的调整等都将成为医院财务管理所要探讨的重要话题，本章对此进行重点分析。

第四章：强化成本管控 促进降本增效。随着精细化管理在医院经济运营中的应用，成本管控分析也更为具体、细致，针对单独科室的成本分析、具体材料设备的分析将成为成本管控分析的重要内容，本书中提供了相应的实践案例和具体分析。在后勤保障专业化、商业化的背景下，服务外包逐渐成为后勤管理的重要选择，本书选取后勤外包服务、物业服务管理、两种食堂管理模式运行比较等进行重点分析，以服务医院管理者决策。

第五章：着力精准管理 助推绩效提升。医院内部运营管理分析，能够客观真实地反映经济运营的成果与问题。本章选取从医院层面追踪到科室层面的医疗运营专题分析案例、年度医院绩效工资开支总额的预测方法、对外投资分析、项目绩效分析以及医院的年度综合财务分析等内容，以期为读者提供实践经验和写作借鉴。

第六章：探索创新模式 彰显管理价值。计算机网络技术在医院财务管理中的应用，大大提高了财务人员的工作效率和水平。本章着重探讨科研经费管理及管理软件的运用；信息化条件下的流程再造；医疗就诊付费模式，床边结账和分时段办理出院结账的成效分析等方面的内容。

附录：编者将财务分析中的数据应用，以及撰写财务分析报告和专题财务分析报告的心得和经验与读者分享，方便读者全面、细致地了解财务分析的写作技巧和要义，同时结合以上各章节案例，提示读者注重知识结构的更新和业务能力的锻炼，注重优良文风的养成和写作经验的积累。

　　本书的成稿出版，是学习成果与工作经验交流的一次有益尝试，期待大家相互学习借鉴，取长补短，积极探索行之有效的财务分析与管理方式方法，全面提升医院整体经济管理水平，为实现医院改革目标而共同努力。

金　玲

2016 年 10 月

目 录

第一章

顺应改革趋势　聚焦医政分析

浙江省儿科医疗服务价格改革分析
——以Z儿童医院医疗收费现状为例

【摘要】目的：通过对Z儿童医院医疗收费现状及浙江省内外医院医疗服务价格对比分析，探讨浙江省儿科医疗服务价格改革思路。方法：通过文献查找、实地调研和财务数据分析等主要方法，了解儿科医务工作者的现状；通过与省内外医院财务数据对比，分析儿童医院面临的困境。结果：浙江省儿科医疗服务价格改革具有政策参考及指导性依据，与综合性医院、其他省份儿科医疗价格及工作量相比，医疗服务价格偏低，改革已迫在眉睫。建议：结合当前医改的政策形势，对浙江省儿科医务工作问题进行深入解析，希望相关部门尽快推进儿科医疗服务价格改革，并在价格改革的基础上给予适当的财政补助，稳定儿科医疗服务队伍，提高儿科医务人员待遇，从源头上促进儿科事业的发展，更好地为全省儿童健康服务。

1. 背景

2016 年 1 月 17 日，央视《焦点访谈》以"如何拯救中国儿科"为主题，专题报道了目前国内儿科现状和发展问题。随后央视新闻频道以"别当'小儿科'"为题，对国内现有儿科医护人员短缺问题进行深入报道。报道通过对医务人员、医院管理人员进行访问，使儿科诊疗收费低、医务人员压力大、学科设置不合理等深层次问题浮出水面，并引起广泛关注。日益凸显的儿科医务人员短缺问题与全面放开两孩政策，即将迎来生育高峰的大环境趋势形成强烈的反差，成为卫生政策制定者亟需解决的新命题。

2. 儿科医务工作现状

2.1 儿科医务人员工作强度大、耗时长、风险高

儿童作为一类特殊群体，在进行检查和治疗等医疗操作时不易配合。此外，因为儿童一般不会描述自己的症状，儿科又被称为"哑科"。同样的诊疗、检查、化验、护理等工作，相比较成人患者，儿科医务人员往往要付出更多的时间、耐心，诊疗技术水平也要求更高。因此，儿科医务人员工作强度大、耗时长，加班加点成为常态。

笔者通过对浙江三所设有儿科的综合性医院（分别为 S 医院、R 医院及 T 医院）进行调查发现，依据 2015 年门急诊量，三所综合性医院每位儿科专业医师平均患者接诊量是非儿科专业医师的 2.2 – 2.5 倍（见表 1）。

在儿童护理方面，由于儿童依从性差，人体器官也较精细，其对护理要求更高。因此，重复治疗操作的次数往往较多，工作耗时更长。在特殊检查方面，儿科患者需做好特殊准备工作，例如给予镇静、麻醉等，这就导致接收同样一项检查，儿科单位时间检查量较低，劳动强度更大，医技设备利用率较低。Z 儿童医

表1 2015 年浙江三所综合性医院儿科接诊量对比 单位：人

医院	儿科医生数	儿科门急诊量	儿科医生人均接诊人数	成人医生数	成人门急诊量	成人医生人均接诊人数	儿科医生人均接诊人数/成人医生人均接诊人数
S 医院	15	108000	7200	417	1202000	2882	2.5
R 医院	47	426000	9064	526	2042000	3882	2.3
T 医院	25	118000	4720	925	1971000	2131	2.2

院通过将放射科单位时间内的工作量与杭州市区三级甲等综合性医院对比发现，Z 儿童医院 8 小时每台 CT 和 MRI 工作量分别是 100 人和 23 人，但是在综合性医院同样设备和时间内检查成人，其完成的工作量达到 200 人和 40 人（见表 2），将近 Z 儿童医院的两倍，设备利用率直接影响医院投入与产出的运营效率，最终导致医务人员收入也相对较低。

表2 儿童专科医院与成人医院放射科工作量比较 单位：人

医院类别	每台 CT 工作量（八小时）	每台 MRI 工作量（八小时）	每台拍片机工作量（八小时）
儿童医院放射科	100	23	200
成人医院放射科	200	40	300

另外，儿科疾病往往起病急、病情变化快，患儿就诊时医生需要和家属进行沟通。然而许多家长对患儿的病症描述不够准确、客观，影响儿科医务人员的诊断。同时，由于儿童在家庭中处于核心位置，患儿家属对医务人员期望高，情绪容易激动，儿科医务人员处于更加复杂的医患关系中，其压力也更大，面临的医疗风险也较大。

2.2 儿科医师收入低，劳务价值与服务价格严重不匹配

对于医务人员而言，医疗服务价格理应与医疗工作量、难

度、风险、价值等相适应，但实际上儿科医务人员收入远低于综合性成人医院医务人员。对比 2015 年 Z 儿童医院与省内 6 家综合性三甲医院的业务量增幅和职工收入情况，其结果见表 3。

表 3 　2015 年 Z 儿童医院与省内三甲综合性医院业务量和收入比较

项目	单位	A 医院	B 医院	C 医院	D 医院	E 医院	F 医院	Z 儿童医院
医药收入增长幅度	%	12.59	19.18	5.01	17.99	5.07	4.69	19.94
门诊收入增长幅度	%	9.08	14.17	3.64	19.24	7.85	3.94	9.00
住院收入增长幅度	%	14.09	21.81	5.54	17.35	3.41	5.05	34.06
职工人均创收	万元	79.22	72.43	73.52	60.49	77.68	50.63	53
每职工门诊人次	人次	687	762	600	540	814	702	1173
卫生材料收入占医疗收入比例	%	18.43	23.09	15.03	23.5	14.84	19.38	8.53
药品收入占医疗收入比例	%	40.35	34.51	37.04	32.44	43.82	34.76	33.2
每门诊人次收入（含体检收入）	元	312.09	333.74	276.84	395.99	372.19	226.33	190.99
每门诊人次收入（不含体检收入）	元	330.49	330.86	253.41	344.41	358.75	215.30	191.04
每住院人次收入	元	20382.33	21826.69	18716.35	17706.58	17636.62	14767.76	8824.32
职工人均薪酬	万元	18.81	19.64	19.13	19.20	21.71	19.42	16.20

从表 3 可以看出，Z 儿童医院职工人均创收为 53 万元，与 6 家综合性医院平均 69 万元相差较远，且职工人均薪酬也排在 6 家综合性医院的后面。然而从每职工门诊人次来看，6 家综合性医院中最高的为 814 人次，最低者为 540 人次，而 Z 儿童医院为 1173 人次，远高于 6 家综合性医院。由于儿科诊疗收费低，儿童医院人均创收低，最终也导致医院人均职工薪酬较 6 家综合性医院最低。然而儿科医务人员工作压力最大，这表明目前的收费

价格与儿科医生工作量、难度、风险、价值等不相适应，政府部门应在价格政策上给予支持与倾斜。

2.3 儿科医务人员流失严重，医学生从事儿科意向低

中国总人口有 13 亿多，儿童约占五分之一，据《2015 年中国卫生和计划生育统计年鉴》数据显示，全国平均每千名儿童只有 0.43 位儿科医生。而在美国，平均每千名儿童拥有 1.46 位儿科医生，是我国的 3 倍多。目前，我国儿童医师缺口达 20 万。据测算，全面放开两孩政策后，预计国内出生人口和儿科就诊需求将以每年 20% 的幅度快速增长。浙江省每年出生人口将增加 20 万，加上流动人口的增加，儿科医务人员配置不足的问题将日益严峻。

由于专业特殊性，儿科医务人员较其他临床医务人员需要拥有更多的专业知识和更强的技术能力。儿科医务人员培养周期长，加上大多数医学院校从 1999 年起停止了儿科专业招生，导致后备人才严重不足；儿科高层次和高水平人才稀缺等问题也日益严重；一些儿科医务人员因为工作辛苦、压力大、风险高、待遇低等原因逐渐流失。《2015 年中国卫生计生统计年鉴》数据显示，我国儿科医生的总数从 2010 年的 10.5 万下降到 2014 年的 10 万，患儿数量急剧增加，但儿科医生的数量却呈现负增长。究其原因，主要是儿科医师流失严重，其从业意向也在不断降低。2009 年我国执业助理医师队伍中，有 5.2% 的医师持有"儿科"执业资格证，但仅有 2.1% 的人员从事儿科，比重仅为 40%，与 2002 年及 2005 年几乎 100% 从业比例相差甚远。浙江省近 3 年中，50.60% 承担儿科工作的医院出现儿内科医生流失，15.93% 承担儿童保健工作的医院出现儿童保健医生流失。一项对杭州市儿科医护人员的调查显示：杭州市工龄在 5 年以下及 10 年以上的儿科医护人员占大多数，儿科医护队伍面临年轻化和老龄化双向极端趋势，且年轻医务人员流动性较大。同样，以 Z 儿童医院为例，2016 年医院招聘 104 名医学毕业生，报名参加笔试

的 88 人，实际参加考试仅 42 人。此外，通过对 2015 年离职人员情况统计发现，Z 儿童医院医生离职率为 4%，护理人员离职率高达 6%。

3. 儿科医疗服务价格改革的相关依据

3.1 政策依据

推进儿科医疗服务价格的改革，提高儿科医务人员待遇，稳定儿科队伍刻不容缓。政府部门和社会各界已经关注到儿科发展的问题，《中共中央 国务院关于实施全面两孩政策 改善完善计划生育服务管理的规定》中提出，"加快产科和儿科医师、助产士及护士人才培养，合理确定服务价格，在薪酬分配等方面加大政策倾斜力度"。2015 年，国家卫生和计划生育委员会妇幼司在《关于加强妇幼健康服务能力的若干意见（征求意见稿）》中提出，"建立儿科医师、护士等紧缺人才激励机制，在职称评定、薪酬分配方面对儿科医师、护士等给予倾斜，改善医护人员待遇，增加岗位吸引力"。

为全面打造卫生强省，实现健康浙江目标，促进人口均衡发展，浙江省"十三五"规划强调，要"重视妇女、儿童和青少年身心健康"工作；浙江省卫生和计划生育委员会"十三五"意见稿也提出，要"加强产科、儿科紧缺专业人员培养与使用，提升儿童急救能力"。这些政策充分体现出省委、省政府、省卫计委对儿童医疗服务的重视。当然在注重人才培养的同时，维护现有儿科医务人员的岗位稳定性，提升儿科吸引力也至关重要。因此，调整儿科医疗服务项目价格，使儿科医务工作者劳动价值得以充分体现十分必要。

3.2 具体指导性和参考性依据

2012 年《全国医疗服务价格项目规范工作手册》中提出，"根据儿科诊疗特点，对 6 岁以下儿童一般治疗及手术价格可以上浮 30%"。而浙江省目前尚未实施该价格政策。浙江省整体儿科收费价格偏低，例如新生儿层流病房，收费标准 40 元/天，福建为 100 元/天；新生儿蓝光照射，收费标准 2.5 元/小时，辽宁为 20 元/小时。

4. 儿科医疗服务价格改革的测算和建议

为了使浙江省医疗服务价格改革方案更具参考性，根据总量控制、结构调整的改革原则，现以 Z 儿童医院为测算对象，通过对现有资金缺口进行评估，结合人均职工薪酬的提高，提出儿科医疗收费价格改革建议方案如下：

4.1　资金缺口评估

2015 年 Z 儿童医院医疗收入 108058 万元，医疗成本 125112 万元（含预提职工基本养老保险和职业年金医院缴费部分 7500 万元），收支结余亏损 17054 万元，再加上其他收入结余 6553 万元和财政基本补助 3908 万元，实际结余亏损 6593 万元。Z 儿童医院 2015 年人均职工薪酬 16.20 万元，与 6 家综合性医院人均职工薪酬 19.65 万元比较，相差 3.45 万元；2015 年 Z 儿童医院职工人数 1992 人，如薪酬待遇增加到综合性医院同等水平，需资金 6872.40 万元。鉴于儿科诊疗技术风险高，工作强度大，工作环境差，为了保持儿科队伍的稳定性，增加儿科对临床学生的吸引力，需要让儿科医生待遇稍高于综合性医院医生的待遇，那么 Z 儿童医院的资金缺口将更大。

4.2　服务价格改革建议

4.2.1　对 6 岁以下儿童部分儿科诊疗项目价格进行上调，上调幅度不超过 30%。调整的项目主要分为三部分，包括一般治疗操作、临床诊断和临床手术治疗等。

4.2.2　对目前部分不合理收费进行调整，该部分内容主要是一般治疗操作项目。

4.2.3　对诊疗费和住院费进行调整。以江苏省儿科收费标准与浙江省现行儿科收费标准对比发现，无论是诊疗费用还是住院费用，儿童医院收费价格均偏低，甚至有部分项目（如陪护床位费）尚未纳入浙江省收费体系当中。因此，可对诊疗和住院费进行适当调整（见表4）。

表4   江苏省与浙江省儿科医疗收费对比

收费项目		江苏省收费新标准	浙江省现行收费标准
诊疗费	普通门诊	12 元	12 元
	副高专家门诊	22 元	16 元
	正高专家门诊	35 元	18 元
	住院诊查费	15 元	18 元
	门急诊留观诊查费	30 元	12 元
床位费	普通	40 元/天	30 元/4 人间、20 元/5 人间
	三人间	50 元/天	50 元/天
	两人间	60 - 80 元/天	50 元/天
	陪护床位费	10 元/天	0

综上所述，儿科医疗服务价格的改革是解决当前儿科困局的重要根源性对策，意义重大。笔者根据儿童医院和儿科特殊性提出的儿科医疗服务价格改革的建议，结合了当前医改的政策形势，既考虑了病人的承受能力，也考虑了医院内部潜力挖掘和收入结构调整，但根本上还需要政府进一步加大支持力度，在价格改革的基础上给予适当的财政补助。希望相关部门能尽快推进儿科医疗服务价格的改革，提高儿科医务人员待遇，稳定儿科队伍，从源头上促进儿科事业的发展，更好地为全省儿童健康服务。

作者：毛文、卢爱姣、王亚飞、林平、王阿贞

第一作者简介：毛文，浙江大学医学院附属儿童医院总会计师，高级会计师

E - mail：13957103586@139.com

·专家点评·

医改分析要接地气

本文选择了医疗服务价格改革中一个容易被忽视的领域，即儿科的医疗服务价格。在过去几乎所有的几轮医疗服务价格改革中，儿科在服务成本等因素的特殊性方面基本没有得到重视；儿科绝大多数的医疗服务价格是跟着综合医院走的，本文正是看到了儿科的特殊性，对儿科医疗服务价格改革的必要性等进行了分析。文章选择的角度很好，令人耳目一新。本文从儿科医生的工作量负担高、单位工作量劳动强度大、检查治疗设备利用效率低、医患关系易于冲突、从业人员收入偏低、人员流失以及人才培养的特殊性等方面，通过与省内同等级综合性医院间的对比，阐明儿科从业人员的艰难处境。

本文主要采用对比法，这种方法简明、直接、一目了然，有力地说明了儿科医院和从业人员在各方面都处于负荷重、风险大、收入低的状况。并主要从经济角度，说明儿科医疗服务价格改革的必要性和迫切性。在对改革的方向及医疗服务价格调整幅度等方面，也没有泛泛而谈，而是结合资金缺口的评估，考虑员工薪酬的发展趋势，提出了具体的政策建议。

浙江省卫生经济学会会长　刘钟明

新医改下公立中医医院面临的
困境与机遇分析及应对措施

【摘要】 目的：研究新形势下浙江省公立中医医院面临的困境与机遇，提出应对困境的措施。方法：通过访谈、文献研究、调研分析，提取观点。结果：宏观经济形势和医疗体制改革，使公立中医院存在病源分流、人才缺乏、运行成本高等问题，同时，宏观政策、综合医改、健康中国及保健需求给公立中医院带来发展机遇。结论：紧抓机遇，创新机制体制，积极应对，摆脱困境，推进公立中医医院发展，满足民众健康服务需求。

　　浙江省现有公立中医医院 94 家，其中：省级 4 家，市级 13 家，县（市、区）级 77 家。近年来，浙江省中医药系统深度参与医药卫生体制改革，全面推动公立中医医院改革，至 2014 年 4 月浙江省所有公立中医医院都实施了药品零差率的综合医疗改革，走在全国前列。随着经济社会的变革，医院面临的形势发生了较大变化，医改进入深水区也使公立中医院面临巨大的挑战。同时，医改也为中医药事业的发展提供了一个难得的契机，公立中医院正面临前所未有的发展机遇。

1. 面临的新形势和困境

1.1　实体经济滑坡，健康投入减少

　　全球范围内的金融危机由最初对我国虚拟经济的影响波及到对实体经济的冲击，既对 GDP 增长速度、就业、财税收入、进

出口产生不利影响，也对第三产业（服务业）形成直接和间接的冲击。全球经济下行导致实体经济危机，消费需求下降，投资需求萎缩，健康投入减少。

1.2 医保支付考核趋严

随着医改的深入推进，医保支付制度改革对医院管理要求更严，医保考核力度的增强、软件实时监控的增加，给医院带来应对人员和成本费用的增加，医院经营的利润空间将缩小。

1.3 多元医疗市场，民营冲击公办

国家鼓励社会资本办中医医院、疗养院和中医诊所，多元化办医格局推进医疗市场准入限制放宽，浙江省要求 20% 的床位面向社会投资开放，允许、鼓励、支持社会力量加入医疗服务市场，鼓励有资质的中医专业技术人员开办中医诊所，药品经营企业举办中医坐堂医诊所。近年民营中医医院发展迅速，冲击公立中医院，造成人才流失、病人分流等。此外，医师多点执业政策造成优质医生特别是名老中医同时在公立中医院、民营医院、药店、诊所多点执业，带走公立医院的病源。

1.4 中西并重发展，西医冲击中医

西医院纷纷搞起中医，近年来，中药采购价提高，医改后中医诊查费及中医诊疗项目收费价格上调明显，患者看中医费用增加。很多患者看病首选综合性医院，而社区（乡镇）卫生院、诊所、中医馆及药店也有中医药服务并纳入医保范围，许多常见病、多发病的患者分流出公立中医医院，公立中医医院受到西医系列医院的强烈冲击。

1.5 医改政策不配套，政策落实不到位

医疗服务低成本收费，国家补偿不足，其他补偿渠道不畅。特别是近两年政府财政困难，各地财政预算安排卫生事业费实行零增长或略有增长，医院发展、设施配置、设备更新只能自筹解决。如绍兴市某中医医院，政府原规划将前几年购置的旧房拆除新建医疗综合楼基建项目，后因政府资金不到位，不得不改为维

修更新改造项目。

1.6　医院管理机制不完善

公立中医医院院长负责制不够完善，短期行为严重，只负盈，不负亏，注重经济收入和医疗质量考核而忽视成本考核。部分医院管理者和职工受传统计划经济思想影响，对医院加强成本管理的重要意义认识不足，没有充分认识市场经济体制下加强成本管理的重要性；一些医院成本费用意识淡薄，卫生资源不足和利用效率不高，浪费情况严重；一些医院经济核算责任制与成本管理不能有效结合，信息失真，成本核算不实，潜亏严重。

1.7　人才缺乏

人才是医院最珍贵的资源，也是医院核心竞争力的关键。近几年，浙江省公立中医医院突飞猛进地发展，中医人才需求急剧增加，但由于编制的限定、人员招聘程序规范等，增幅不快。且中医人才成长慢，培养时间长，导致中医药专业人员梯队不足，名中医后继乏人。

1.8　运行成本趋高，医院压力加大

部分中医医院业务量下降，而人员经费支出连年攀升。新实施的事业单位工资改革及养老保险和职业年金制度将导致医院人员经费大幅度增长，人员经费占医疗成本将达到45%，医院成本加重。此外，先进科技在医疗中的广泛运用，一次性用品材料的普遍使用，以及大量进口耗材及药品、新技术新设备在医院临床的使用，使得医疗成本持续增加。

1.9　中医特色服务不突出，中医药优势不明显

中医特色是中医医院的优势和核心竞争力，但目前公立中医院中望、闻、问、切中医四诊诊断技术，经络诊断和辨证、治未病在临床使用不普遍，中医治疗技术如针灸推拿治疗、中药饮片的辨证使用、中药制剂的使用、其他中医外治技术等占比不高。财政补偿不到位，迫使公立中医院需要依靠医疗服务收费来维持自身经营和发展，许多公立中医院大型高精医疗设备高速运

转，西药销售量远大于中草药，中药制剂量少，中医药专业人员数量低于西医，中医药特色发挥不够，"简、便、验、廉"优势不突显。

2. 机遇分析

2.1　宏观政策——党和政府高度重视

近年来，党和政府高度重视和支持中医药工作，国务院《关于扶持和促进中医药事业发展的若干意见》，国家卫生计生委等5部门《关于在县级公立医院综合改革试点工作中充分发挥中医药特色优势的通知》（卫计生发〔2013〕21号），浙江省卫计委等部门《关于促进中医药健康服务业发展的实施意见的通知》（浙卫发〔2014〕128号）等文件，都强调坚持中西医并重，完善中医药事业发展政策和机制，要求落实和完善政府对中医医院投入倾斜政策，促进中医药发展。将中医药放在党和国家改革发展全局的战略高度来安排部署，体现了党和国家对中医药事业发展的重视，表明了中医药地位的不断提升，也是中医药事业发展的大好机遇。

2.2　医改政策——推进中医药特色发展

中医的特色在于中医诊疗、预防、保健、养身、治未病。为促进中医药发展，浙江省综合医疗改革保留了中药饮片的加成，中医门诊诊查费、中医治疗费等明显上调，特别是国家级、省级名老中医门诊诊查费比改革前大幅度提高，体现了中医院医务人员的技术劳务价值，有利于中医院收入的增长，促进公立中医医院的发展。新医改政策注重中医药发展。医药卫生体制改革，尤其是公立医院改革为中医医院的发展提供了契机，实行法人治理、托管制及区域内的中医医疗联合体的产生，为中医医院体制改革提供了新的思路和方法，正在进行跨越式发展的新尝试。

2.3　健康中国及保健需求——历史性发展机遇

党的十八届五中会明确健康中国为国家战略，促进国民健康，将大力推动卫生事业的发展。中医药是我国独特的卫生资源、潜力巨大的经济资源、具有原创优势的科技资源、优秀的文化资源和重要的生态资源。中医药的"五种资源"为中医药发展提供了准确的定位和更广阔的空间。随着人民健康观念的转变，人们对于预防为主、养生保健更加重视，通过提高自身养生保健的能力和知识，做到不生病、少生病、晚生病。医疗行业处于高增长期，常见慢性病及疑难杂症发病率居高不下，人们健康意识逐年提高，有着"养生""治未病"等明显特点的中医有着巨大的发展空间。

3. 应对措施

3.1 保持和发扬中医药特色优势

发挥中医药特色优势是中医医院的立院之本，发展之魂，必须坚持特色兴院、优势强院。公立中医医院应推进中医药继承与创新，提升中医药服务能力，加快推动中医药事业科学发展、创新发展。形成中医医院优质病种，开展中医药防治重大疾病，中医疑难病诊疗，公共卫生和中医药防治哮喘病、高血压等慢性病工作，以充分显现中医药特色与优势。

3.2 加强中医药重点学科、专科、示范中医科建设

中医医院应积极深化改革，找准目标和定位，强化重点学科、专科建设，发挥重点学科、专科优势，形成核心竞争力和品牌优势。通过重点专科的品牌和示范效应，带动其他专科全面发展，促进名院建设，推动继承与创新，全面提升医院中医药服务能力。

3.3 加强中医药人才培养

努力优化中医药人才结构，通过毕业教育引进中医药专业人员、加大师承教育、继续教育、规范培训，培养优秀中青年中医药人才，加强名中医等人才队伍建设，提升中医药人员的诊治水平，使中医治疗作为公立中医医院病人首选和主要的治疗手段，

解决人员上中医西化问题。同时，中医医院要不断改革和完善人事分配制度，提高工资待遇，通过激励机制吸引和留住人才，调动广大医务人员的积极性和创造力。

3.4 发展中医养生保健等综合服务

政府鼓励中医医院开展融医疗、康复、预防于一体的全链条服务模式、多专业联合诊疗模式和多种中医药方法综合应用的治疗模式。公立中医医院应开发群众需要的中医服务和中医产品，培养自身的核心竞争力，改革中医医院服务模式，推进多种方法综合干预，注重治疗和预防、养生、保健、康复服务的结合，形成具有中医特色的综合服务模式。公立中医医院加强中医"治未病"服务能力建设，运用情志调摄、饮食调养、起居调摄、运动健体、穴位按摩等中医养生方法，开展以"冬令膏方"、"秋季养肺调肠胃"、"冬病夏治"等为载体的各种服务。

3.5 完善医院管理体系

公立中医医院要响应国家政策，围绕利用好、挖掘好、发展好、弘扬好、维护好"五大资源"，顺应医学发展的新趋势、人民群众对健康的新期待、经济社会进步的新要求，紧抓改革机遇，积极应对挑战，对外争取政策支持，对内加强管理和建设，不断创新机制体制，深化内部管理体制改革，形成科学规范、充满活力、保障可持续、发挥中医药特色优势的公立中医医院管理体系，不断提高运营管理能力，提高运行效率。充分发挥公立中医医院"简、便、廉、验"中医药优势在深化医改中的作用，提高中医药的服务能力与水平，不断满足人民群众日益增长的健康服务需求。

作者简介：孙亚玲，绍兴市中医院委派财务科长，高级会计师

E－mail：zjsunyaling@163.com

医改对省级妇女专科医院
经济运行的影响分析

【摘要】目的：分析新医改政策对浙江省妇女专科医院经济运行的影响。方法：以浙江省妇产科医院为分析对象，收集整理该院 2012～2016 年上半年的财务数据，运用比率分析法、趋势分析法、因素分析法等对医改前后的数据进行分析比较。结果：该院经济运行平稳，补偿率较高，收入结构优化，医务人员积极性提高，公益性逐步增强，医保支付比例提高。结论：医改取得预期成果，建议加强优质妇女健康服务供给，应对全面二孩时代，进一步优化收入结构，加强成本管控，促进浙江省妇产科医院持续健康发展。

从 2014 年 4 月 1 日起，浙江省省级公立医院全面实施以药品零差率为核心，以总量控制、结构调整为原则的综合改革。此次改革以药品零差率为切入点，对医院减少的药品差价收入，政府通过提高诊查费、手术费、治疗费、护理费等技术、劳务性医疗服务价格弥补，省财政配套出台激励奖补政策。笔者通过对 2012 年、2013 年（改革前 2 年）和 2014 年、2015 年（改革后 2 年）以及全面二孩政策实施后 2016 年上半年与上年同期浙江省妇产科医院（简称：妇女医院，下同）财务数据的比较，分析医改政策实施对该院经济运行的影响，总结妇女医院的改革成效，探讨在深化省级公立医院改革的进程中、特别是在全面二孩政策实施的新形势下，妇女医院发展中存在的问题，并提出改进建议，为全面保障浙江省妇女健康、深化妇女医院的健康发展提供决策参考。

1. 研究对象及方法

浙江省妇产科医院（浙江大学医学院附属妇产科医院）是浙江省唯一一家省级妇女专科医院。是妇产科医疗、教学、科研及计划生育、妇女保健工作的龙头医院和指导中心；承担全省危重孕产妇和妇科危重疑难疾病的救治任务。该院综合实力稳居国内同类医院前三甲，是在全国享有盛誉和重要影响力的妇产科医院，为保障浙江省和周边地区妇女健康和出生缺陷防治起着重要的作用。该院核定床位 1120 张，2015 年门急诊量 150 万人次，出院病人 6.5 万人次，职工近 1600 人。本分析选取妇女医院 2012－2016 年上半年的财务数据，采用定量和定性、描述和对比等方法，分析公立医院改革对妇女医院经济运行的影响。

2. 分析与结果

2.1　医改前后医疗服务量情况，见图 1。

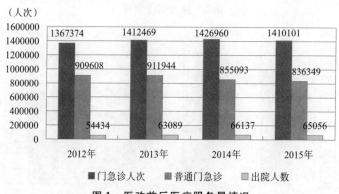

图 1　医改前后医疗服务量情况

图 1 数据显示：医改没有给妇女医院的医疗服务数量带来大的影响，医疗业务稳定有序，门急诊人次从改革前的大幅度增长

到改革后保持平稳，且普通门急诊人次呈下降趋势；出院人次也从改革前的快速增长到改革后基本平稳，略有增长；危重疑难病人及Ⅲ、Ⅳ类手术比例上升。说明浙江省级综合医改启动时就通盘布局的分级诊疗制度的效果在妇女医院逐步显现。该院正从慢性病、常见病的诊治，逐步转向危重疑难疾病的救治为主，这在一定程度上缓解了省级医院妇女专科的工作压力，也在一定程度上缓解了病人"看病难、看病贵"问题。

2.2 经济运行及收入结构情况，见图2。

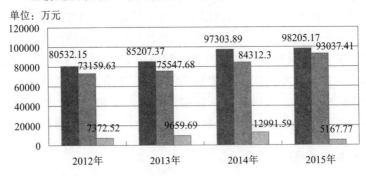

图 2　经济运行情况

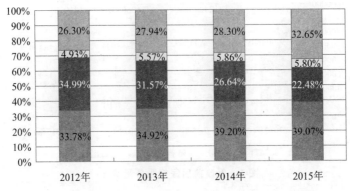

图 3　收入结构对比分析

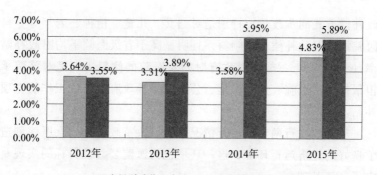

图 4　财政收入占比情况

图 2 至图 4 显示：医改后妇女医院总体经济运行平稳，总收入稳步增长，收支平衡，略有结余，且改革成效逐步显现，建立起了医院经济运行新机制。

2.2.1　破除"以药补医"机制。图 3 显示改革后药品收入占医疗收入的比例持续下降，特别是 2015 年，药品收入占医疗收入的比重在 2014 年 4 月 1 日起实行药品零差率的基础上继续降低 4.16%，与医院采取严控抗生素和辅助药、营养药、中成药的用量，减轻病人负担等各项措施有关。当然，药品流通领域的同步改革、药品集中招标制度的实施，也为降低药品价格腾出空间。

2.2.2　收入结构优化明显，初步建立以技术、劳务收费为主的补偿机制。由于妇女医院是以手术为主要诊治手段的专科医院，医务人员技术、劳务性质的收费原本占比较大，因此，医改后收入结构优化明显，医务人员技术、劳务性收入占比持续增长（见图 3）。一方面，该院减少的药品进销差价，可以通过政府调整医疗收费价格补偿到位，摆脱了对药品的依赖；另一方面，医疗收费对技术、劳务性价格的调整，也较好地体现了医务人员的价值，调动了医务人员的工作积极性。

2.2.3　财政投入增加。按照省级公立医院改革的要求，财政补偿方式同步改革，特别是对妇女、儿童、精神、老年等专科医院加大财政补偿政策倾斜，且明显高于省级医院平均财政补贴率（见图4）。一是体现政府对妇女医院的倾斜，二是对该院承担帮扶基层医院、妇女保健、公共卫生等政府指令性工作的专项补贴。

从医改执行两年的运行情况来看，改革政策为妇女医院创造了良好的经济运行环境，这一环境也为医院公益性目标的实现奠定了经济基础。

但值得注意的是：妇女医院卫生材料和检查、化验收入占比有上升趋势（见图3），需要引起医院管理层的重视，采取应对措施加以整改。

2.3 均次费用情况

2.3.1 门诊均次费用情况，见图5。

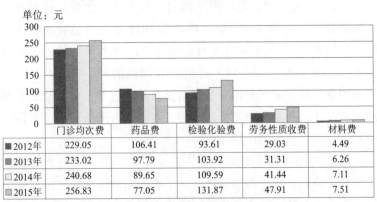

单位：元

	门诊均次费	药品费	检验化验费	劳务性质收费	材料费
■ 2012年	229.05	106.41	93.61	29.03	4.49
■ 2013年	233.02	97.79	103.92	31.31	6.26
□ 2014年	240.68	89.65	109.59	41.44	7.11
■ 2015年	256.83	77.05	131.87	47.91	7.51

图5　2012～2015年门诊均次费用对比

医改后，妇女医院的门诊均次费用略有上升，其中：技术、劳务性收费，如诊察费、治疗费、手术费等由于调价在改革后略有上涨，而均次药品费用逐年下降，且每年下降超过10%。值得关注的是：检查、化验费在2015年增长特别明显，经调查主要原因为医院开展高通量无创基因测序项目拉高了门诊均次化验费用。在放开二孩政策的背景下，高龄孕产妇越来越多，该项目的开展对高危孕产妇防控出生缺陷，提高出生人口素质有重大意义。而妇女医院是国家批准的第一批允许开展基因测序的医院之一，项目需求量很大。从总体看，医改后门急诊病人医药费用负担增长较缓，在病人可承受的范围之内。

2.3.2　住院均次费用情况，见图6。

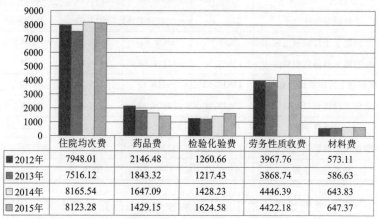

	住院均次费	药品费	检验化验费	劳务性质收费	材料费
2012年	7948.01	2146.48	1260.66	3967.76	573.11
2013年	7516.12	1843.32	1217.43	3868.74	586.63
2014年	8165.54	1647.09	1428.23	4446.39	643.83
2015年	8123.28	1429.15	1624.58	4422.18	647.37

图6　2012～2015年住院均次费用对比

医改后，住院均次费用由于调价因素有所上升。妇女医院是以手术为主要治疗手段的专科医院，本次医改对技术、劳务性质的治疗费、手术费等调价幅度较大，较好地体现了医务人员的技术、劳务价值和专科特色。虽然在分级诊疗以及二孩政策的影响下，住院病种结构发生变化，危重疑难病人比重增大，但该院从公益性角度出发，采取各种措施控制均次费用的不合理增长，其中：药品费持续明显下降，是均次费用得到有效控制的主要因素，但也要警惕药品下降的空间被检查、化验费和卫生材料费挤占。

2.3.3　住院手术均次费用影响

财务人员选取工作量排在医院前10位的手术金额进行分析，

见表1：

表1　　　　　　　　按手术统计疾病费用　　　　单位：元

疾病名称	医改后均次	医改前均次	增（减）额	增（降）幅度%
胚胎移植术	2067.05	1317.97	749.08	56.84
分娩流产后刮宫术	6273.10	4280.86	1992.24	46.54
会阴裂伤缝合术	7566.69	5555.64	2011.05	36.20
宫腔镜下子宫病损电切术	7820.36	6679.61	1140.75	17.08
腹腔镜下卵巢病损切除术	13559.26	12112.66	1446.60	11.94
腹腔镜下输卵管病损切除术	11633.52	10518.14	1115.38	10.60
子宫下段横切口剖宫产术	12679.76	11609.33	1070.43	9.22
诊断性刮宫	8405.51	7767.25	638.26	8.22
腹腔镜下盆腔粘连松解术	12725.40	12380.12	345.28	2.79
卵巢穿刺取卵术	6700.03	7748.31	-1048.28	-13.53

　　表1数据显示：由于病人疾病种类及临床路径的差异，使医疗服务价格的调整在各病种之间出现不同的结果。其中：胚胎移植术和分娩流产后刮宫术收费项目主要是手术费、治疗费和护理费，基本没有用药，因此，每住院均次费用上升较多；而卵巢穿刺取卵术，均次费用下降13.53%，主要是该疾病的药品使用量较多，药品零差率减少的收入超过手术费提高的价格，说明医改对医务人员技术、劳务价值回归的体现比较明显。

2.4　医保支付水平，见图7。

　　图7数据显示：医改后，病人医保支付比例较医改前有一定的提高。医改政策明确规定：调整的医疗服务收费纳入医保支付范围，不得增加病人负担。病人在妇女医院就诊，由于自付比例下降，就医负担基本没有增加。

2.5　业务收入成本构成

　　医改后，妇女医院的收入结构得到优化，但从其成本看，百

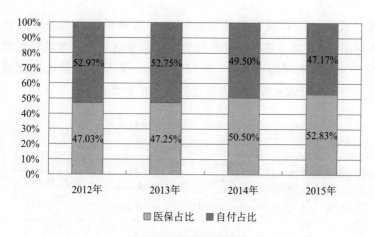

图7 医保支付情况

元医疗收入消耗卫生材料逐年上升，且趋势明显见图9。

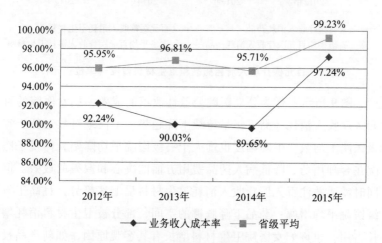

图8 业务收入成本率

由于妇女医院的医疗业务特点和医务人员超负荷的工作，使妇女医院的经济状况良好（见图8），基本保持90%的业务收入成本率。改革前后医疗收入成本率都低于省级医院平均水平，为医院的可持续发展提供经济保障。但妇女医院也面临设备折旧、

耗材成本、人员成本和其他运行成本迅速增加的危机，如从
2014 年 10 月起，按照事业单位养老保险制度规定，医院将要缴
纳 20% 的养老保险金和 8% 的职业年金，人员成本将大幅度增
长，随之医疗收入成本率大幅度提高，结余率会急剧下降。

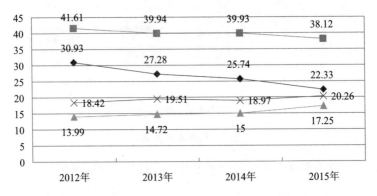

百元医疗收入消耗药品　　　　▲ 百元医疗收入消耗卫生材料
省级平均百元医疗收入消耗药品 ✕ 省级平均百元医疗收入消耗卫生材料

图 9　百元医疗收入消耗药品和卫生材料情况（单位：元）

图 9 所示：作为公立医院公益性改革的成效，妇女医院的百
元医疗收入消耗药品近年呈持续下降趋势，不仅绝对数远低于省
级医院平均数，下降幅度也远大于省级医院平均降幅，体现了医
院在合理用药、降低病人药品费用方面的决心和取得的成效。但
同时需要关注百元医疗收入消耗卫生材料呈上涨趋势，且高于省
级医院平均增幅；药品下降腾挪的空间，部分被卫生材料消耗增
长占用。也许妇女医院卫生材料增长有其客观原因，如新产品投
入临床使用，新技术、新项目的开展，病人医疗需求档次提高，
以及疾病危重程度的增加等，但卫生材料过快增长，势必加重医
院成本、社保支付及病人负担，必须加以遏制。

2.6　"全面二孩"对工作量的影响

从 2016 年 1 月起，浙江"全面二孩"政策落地，半年来对

全省医院的妇女专科，特别是对妇女医院的工作量影响很大（见表 2 – 表 4）。

表 2　　　　　各科门诊业务量同期比较　　　单位：人次

科别	2016 年上半年	2015 年上半年	增（降）幅度%
产科急诊	13901	8477	63.98
产科门诊	126386	87510	44.42
妇科急诊	14426	10967	31.54
分娩量	9551	7214	32
新生儿	5063	3259	55.35

表 3　　　　　高危孕产妇工作量同期比较　　　单位：人次

项目	2016 年上半年	2015 年上半年	增（降）幅度%
35 岁以上产科门诊数	16156	11251	44
大于 35 周岁分娩量	1291	1184	10
疤痕子宫分娩	2263	1808	25

表 4　　　　　生殖健康工作量同期比较　　　单位：人次

项目	2016 年上半年	2015 年上半年	增（降）幅度%
不孕门诊量	89651	73933	21
35 周岁以上不孕	14694	10737	37
高风险遗传咨询	10045	6737	49

表 2 至表 4 数据显示：2016 年上半年产科工作量井喷，高危孕产妇占比迅速上升，危重症新生儿和早产儿数量大幅度上升，生殖健康门诊人次也大幅度增加，这些都给医院的就诊空间、抢救能力、医疗安全带来新的挑战。

结论：省级公立医院改革在妇女医院初显成效，该院建立了经济运行新机制：突破传统的"以药养医"机制，医疗收入结构优化明显，药占比下降，用药量得到有效控制。同时，实现医务人员技术、劳务价值回归，调动了医务人员工作积极性。医院的公益性逐步增强，均次费用控制情况较好，整体运行呈现良好态势。

3. 问题与对策

3.1 问题

3.1.1 全面二孩政策给妇女医院带来巨大的挑战。随着再生育群体不断扩大，高危孕产妇和危重新生儿的数量大幅度增加。作为全省高危孕产妇诊治中心和出生缺陷防控中心的妇女医院，由于就医空间的限制，危重症孕产妇和新生儿的就医矛盾突显，医疗安全存在隐患。虽然医院反应迅速，积极应对问题，但仅靠现有的医疗资源无法解决病人就诊难的问题。

3.1.2 收入结构有待继续优化。虽然改革后药品占比不断下降，但卫生材料和检查、化验收入呈上涨趋势，这两者成为影响均次费用控制的主要因素。由于化验、检查收入耗材成本较高，这两项收入的上升不但加重医院设备、试剂、卫生材料等采购成本，也加重社保和病人负担。同时，技术、劳务类的收入占比仍然偏低，既有价格调整不到位的因素，也有技术、劳务类项目开展不足的因素。

3.1.3 运行成本逐年上涨，结余减少，医院发展后劲受影响。随着社会的发展和整个物价水平的提高，医院的运行成本逐年上涨，而作为医院产品的医疗服务收费，由政府定价后基本多年不变，使医院的投入与产出不平衡的矛盾突出，公益性无法得到保障。养老保险等新政策的出台，由于没有后续的财政保障措施跟进，对医院运营也将带来很大的影响。

3.1.4 控费指标的合理性亟待改进。2016年国家卫生计生委等部门连续发文要求控制公立医院医疗费用不合理增长。作为妇女医院会坚决执行国家政策规定，维护公益性。但以往政府下达的控费指标，没有考虑分级诊疗等因素带来病种结构的变化，也没有考虑既往收费虚高或虚低的因素，只是简单地对所有医院一刀切或同一标准，造成医院在落实控费要求时临床意见颇大，不但容易造成推诿危重症病人的现象，也会打击医务人员工作积极性。

3.2　管理对策

3.2.1　加强妇幼健康供给侧改革，提升妇女医院的服务能力。虽然在分级诊疗逐步推进的背景下，浙江省公立医院不允许再扩张，但笔者认为不能"一刀切"。在"全面二孩"政策影响下，危重孕产妇抢救、新生儿救治和出生缺陷防控等任务加重。基层医疗水平的提高需要一定过程，现阶段及以后较长一段时期，这些危重病例需要在妇女医院解决。因此，提升妇女医院的服务能力迫在眉睫。妇女医院要继续推进"双下沉、两提升"工作，帮扶基层医院提升救治水平，从而增强双向转诊的可行性，解决浙江省妇女健康的"短板"问题。

3.2.2　进一步优化收入结构，控制检查、化验、卫生材料费占比，提高医疗技术服务收入占比。作为公立医院，妇女医院要始终坚持公益性，通过建立适宜的临床路径，控制过度检查和化验；要注重对医务人员执业行为的监管，控制卫生材料，特别是高值耗材的不合理使用；要加快药械统一采购平台的建设，利用平台的规模优势，切实降低耗材（器械）等采购成本。作为妇女专科的龙头医院，要加强妇产科疾病的项目成本、病种成本的核算，为政府部门科学、合理调整医疗服务价格提供依据；进一步推进医疗服务价格的完善。同时，医院要通过绩效分配手段，引导医务人员开展技术、劳务类项目，为医院创造更多的附加值，保障医院健康、持续发展。

3.2.3　控制运行成本，增加财政投入，保证公立医院的公益性和可持续发展。一方面，医院要加强精细化管理，通过强化预算管理体系，实行全成本控制，确保低成本、高效率地运行。另一方面，政府要落实投入责任，调整偏低的财政补偿水平；同时，养老保险等重大改革的实行，也需要相应的财政保障政策及时跟进。

3.2.4　科学合理地设定控费指标。政府部门在设置控费指标时，要充分考虑各家医院实际情况，不能简单地一刀切。如对妇女医院的控费指标，一要考虑分级诊疗后疾病谱的变化；二要考虑二孩政策后生殖健康需求，以及高危孕产妇、危重新生儿的增加。只有设定科学合理的控费指标，才能既控制不规范诊疗行为的发生，又让医生"心无旁骛"地看病。最近下发的"浙江省深化医药卫生体制改革2016年重点工作任务"中明确规定：浙江省省级医院要根据医院功能定位分类确定控费指标，让妇女医院对科学合理的控费标准有所期待。

作者：赵卫群　傅开封　王译靖　茅中杰

第一作者简介：赵卫群，浙江大学医学院附属妇产科医院总会计师，高级会计师

E-mail：fbzs@zju.edu.cn

新医改对县级公立医院经济
运行影响的实证分析

【摘要】乐清市作为浙江省首批县级公立医院改革试点市，从 2011 年 12 月 25 日起启动县级公立医院（以下简称：医院，下同）综合改革试点，实施药品（中药饮片除外）零差率销售，同时，调整医疗服务收费标准。医改新政运行 3 年多来，医院经济运行取得了成绩，但也暴露出一些问题。本文选择 6 家样本医院，做医改前后对医院经济运行影响的实证分析，目的在于总结成绩，揭示问题，并提出优化医院经济运行的管理对策。

乐清市公立医院综合改革主要是通过落实"一减两调一补"政策，建立医院经济运行新机制。所谓"一减"，即减少药品费用，所有药品（中药饮片除外）实行零差率销售；"两调"，即调整体现医护人员技术劳务价值部分的医疗服务收费标准，调整医疗保险和新农合保险政策；"一补"，即增加市财政对医院的补助。本文选择 6 家样本医院，记录新医改运行三年（2013 - 2015 年）的实际发生数据，比较、分析新医改对医院经济运行的影响，提出优化医院经济运行的管理对策。

1. 医改对医院经济的影响

1.1　医改后医疗服务情况

执行医改新政后，乐清市公立医院的服务人次显著上升，

2011 年至 2015 年（因新医改政策逐步落地，到 2012 年 4 月底才全部启动综合改革，因此，本文医改前后对比一般均采用 2011、2013、2014、2015 四年的数据）门急诊人次环比分别增长 29.96%、5.99%、1.29%；出院人次环比分别增长 34.91%、4.98%、1.31%；尤其是医改后的 2013 年比医改前的 2011 年增长明显（见表 1）。而药品收入占医疗收入的比例明显下降，从 2011 年的 55.93% 下降到 2015 年的 47.56%；医疗收入从 2011 年至 2015 年环比分别增长 34.25%、12.85%、3.54%（见表 2）。收入增加主要归功于医疗服务数量的增加。

表 1　　　　　　　　医疗服务量对比情况　　　　　　单位：人次

	2011 年		2013 年		2014 年		2015 年	
	门诊人次	出院人次	门诊人次	出院人次	门诊人次	出院人次	门诊人次	出院人次
A 医院	1043091	29842	1313021	42383	1161032	41453	1127676	40601
B 医院	424852	12262	514273	13557	552428	13592	543748	16214
C 医院	358707	10201	527606	14871	525331	14925	528875	14285
D 医院	109669	2808	233016	5854	290295	6532	332341	6538
E 医院	127696	5710	131996	5193	361711	9568	420970	9925
F 医院	234431	2387	267242	3420	275272	3457	253405	3137
合计	2298446	63210	2987154	85278	3166069	89527	3207015	90700
环比增长%	—	—	29.96	34.91	5.99	4.98	1.29	1.31

1.2　收支结余分析

随着新医改进程的不断推进，对医院产生的影响也在不断加大。首当其冲的是收支结余逐年下降（见表 3），乐清市 6 家样本医院自 2013—2015 年间，在财政补助变化不大的情况下，总收支结余从 2013 年的 334.73 万元下降到 2015 年亏损 1407.37 万元。

表 2　医药收入结构情况

单位：万元

	2011 年			2013 年			2014 年			2015 年		
	药品收入	医疗收入	占比（%）	药品收入	医疗收入	占比（%）	药品收入	医疗收入	占比（%）	药品收入	医疗收入	占比（%）
A 医院	27914.43	48816.33	57.18	32968.67	67178.67	49.08	35007.06	74897.78	46.74	34672.60	75691.04	45.81
B 医院	9738.72	18137.07	53.70	10683.93	21956.12	48.66	11569.44	23865.40	48.90	12638.35	26395.79	47.88
C 医院	6429.90	12744.04	50.45	7966.09	17349.20	45.92	8679.81	18703.24	46.41	8115.36	17974.59	45.15
D 医院	2308.17	3797.81	60.78	3826.43	7345.63	52.09	4787.45	9064.24	52.82	5080.46	9743.12	52.14
E 医院	1034.98	4384.56	23.61	714.31	4260.11	16.77	3172.77	7903.98	40.14	3890.42	10074.93	38.61
F 医院	5899.01	7463.68	79.04	6965.42	9907.98	70.30	7066.40	10009.49	70.60	6736.40	9683.12	69.57
合计	53325.21	95343.49	55.93	63124.85	127997.71	49.32	70382.93	144444.13	48.73	71133.59	149562.59	47.56
环比增长%	—	—	—	—	34.25	—	—	12.85	—	—	3.54	—

表3　　　　　　　　　收支结余情况　　　　　单位：万元

年份	总收支结余	医疗收支结余	其他收支结余	财政基本补助	医改专项资金
2013	334.73	-8843.18	914.57	8263.34	2300.00
2014	24.26	-8261.80	1326.90	6959.17	2300.00
2015	-1407.37	-10338.72	1029.44	7901.91	2300.00

实行药品零差率销售后医院实际减少的药品进销差价收入，政府通过调整手术收入、治疗收入、护理收入、挂号诊察收入和床位收入等医疗服务价格来弥补。但物价调整的幅度有限，以其中有代表性的2家医院为例（见表4），医院实际补偿率分别为64.24%和74.68%。分析后发现补偿率的高低与药品收入占医疗收入的比例有关，占比高的医院，补偿率低，反之，则补偿率高。

表4　　　　　　　　A医院医改监测情况分析　　　　　单位：万元

年份		调减项目	调增项目							补偿率%
		药品收入	调增小计	门诊诊察收入	住院诊察收入	床位收入	手术收入	治疗收入	护理收入	
2013年	医改后	32968.68	11992.82	1241.75	607.10	2144.10	2786.83	3888.70	1324.34	
	医改前	38615.06	8170.75	372.53	161.89	1949.19	2064.32	3086.27	536.55	
	差额	-5646.38	3822.07	869.22	445.21	194.91	722.51	802.43	787.79	67.69
2014年	医改后	35007.06	12739.04	1358.33	655.65	2282.60	2916.43	4206.89	1319.14	
	医改前	41460.46	8757.04	407.50	174.84	2075.09	2160.32	3338.80	600.49	
	差额	-6453.40	3982.00	950.83	480.81	207.51	756.11	868.09	718.65	61.70
2015年	医改后	34672.60	12757.63	1284.83	632.68	2296.57	2827.95	4394.66	1320.94	
	医改前	41060.99	8712.14	385.45	168.71	2087.79	2094.78	3449.23	526.18	
	差额	-6388.39	4045.49	899.38	463.97	208.78	733.17	945.43	794.76	63.33

C 医院医改监测情况分析　　　　单位：万元

年份		调减项目	调增项目							
年份		护理年份收入	补偿率%	药品收入	调增小计	门诊诊察收入	住院诊察收入	床位收入	手术收入	治疗收入
2013 年	医改后	7314.21	4176.16	572.15	177.90	469.40	1390.97	1283.93	281.81	
	医改前	9033.69	2888.11	230.49	35.58	426.73	1030.35	1036.98	127.98	
	差额	-1719.48	1288.05	341.66	142.32	42.67	360.62	246.95	153.83	74.91
2014 年	医改后	7937.76	4172.31	552.00	159.03	444.29	1390.15	1361.13	265.71	
	医改前	9746.58	2819.21	182.19	31.81	403.90	1029.74	1050.62	120.95	
	差额	-1808.82	1353.10	369.81	127.22	40.39	360.41	310.51	144.76	74.81
2015 年	医改后	7446.38	4379.04	548.44	154.80	416.27	1601.37	1400.35	257.81	
	医改前	9186.57	3085.82	204.53	30.96	378.43	1186.20	1165.78	119.92	
	差额	-1740.19	1293.22	343.91	123.84	37.84	415.17	234.57	137.89	74.31

注：补偿率是指调增项目小计除以调减项目。

1.3　医院面临的"医疗危机"

1.3.1　随着基本医疗保障覆盖率与住院报销比例的快速提升，区域内医疗需求呈明显上升趋势，乐清市医院门诊、住院人数大幅度增长（见表1）。由于新农合病人住院医疗费用报销比例从 2012 年开始的 65% 上升到 80%，且门诊医疗费用不能报销，促使本该由门诊可以收治的病人要求住院治疗，病情稳定后病人出于自付比例考虑不肯出院，导致医院"压床现象"严重，使一些重症的病人反而住不进院，导致本来就紧张的医疗资源没有得到有效利用。

1.3.2　病人医保报销比例的快速增长，无疑会加大医保资金压力，医保资金的入不敷出，又直接影响新农合病人住院报销比例。医保部门从 2016 年开始将报销比例重新调回到 65%，病人的医疗费用负担又回到改革前。

1.3.3　医务人员长期满负荷甚至超负荷工作，容易产生安全隐患。

1.4　财政补偿情况

执行医改新政前，医院收入主要由三部分构成：财政补助收入、医疗收入和药品收入。医改后，由于实行药品零差率销售，医院主要收入变成财政补助收入和医疗收入。在这种情况下，要保障医院持续、健康发展，除了医院自身必须努力提高医疗水平和服务质量外，政府也必须加强财政保障的力度。2013—2015年乐清市公立医院财政补助收入占总收入的比例分别为7%、6.51%和8.25%，医院作为实行差额拨款的事业单位，财政补助明显不足（见表5）。

表5　　　　　　　　　　财政补助情况　　　　　　　单位：万元

	2013 年			2014 年			2015 年		
	财政补助总额	总收入	占比（%）	财政补助总额	总收入	占比（%）	财政补助总额	总收入	占比（%）
A 医院	3410.12	74098.08	4.60	3720.28	79860.12	4.66	5357.41	82438.13	6.50
B 医院	1572.35	24135.02	6.51	1782.62	26381.3	6.76	2925.86	29547.36	9.90
C 医院	1447.49	19360.58	7.48	1406.09	20370.27	6.90	1806.84	19975.11	9.05
D 医院	866.37	8292.94	10.45	824.54	10129.98	8.14	1037.73	10854.21	9.56
E 医院	1716.06	5373.41	31.94	1394.54	9448.86	14.76	1323.02	11861.03	11.15
F 医院	939.78	11006.66	8.54	1115.56	11171.72	9.99	1224.47	11007.28	11.12
合 计	9952.17	142266.69	7.00	10243.63	157362.25	6.51	13675.33	165683.12	8.25

1.5　医院负债情况

负债经营是利用经济杠杆作用，为维持医院正常运营和扩大自身业务而采取的经营方式，但过高的负债不仅会增加医院的财务风险，还有可能导致一些医院采取极端做法来偿还债务，如乱收费、过度检查、重复检查等。医院资产负债率逐年增加或居高不下的原因：一是由于收支结余空间下降，导致流动资金周转困难，只能通过短期负债来解决日常经营所需资金；二是6家样本医院中先后有4家医院进行迁扩建工程，建设资金以置换老院区和自筹资金相结合的方式获得。由于财政在医院基本建设上没有资金投入，且老院区要等新院区建成搬迁后才能启动置换，医院为使基本建设顺利进行，只能通过银行贷款的方式解决资金需求，从而增加债务和利息支出负担。6家样本医院的负债情况见表6。

单位：万元

表 6　　资产负债情况

	2013 年			2014 年			2015 年		
	流动负债	长期负债	负债总额	资产负债率%	流动负债	长期负债	负债总额	资产负债率%	流动负债	长期负债	负债总额	资产负债率%

	流动负债	长期负债	负债总额	资产负债率%	流动负债	长期负债	负债总额	资产负债率%	流动负债	长期负债	负债总额	资产负债率%
A 医院	22490.73		22490.73	41.85	23902.41		23902.41	42.90	27218.07	1100.00	28318.07	46.81
B 医院	11156.84	12745.19	23902.03	80.48	15362.03	18085.19	33447.22	85.23	20326.95	16000.00	36326.95	84.90
C 医院	8644.39	9777.10	18421.49	75.07	8853.38	14041.40	22894.78	78.64	9992.57	18467.75	28460.32	81.85
D 医院	1992.66		1992.66	31.27	2419.91		2419.91	36.17	2900.74		2900.74	40.01
E 医院	625.49	1000.00	1625.49	36.38	2370.60	1000.00	3370.60	25.91	2440.31		2440.31	18.89
F 医院	2372.63	25.00	2397.63	49.19	1944.28	25.00	1969.28	44.07	2397.56	25.00	2422.56	51.87
平均值	7880.46	5886.82	11805.01	57.26	9142.10	8287.90	14667.37	59.36	10879.37	8898.19	16811.49	61.92

2. 医改新政带来的思考

公立医院改革是我国医疗卫生体制改革的难点，也是改革的关键点。6 家样本医院医改后三年运行总体平稳，但也暴露出一些问题，要想推进县级公立医院改革顺利进行，还需政府、医院、社会各方共同努力。

2.1 加大政策扶持，进一步落实政府补偿机制。公立医院改革要破除"以药养医"机制，实行药品零差率销售，政府必须为公立医院提供良好的经济环境。因此，政府需要进一步完善公立医院补偿机制，明确投入责任，进一步增加对医院基本建设、大型设备购置、重点人才培养引进、重点学（专）科发展、医疗技术和信息化建设等的投入。

2.2 公立医院综合改革要破除"以药养医"，降低老百姓的看病负担。但实施药品零差率销售，减少的是医院的药品进销差价，而上调部分医疗服务价格，又是通过医疗保险政策转嫁给了政府。因此，破除"以药养医"，降低药品价格的关键在于切断药品购销链的中间环节加价。

2.3 调整医疗保险报销比例，引导分级诊疗。一是继续完善基层首诊、分级诊疗和双向转诊模式。通过提高基层医疗卫生机构门诊住院费用报销比例，引导群众到社区服务中心就诊。二是推广医联体等形式。推进医联体内人、财、物的进一步融合，通过设备设施共建、共享，实现对口扶持医院互惠互利的持续发展，促进基层医疗水平和管理能力的提升。三是多途径打造基层人才队伍建设。不断增强基层医务人员的临床服务技能，大力提升基层综合服务能力，提高基层医疗卫生服务质量。

2.4 合理定价医疗服务项目。浙江省在推进县级公立医院改革过程中，主要通过调整医疗服务价格来弥补药品差价，但由于医疗服务价格的调整幅度非常有限，再加上财政补偿机制不到位，不能从根本上改善医院的运行情况。因此，需进一步理顺医疗价格机制，合理定价医疗服务项目，尤其要提升体现医务人员价值的收费项目。

2.5　实施精细化管理，提高医院运行效率。医院要严格执行财务会计制度，强化预算和收支管理，进一步加强成本和绩效管理，通过内部精细化管理，实现低成本、高效率运行。

作者简介：周文，乐清市第二人民医院财务科长，高级会计师

E－mail：13908639@ qq. com

A 医院实施省级公立医院综合改革的实证分析

【摘要】目的：以某省级三级甲等综合性医院为例，分析和探讨新医改政策执行 12 个月的实施效果。方法：采用趋势分析法、因素分析法、比率分析法等每月进行监测，并就医改前后同期数据进行对比分析，真实反映执行医改新政对医疗运营的影响。结果：医药总收入增长（26.43%），主要是由医疗服务数量增长（26.53%）引起；政策性调价因素使医药总收入下降 0.08%；药品收入占比下降（4.19%）；新医改后每门诊人次和每住院人次收入分别增长 12.76% 和 10.25%。结论：医院执行药品零差率，上调部分医疗服务收费标准后，医院医药总收入的增长主要是由医疗服务数量增长引起，政策性调价因素影响甚小。新医改有利于优化医疗收入明细结构，提升医生的技术劳务价值。

公立医院改革是"十二五"时期深化医改的三项重点改革任务之一。浙江省从 2014 年 4 月 1 日起全面开展省级公立医院综合改革，实行药品零差率销售（中药饮片除外），上调部分医疗服务收费标准，启动以取消"以药补医"机制为切入点的综合改革。通过改革从根本上改变"以药养医"机制，建立健全省级公立医院运行、补偿、管理、考核等新机制，促进医疗服务体系不断完善、医疗服务能力持续提高、医务人员积极性有效调动、医疗费用不合理增长严格控制、医疗质量安全更有保障、患者看病就医更加便捷。这对于建立"维护公益性、调动积极性、保障可持续性"的公立医院运行机制，提升医疗卫生服务的公平可及性具有重要意义。本文选取浙江某三级甲等医院新政实施12个月的数据作为样本，追踪分析和真实反映医改实施效果。

1. 对象与方法

1.1　研究对象

本文调取浙江某三级甲等综合性医院（新院区逐步启用，核定床位增加1200张，医疗用房面积扩大17万平方米）新医改执行12个月的运营数据作为分析样本，分析医改实施效果。

1.2　研究方法

采用趋势分析法、因素分析法、比率分析法等，以2014年4月1日至2015年3月31日为分析报告期，将改革时点每个分析指标与上年同期（即以2013年4月1日至2014年3月31日为基期）运营数据对比分析；结合上调部分医疗服务收费标准产生的影响，把对医药总收入的影响因素细分为政策性调价影响和医疗服务数量变化影响两个方面，分设两个栏目核算和描述性分析，每月监测、分析和真实反映实行医改新政对该院运行的影响。

本文根据监测与分析的需要，选择最佳对比与分析指标，包括：医药总收入、门诊和住院收入、每门诊人次和每住院人次收入、药占比（即药品收入占医药总收入的比例）、四项收入占比（即药品收入、卫生材料收入、检查收入和化验收入占医药总收入的比例）、门急诊病人处方率等。财务科指定专人每月正确归集数据，比较分析，并形成财务分析报告，真实反映执行医改政策给该院带来的变化，为政府决策提供第一手资料。

2. 结果

2.1　执行医改新政的影响

表1数据显示，A医院报告期医药总收入同比增加73510.03

万元，增长 26.43%，主要是由政策性调价和医疗服务数量变化引起的。其中：政策性调价因素使医药总收入下降 0.08%，如将下降因素继续追踪到每门诊人次和每住院人次收入，政策性调价使每门诊人次收入同比减少 13.93 元，每住院人次收入同比增加 383.24 元。

表 1 　　　　A 医院执行医改新政后医药总收入等变化情况

项目	执行医改新政的影响		政策性调价影响		医疗服务数量变化影响	
	同比增（减）额	增（降）幅度%	同比增（减）额	增（降）幅度%	同比增（减）额	增（降）幅度%
医药总收入（万元）	73510.03	26.43	−284.38	−0.08	73794.41	26.53
药品收入（万元）	14516.75	13.12	−15573.03	−11.06	30089.78	27.18
医疗服务收入（万元）	58993.28	35.23	15288.65	7.24	43704.63	26.10
挂号诊查收入（万元）	3456.58	104.79	2610.95	63.00	845.63	25.64
治疗收入（万元）	8429.58	55.81	3473.56	17.31	4956.02	32.81
手术收入（万元）	11313.25	50.61	6398.28	23.46	4914.97	21.99
门诊收入（万元）	18354.16	18.32	−4449.92	−3.62	22804.08	22.76
每门诊人次收入（元）	41.99	12.76	−13.93	−3.62	55.92	16.99
住院收入（万元）	55155.88	31.00	4165.54	1.82	50990.34	28.66
每住院人次收入（元）	1993.31	10.25	383.24	1.82	1610.07	8.28

注：医疗服务数量指可细化核算到各临床科室或执行每项医疗行为产生的收费次数。

从表 2 分析指标的收入结构看，实行药品零差率后，该院药占比下降明显，且低于按医改政策口径计算的 2013 年药占比；卫生材料收入占比也有所下降；但检查收入和化验收入占比略有上升（0.15%、0.71%）；四项收入结构占比 73.93%，占比率下降 3.84%；纯医疗服务收入占比上升 4.70%，医药总收入结构更趋优化。

表 2　　　　A 医院执行医改新政后医药总收入等结构分析

项目	报告期		基期		占比率增（降）%
	收入项目	结构占比%	收入项目	结构占比%	
医药总收入（万元）	351631.63	100	278121.60	100	0
药品收入（万元）	125203.50	35.61	110686.74	39.80	-4.19
检查收入（万元）	24236.79	6.89	18747.06	6.74	0.15
化验收入（万元）	29245.11	8.32	21166.62	7.61	0.71
卫生材料收入（万元）	81288.90	23.12	65701.80	23.62	-0.51
四项收入（万元）	259974.30	73.93	216302.21	77.77	-3.84
纯医疗服务收入（万元）	145139.23	41.28	101733.06	36.58	4.70

注：纯医疗服务收入指剔除药品收入、卫生材料收入后的医疗收入。

2.2　医疗服务数量变化对收入的影响

表 3 选择考核医院的主要医疗服务数量指标，该院门急诊人次、出院病人数、实际占用总床日、手术例数等均有不同程度的增长，平均住院天数持续下降。结合表 1 收入指标可以看出，医疗服务数量增加使医药总收入同比增加 73794.41 万元，增长 26.53%；从而使每门诊人次收入和每住院人次收入分别增加 55.92 元和 1610.07 元。

表 3 数据显示，门急诊药品处方量增长 8.31%，高于门急诊人次的增长（4.93%）；门急诊病人处方率同比增加 1.95 个百分点，导致每门急诊处方药品费同比增加 3.36 元，每门急诊人次药品费同比增加 7.06 元。

表 3　　　　　　　　医疗服务数量同期比较

项目	单位	报告期	基期	增（减）额	增（降）幅度%
门急诊人次	人次	3194058	3043870	150188	4.93
出院病人数	人次	108936	92118	16818	18.26
实际占用总床日	日	899871	776359	123512	15.91
平均住院天数	日	8.28	8.49	-0.21	-2.45
手术例数	例	97391	84757	12634	14.91

续表

项　目	单位	报告期	基　期	增（减）额	增（降）幅度%
门急诊药品处方量	张	2002158	1848532	153626	8.31
住院药品医嘱条	条	13292656	10966841	2325815	21.21
门急诊病人处方率	%	62.68	60.73	—	1.95
每门急诊处方药品费	元	256.81	253.45	3.36	1.33
每门急诊人次药品费	元	160.98	153.92	7.06	4.59
每住院人次药品费	元	6788.57	6978.50	−189.93	−2.72

注：—表示无数据。

3. 讨论

3.1　政策性调价对医药总收入影响较小

执行医改新政以来，A 医院医药总收入的增长高于上年同期的增长水平（10.84%），主要是由医疗服务数量增长带来的。这与该院医疗规模扩大、床位利用率逐步提高、门急诊病人数量的增加等有直接关系。该院调价补偿率 98.17%，实行药品零差率使医院降收 0.08%，政策性调价对医药总收入影响较小；而对医疗服务数量的增长及工作效率的提高有促进作用。

3.2　收入结构趋于优化

从 A 医院收入结构看，报告期医疗服务收入增长（35.23%）高于药品收入增长（13.12%）；药占比和四项收入占比分别下降 4.19% 和 3.84%；纯医疗服务收入占比上升4.70%。从一个侧面说明，该院发挥学科优势，使医疗技术性劳务收入提高，收入结构更趋优化，符合医改政策的导向。

3.3　控制药品收入增长的难度增加

从理论上说，取消药品差价率能使长期服药的病人得到实惠。但从该院实际执行情况看，每门急诊人次药品费增加 7.06元，每住院人次药品费减少 189.93 元。究其原因是实行药品零差率后，同款药品在医院药房的售价明显低于社会零售药店，且用药安全有保障，药品的价格优势促使门急诊药品处方数量、每门急诊处方药品费、每门急诊人次药品费增长，药品收入保持增长（13.12%），控制药占比的难度增加。因此加强职业道德教育，规范医务人员的处方行为不可松懈。

3.4 医生的技术劳务价值得到提升

药品实行零差率销售，政府通过上调治疗、手术以及护理、诊查费，提高医疗技术性服务收入，引导医院提升医生的技术劳务价值。从该院实际执行效果看，政策性调价因素使手术收入、治疗收入和挂号诊查收入分别增长 23.46%、17.31% 和 63.00%；开展的四类、特类手术量分别增长 11.27% 和 30.10%。新医改倡导分级诊疗，大型综合性医院要在诊治急危重症病人上发挥技术优势，逐步由"以药养医"转向"以技养医"。通过建立科学的医疗绩效评价机制，突出医德医风、技术能力、服务质量与数量考核，完善收入分配制度，提升医生的技术劳务价值，最大限度地激发医务人员的工作积极性，保持医院的发展活力。

当然，新政实施时间不长，12 个月的分析数据有其局限性，不能从根本上反映医改实施成效的全貌，该院管理层针对监测分析折射出来的问题，追根寻源，近期已出台一些整改和控制措施，努力实现医改的惠民目的。通过分析，财务的"参谋"作用得以体现，从而引导医院从纵向推进公立医院改革，坚持患者与服务对象至上的服务理念，走精细化医院管理之路，努力做到政府、群众、医务人员三方满意。

作者：金玲、施慧芳

第一作者简介：金玲，浙江大学医学院附属第二医院总会计师，教授级高级会计师

E‐mail：jinlingcfo@126.com

Y 儿童医院运营亏损原因分析及改进建议

【摘要】 目的：深入分析 Y 儿童医院亏损原因，以期揭示儿童医院的发展困境，探讨走出困境的方法。方法：选取 Y 儿童医院 2014 年至 2015 年的相关财务数据，采用横向对比与纵向对比相结合的方法，从业务量、均次费用、项目成本等因素着手，全面分析 Y 儿童医院运营亏损的原因。结果：分析结果显示，Y 儿童医院亏损的原因主要归结于四个方面：一是门诊业务萎缩，收入增长乏力；二是病区成本较高，普遍运营亏损；三是均次费用较低，收入结构不合理；四是医疗服务定价不合理，项目成本偏高。改进建议：从外部政策视角，政府部门应在医疗服务定价上体现儿科的特殊性，加大对儿童医院的财政补偿投入；从医院内部视角，儿童医院应采取"门急诊一体化"等措施，优化服务流程，通过儿科与成人优势学科强强联手，大力发展儿童专科，在提高医疗质量的同时提高市场竞争力。

作为一家省级综合性 F 医院下属的儿童专科，Y 儿童医院因儿童专科设置齐全、医教研全面发展而于 1991 年经省卫生厅批准挂牌成立。25 年来发展迅速，已拥有国家级临床重点专科 1 个——儿童呼吸专科；省级临床重点专科 4 个；同时儿科学为省高校重点扶植学科，中西医结合儿科肾病学科和儿童中医科为省中医药重点专科；省首批医学重点支持和创新学科的 12 个项目中，儿科占有 4 个，分别是儿童呼吸内科学、围产医学、小儿童外科学、儿童睡眠医学等。然而，Y 儿童医院近年来在运营中却屡屡出现亏损，尤其是 2015 年，门诊量历史性地出现负增长，以往一直依靠业务量增长带来的规模效应不复存在，运营亏损越来越大。本文通过医院间横向比较和同期数据比较，分析 Y 儿童医院运营亏损形成的原因，揭示儿童医院发展面临的困境，得出儿科运营亏损具有普遍性的结论。

1. 医院经济运行情况

本文选取 Y 儿童医院、某省级儿童医院、某市级儿童医院 2014～2015 年的相关财务数据，采用横向对比与同期对比相结合的方法，从业务量、均次费用、项目成本等因素着手，全面分析 Y 儿童医院运营亏损形成的原因。

1.1　2015 年财务状况比较

表 1　2015 年 Y 儿童医院与某省级儿童医院基本财务状况比较

医院 项目	Y 儿童医院		某省级儿童医院	
	期末数（亿元）	增（降）幅度%	期末数（亿元）	增（降）幅度%
医疗收入	4.19	0.45	10.81	19.94
门诊收入	1.66	-18.89	5.53	9
住院收入	2.53	21.39	5.27	34.06
医疗业务成本	4.49	0.23	10.92	28.99
医疗结余	-0.3022	-63.62	-0.11	-120.75

表 1 的数据显示：2015 年 Y 儿童医院医疗收入 4.19 亿元，增长 0.45%，其中：门诊收入 1.66 亿元，下降 18.89%，住院收入 2.53 亿元，增长 21.39%，运营状况不甚理想。而某省级儿童医院实现医疗收入 10.81 亿元，增长 19.94%，其中：门诊收入 5.53 亿元，增长 9%，住院收入 5.27 亿元，增长 34.06%。该院医疗收入大幅度增长，与新院区启用，就诊环境改善，诊室和床位数量增加有密切的关系；但由于医院规模的扩大，而且是

跨两个院区运营，相应的医疗业务成本也增加了 28.99%，因此医疗结余反而出现了亏损。

2015 年 Y 儿童医院的医疗业务成本为 4.49 亿元，增长 0.23%，医疗结余亏损 3022 万元；进一步分析下属各科室的结余情况，除两个小儿外科、儿童保健（含儿童体检）、儿童心血管内科和儿童内分泌遗传代谢科室为正结余外，其他科室均出现不同程度的亏损。

1.2 运营亏损原因分析

1.2.1 业务量比较

表 2   三所儿童医院门诊人次比较   单位：万人次

医 院	2014 年	2015 年	增（降）幅度%
Y 儿童医院	120.4	112.39	-3.3
某省级儿童医院	269.36	289.65	7.53
某市级儿童医院	37.72	40.91	8.46
Z 医院儿科	5.07	5.86	15.59

表 2 的数据显示：2015 年 Y 儿童医院的门诊量为 112.39 万人次，下降 3.3%；而某省级儿童医院的门诊量增长 7.53%；Y 儿童医院在温州地区的主要"竞争对手"某市级儿童医院的门诊量增长 8.46%，连刚刚起步的温州一家省级综合性 Y 医院的儿科，尽管体量很小，但也增长 15.59%。由此可见，随着本地区其他医院儿科的快速发展，原有的医疗市场份额被重新划分，分流了一部分患儿，Y 儿童医院"一枝独秀"的垄断地位正在被"蚕食"。

通过对 Y 儿童医院下属各科室 2015 年的门诊量进行比较（见表 3），可以发现儿童内科以 105 万人次占据主导地位，但同比下降了 4.26%；对整个医院门诊量的贡献率也从 2014 年的 34.81% 下降至 2015 年的 33.02%，其中的儿童内科急诊量更是下降了 8.83%。原因是前些年 Y 儿童医院人满为患、一号难求

表 3　　　　2015 年 Y 儿童医院下属门诊量增长较快的科室

单位：人次

科室	门诊量	增（降）幅度%	对 F 医院的贡献率%
儿内科（总）	1053932	－4.26	33.02
儿童骨科	6904	35.11	0.22
儿童神经	91852	22.12	2.88
儿童保健	53179	20.42	1.67
儿童外科	62745	6.85	1.97
儿童中医	38411	6.26	1.20

时，该院考虑到儿科医生长期超负荷的工作，只能对儿童门诊实行限号，导致部分患儿转向市内的其他医院儿科就诊。长此以往，就在群众中形成"到 Y 儿童医院看病难，到其他医院看儿科容易"的固定思维，从而分流了部分来院就诊的患者。

我们在对 Y 儿童医院下属各科室 2015 年门急诊人次增长情况进行排名时发现，儿童骨科以 35.11%的增长列第一。这是因为骨科与儿科为 F 医院的两大优势学科，将两者结合起来形成的儿童骨科，属于强强联手、发展良好。排在前几位的还有儿童神经、儿童保健、儿童外科和儿童中医科，这些都是在温州地区具有不可替代地位的优势学科。

表 4　　　　2015 年 Y 儿童医院下属各科室住院情况比较

科室	出院人次	增（降）幅度%	平均住院日	床位使用率%
儿童感染	2396	45.57	4.99	96.95
儿童急诊	2897	38.08	5.32	111.30
儿内消化	2394	34.49	6.42	104.99
儿童外科	3244	26.37	6.64	104.85
儿童内分泌	2763	23.4	5.24	98.97
新生儿	3291	23.17	11.84	100.72
儿内肾脏	2095	11.44	7.5	108.10
儿童骨科	2845	10.36	5.53	98.23

从住院情况看，2015 年 Y 儿童医院出院病人 32380 人次，增长 2.72%；而某省级儿童医院增长 27.29%，与该院新院区启用，病区床位增加了 418 张有关；某市级儿童医院则下降 17%，是因为该院缺少专科优势，而儿童住院患者对专科化的要求更高。

对各个儿童科室 2015 年出院人次的增幅进行排名，排在前三位的都是儿童内科，可见儿童内科在 Y 儿童医院占据了主导地位，其次才是儿童外科。

对 2015 年各儿童科室的出院人次增长进行排名，儿童感染科以 45.57% 的增幅排在第一位。

对 2015 年各儿童科室的床位使用率进行排名，儿童急诊以 111.30% 的床位使用率排在第一位，大部分儿童科室的床位使用率在 101%~103% 之间。由于儿童病区的空间相对狭小以及儿童护理的专业特点等原因，儿童病房不适合通过加床收治患儿。因此，与成人医院相比，儿童医院的床位使用率并不理想，出院人次的增长主要依靠缩短平均住院日。2015 年 Y 儿童医院内科平均住院日 6.67 天，同比缩短 0.33 天；儿童外科平均住院日 6.64 天，同比略有提高；儿童 ICU 平均住院日下降 2.11 天，降幅位居第一，大多数儿童病区的平均住院日均有所下降，与医院采取了一系列缩短平均住院日的考核措施有关。

1.2.2　均次费用比较

2015 年，省级综合性 F 医院的门诊均次费用为 230 元，其中：均次检查、化验费用为 74 元；E 医院下属的 Y 儿童医院的门诊均次费用为 148.14 元，其中：均次检查、化验费用为 30.62 元。从分科室来看，均次检查、化验费用最高为儿童保健科，其次为儿童内分泌科，儿童外科最低，与专科特点相符。

从门诊费用的构成比例看，儿童内科的"药品收入占医疗收入的比率"是全院最高的，儿童内科药品费占全院的 35%，而药品已实行零差率，调价后提高的医疗服务项目主要是手术与治疗项目，儿童医院开展得较少，这是儿童医院亏损的原因之一。

2015年省级综合性F医院每床日费用为1606元，其中：治疗、手术、检查、化验四项床日费用为722元，床日手术治疗费429元，床日检查化验费167元；儿童外科住院每床日费用为1306元，治疗、手术、检查、化验四项床日费用为972元，床日手术治疗费735元，床日检查化验费118元；儿童内科住院每床日费用为820元，治疗、手术、检查、化验四项床日费用为510元，床日手术治疗费193元，床日检查化验费187元。与全院的治疗、手术、检查、化验四项床日费用比较，儿童外科要高于全院平均水平，儿童内科则低于全院平均水平。由于Y儿童医院运营效益较好的儿童外科仅有两个病区，在整个儿童病区中所占比重较小，如前所述运营效益不佳的儿童内科在Y儿童医院占据了主导地位，这也是这家儿童医院整体亏损的结构性原因。

表5　　　　　　　**与某省级儿童医院均次费用比较**　　　单位：元

单位：元	Y儿童医院	某省级儿童医院	差异
每门诊均次费用	148.14	191.08	-42.94
每门诊人次核心费用	41.07	45.49	-4.42
每门诊人次诊疗收入	10.09	8.04	2.05
每门诊人次检查收入	14.14	16.22	-2.08
每门诊人次化验收入	16.48	17.92	-1.44
每门诊人次手术收入	0.35	3.31	-2.96
每出院人次均次费用	7796.06	8824.32	-1028.26
每出院人次核心费用	2331.39	3404.17	-1072.78
每出院人次诊疗收入	230.85	127.75	103.10
每出院人次检查收入	440.53	535.21	-94.68
每出院人次化验收入	1167.91	1944.56	-776.65
每出院人次手术收入	492.10	796.64	-304.54

说明：核心费用是指治疗、手术、检查、化验四项费用。

通过表5可以了解到，Y儿童医院的门诊与住院均次费用均低于某省级儿童医院，其中门诊的药品、检查、化验、手术的均次费用低于某省级儿童医院；住院的检查、化验、手术等均次费用也低于某省级儿童医院的水平，且差距较大。

1.2.3 儿科系统与内科系统收费比较

表6 儿科与成人内科出院者平均费用（不含药品费）比较 单位：元

病种	总费用	其中			药品外费用	
		非手术治疗操作费	检查费	化验费	出院者平均费用	每床日费用
全院平均	9724	2303	573	1121	6681	821
15岁以上	16557	3080	946	1380	10652	1014
15岁以下	6004	1880	370	981	4519	660
神经系统疾病	9716	2407	1169	913	5640	556
15岁以上	12482	1936	1752	1225	6326	555
15岁以下	7472	2789	696	659	5084	557
消化系统疾病	8417	1348	533	943	4090	526
15岁以上	11428	1629	692	925	4732	513
15岁以下	4802	1011	342	964	3319	549
血液免疫疾病	5836	1008	313	1404	3844	553
15岁以上	10859	1720	563	1685	5857	584
15岁以下	4868	870	266	1350	3457	544
循环系统疾病	21198	3971	1034	1325	16300	1584
15岁以上	21780	4055	1056	1334	16752	1609
15岁以下	8192	2093	552	1132	6182	820

通过ICD10疾病分类，对Y儿童医院所属综合性医院2015年成人内科系统与儿童内科系统同一专业相同病种的平均医疗费用进行比较。儿童内科（15岁以下）的平均费用为6004元，仅为成人内科（15岁以上）总平均费用的36.3%；不包括药品费在内的出院者平均费用，儿童内科仅为成人内科的42.43%；每床日费用儿童内科为成人内科的65.09%，差距比出院者平均费

用要小，是因为儿童的平均住院日比成人要短。在各个专业的各项大类收费比较中，除神经系统的非手术治疗操作费和消化系统的化验费两项儿童略高于成人以外，其余各项费用均是成人显著高于儿童。主要原因是同一专科与成人相比，儿童常见病多，慢性多种疾病同时存在者少，单次就诊的花销小，加上儿童对外界理化因素敏感，许多检查如 CT、X 光等原则上能不做就不做，导致儿童的辅助检查项目少。此外由于治疗方法的不同，儿童的医疗服务项目也比成人少。因此，在同样的价格政策下，儿童专科比成人专科收入要少。

1.2.4 从成本测算结果看儿童医疗项目定价的不合理性

我们选择了儿童开展比较普遍的诊疗项目，进行项目成本测算，采用的是成本当量系数法，即将科室成本分摊到医疗服务项目上。本次医疗服务项目成本测算所使用的成本当量系数是根据国家规定的医疗项目的风险程度和技术难度所确定的，即某类医疗服务项目所对应的技术风险系数（技术难度系数占 70%，风险程度系数占 30%）作为该项目的成本当量系数。

成本当量系数确定以后，我们通过成本分析确定各个儿童科室各医疗服务项目的单位成本当量系数，然后采用一定的方法计算出单位成本当量系数承担的成本数额，再乘以某项目对应的成本当量系数，计算出该医疗服务项目的成本。

表 7　　　Y 儿童医院部分儿童医疗项目成本测算结果　　单位：元

医疗服务项目	项目成本	医疗服务价格	价格补偿比（%）
小儿静脉输液（住院）	45.07	11.1	24.63
导　尿	97.08	13.00	13.4
深静脉穿刺置管术	68.76	65	94.54
新生儿蓝光治疗	18.24	2.5	13.71
氧气雾化吸入	21.15	10	47.29

从测算结果来看，上述几项医疗服务项目的价格均低于实际成本，除"深静脉穿刺置管术"的价格补偿比为 94.51% 以外，其余各项的补偿比基本都在 50% 以下，最低的"导尿"项目补偿比仅为 13.4%，价格远远不能补偿实际发生的成本。说明该省现行的医疗服务项目成本没有得到合理补偿，甚至成本项目中的人力资源成本也未能弥补，与 2013 年该院以成人服务项目为主做的项目成本测算结果相比，目前该省儿童医疗服务项目的价格补偿比更低，定价更不合理。

由于儿童大多不能准确表达自己的病理特征，所以儿科俗称"哑科"，存在较高的医疗风险。儿科病房护士数量通常要比普通成人病房多出 30%，因为一些治疗操作如输液，成人输液只要一名护士即可，而儿童却要两名护士辅助才能完成。儿科也是医院最累、最苦的科室之一。因此，无论儿童门诊还是儿童病房，人员配置高，人力成本大。此外，儿童门诊与儿童病房的家属陪护人数多，需要清洗的物品也多，消耗的水电成本也最高。

2. 亏损形成原因分析

2.1 服务定价不合理，项目成本较高

目前，该省的医疗服务价格与成本已严重背离，而儿童项目偏离更为严重。相对成人而言，儿童静脉穿刺取样、影像检查等几乎所有的诊疗项目都费时耗力，许多检查项目要镇静后才能实行，如果患儿在检查过程中醒过来，检查就要重新进行。因此，单位时间内所能检查的人数不到成人的 1/2，既造成无谓的机器和能源的损耗，也降低治疗与检查的效率。

2.2 门诊业务萎缩，收入增长乏力

相比较儿童病房的普遍亏损，儿童门诊因成本低、效率高，运营效益要相对好一些，以往年份儿童门诊产生的结余也在一定程度上弥补了病房的运营亏损。2015 年由于 Y 儿童医院的门诊量历史性地出现负增长，以往一直依靠业务量增长带来的规模效

应也受到影响，加上门诊均次费用较低，导致儿童门诊的收入增长乏力，儿童医院的运营亏损更加明显。

2.3　病区成本较高，普遍运营亏损

儿童内科，人员配置多，人力成本高，管理成本也高，而出院者均次费用相对较低，除个别病区以外，基本上运营结余为亏损。在儿科医护人员薪酬待遇低、儿科人才流失严重的今天，Y儿童医院在绩效奖金分配上给予在病区工作的儿科医护人员一定的政策倾斜，这也加大了儿童医院的人力成本。

2.4　均次费用较低，收入结构不合理

Y儿童医院的门诊与住院均次费用明显低于某省级儿童医院，药品收入占医疗收入的比例为35%偏高，在除去人均药品费和材料费以后的核心均次费用的比较中，也都低于某省级儿童医院。儿童医疗收入的"含金量"本来就不高，如果均次费用再低的话，亏损也就在"情理"之中。

3. 改进建议

据了解，Y儿童医院上述运营亏损的原因，在目前国内各家综合性医院儿科及儿童专科医院中存在普遍性，我们建议政府部门要落实"振兴儿科"计划，破解儿童"看病难"问题。

3.1　物价、财政给予政策倾斜

政府部门在政策上应给予儿童医院（儿科）适当的倾斜：要在医疗服务定价上体现儿科的特殊性，医疗价格政策要能真实地反映医务人员的技术劳务价值；同时，在儿科的学科建设和设备购置等方面要加大财政投入。

3.2　优化服务流程，增强运营负荷能力

医院内部通过实施"门急诊一体化"，适当增加特需门诊，以满足不同层次患儿的需求；通过推广各种非现金结算方式，以及开展手机端预约挂号和互联网"云门诊"等便捷就诊，优化服务流程、提高患者就医体验，增加美誉度和竞争力，赢得患者

的认可。

3.3 合理配置人员，控制病区成本

医院要因事设岗、因岗定人，合理编制，建立既适应市场经济规律又符合公益准则的经济管理模式，降低运营成本。尤其是要通过改革绩效分配制度，建立岗位工资和绩效工资体系来提高医务人员效率，控制儿童病区的人力成本。

3.4 利用综合优势，发展特色专科

要充分利用省级综合性医院的优势，将 Y 儿童医院的发展和优势学科结合起来，依托成人医院的优势学科发展儿童专科，如发展儿童骨科、儿童重症科、儿童眼科、儿童五官科等，加大急危重症和疑难杂病的诊治能力，进一步拓展儿童特色专科，发展儿童特色专科。

作者简介：王振宇，温州医科大学附属第二医院财务科长，高级会计师

E－mail：457875502@qq.com

纵向型医联体建设问题分析及管理对策

【摘要】目的：探索纵向型医联体共建实践中出现的问题，提出管理对策。方法：通过案例和数据分析，回顾医院一年的经济运行情况。结论：对纵向型医联体的政策配套、信息化建设、后勤支持、财务管理、分配激励等方面提出管理对策。

"医联体"这一新名词是卫生部在 2013 年全国卫生工作会议上提出的，包括横向的资源整合以及纵向协作机制的建立。纵向型医联体是指在一定区域范围内由高层级的医疗机构（如三级医院），联合低层级的医疗机构（乡镇卫生院、社区卫生服务机构），使不同层级医疗机构形成一个诊疗秩序良好、层级分明、功能定位清晰、方便患者有效合理使用卫生服务资源的整合型卫生服务组织。

1. 某市 W 医院与 X 卫生院医联体共建实践

1.1 纵向型医联体背景介绍

随着医改的不断深入，某市卫计局根据（市政办函【2014】37 号）精神，为建立"基层首诊、双向转诊、小病在社区、大病在医院、康复回社区"的分级诊疗就医模式，结合该市实际，决定由 W 医院与 X 卫生院组成纵向型医联体，开设区域共享诊疗中心新模式。

1.1.1 组织建设。该市设立的医联体挂"W 医院 X 卫生院住院分部"牌子（简称：住院分部，下同），收治由 W 医院下转的康复病人和本辖区需住院的病人；拟建立医学影像会诊中心、心电会诊中心、临床检验中心、病理会诊中心、消毒供应中心等，由 W 医院提供支持。

1.1.2　医联体管理。医联体实行卫生院领导下的科室负责制，以康复病区为载体，康复病区负责人服从卫生院领导管理，共建双方人员工资等由原单位支付。

1.1.3　人员配备。医联体从 2014 年 6 月开始运营，其住院分部（康复病区）配备医生 5 名、护士 6 名、康复师 2 名。其中：W 医院派出医生 2 人、护士 1 人、康复师 2 人；同时，W 医院医生和放射科等需提供会诊和诊断服务。

1.1.4　出资情况。住院分部一期开放病床 37 张，投入固定资产 130 万元，其中 W 医院投入 22.11 万元。

1.1.5　分成比例。分配方案约定，住院分部运营产生的收支结余，由合作双方共享，按协商比例分配（但未明确分成比例）。

1.2　医联体运行一年的经济情况

1.2.1　工作量及收入情况：住院分部 2015 年出院人数 225 人，医药收入 147.07 万元，其中：医疗收入 110.01 万元，材料收入 0.59 万元，占医药收入的 75.20%；药品收入 36.47 万元，药品和材料收入占医药收入的 24.80%；各会诊中心无收入。明细收入见表 1、表 2。

表 1　　　　　　同期收入及工作量对比分析　　　　单位：万元

项目	2013 年	2015 年	增（减）额	增（降）幅度%
医药收入	114.36	147.07	32.71	28.6
其中：药品收入	61.43	36.47	-24.37	-39.67
出院人次（人）	278	225	-53	-19.06%
均次费用（元）	4113.67	6536.44	2422.77	58.89%

表2　　　　　　　　　2015 年收入项目明细分析　　　　单位：万元

项　　目	金额	结构占比%
床位收入	22.91	15.58
诊察收入		0
检查收入	1.56	1.06
化验收入	9.62	6.54
治疗收入	65.6	44.6
手术收入	0.08	0.06
护理收入	5.73	3.9
药品收入	36.47	24.8
其中：西药收入	35.67	24.26
中草药收入	0.79	0.54
卫生材料收入	0.59	0.4
其他收入	4.51	3.06
合计	147.07	100

1.2.2　支出情况。2015 年医疗成本支出 226.27 万元，其中：人员经费 152.59 万元（X 卫生院人员经费 91 万元），占医疗成本支出的 67.44%。成本项目支出明细见表3。

表3　　　　　　　　　成本项目明细分析　　　　单位：万元

项　　目	金额	结构占比%
人员经费	152.59	67.44
卫生材料费	9.32	4.12
其中：检查化验	4.5	1.99
氧气费	1.2	0.53
药品费	36.51	16.14
其中：中草药	0.3	0.13
固定资产折旧费	9.12	4.03

续表

项　目	金额	结构占比%
其他费用	18.73	8.28
其中：保洁水电	17.5	7.74
办公其他	1.2	0.53
合计	226.27	100

1.2.3　结余情况：2015 年，医联体医药收入 147.07 万元，医疗成本支出 226.27 万元，结余 -79.20 万元。

2. 管理中存在的问题

2.1　业务收入与经济效益较差

住院分部建立的双向转诊平台通道不顺畅，直接影响工作量和收入。2015 年医院收入增长不明显，相对未建立纵向型医联体的 2013 年，医药收入仅增加 32.71 万元，实现负结余 79.20 万元，亏损严重。

2.2　合作单位间职责、分成比例等不明确

住院分部设立后未及时明确医联体单位职责、权利、义务、分成比例和绩效分配方案等相关细则，且 X 卫生院实行绩效工资，医药收入增长与个人经济效益无直接挂钩；W 医院下派科室和人员为住院分部提供业务服务与个人经济效益也无直接挂钩，导致干多干少一个样，严重影响业务的增长。

2.3　相关配套政策落实不到位

例如，住院分部病人伙食保障未及时跟进，住院病人无法就餐；卫生院基本药物目录少，医生可选用药品少，病情稍重的病人就无法诊治；医保报销政策不匹配，住院分部农保住院均次费用核定指标低，而 W 医院转入的康复病人医疗费用高，容易被医保扣款，导致住院分部接诊病人的积极性不高；受物价政策制约，医联体开展的业务只能按卫生院收费标准执行，W 医院投

入的人力、财力和物力不能在医联体业务中同等体现，W 医院的积极性不高；医院转诊告知不充分，康复病人对住院分部医务人员的医疗技术和服务质量信任度低，不愿转入住院分部，双向转诊落实困难。

2.4　信息化支撑不够

受制于信息网络的不通畅，医学影像会诊中心、心电会诊中心、临床检验中心、病理会诊中心业务未如期开展业务。

2.5　财务管理未及时跟进

2014 年 6 月医联体开始运行，未明确纵向医联体单位的分配细则；原卫生院一级核算和医联体科室二级核算，工作量统计、业务收支分析数据到 2015 年末才细分提供；在医联体运行过程中，财务管理角色缺失，导致相关配套政策的支持滞后。

3. 管理对策

3.1　事前制定明确的分配方案

在医联体建设初期，必须拟定两家单位职责、权利、义务和分配方案等相关内容的合作协议。一方面要明确 W 医院和 X 卫生院两家单位的利益，另一方面要制定医联体工作人员的绩效考核方案，医务人员开展业务情况必须与经济效益挂钩，优劳优酬，奖勤罚懒，才能调动工作积极性，提高医联体的社会效益和经济效益。

3.2　争取政府的政策支持

纵向型医联体借助公立医院人才、技术、管理、设备等优势，在业务发展的同时带动卫生院发展，实现优质资源下沉，目的是合作医院共建、共赢，但其发展还需要多部门支持：

3.2.1　医保政策的支持。医联体要争取医保政策支持，制定合适的均次费用，避免不必要的医保扣款，以提高接诊积极性。

3.2.2　物价政策的支持。W 医院与住院分部执行的医疗服务收费标准不同，共建初期，需先确定收费标准和收费目录，对一些在卫生院门诊开展的项目，可仍然在社区中心原有的收费系统记账收费，而由医联体开展的新技术、新项目及住院分部，则需向物价部门申请价格政策，以保障医联体的合法收入。

3.2.3 财政、卫生部门的支持。医联体建设初期，在业务开展的起步阶段，需投入大量固定资产，吸引人才等，财政、卫生部门应给予必要的财政补偿政策。

3.3 加强医联体的后勤保障

大型公立医院与卫生院的服务对象不同，工作内容相对有差异，纵向医联体模式建立后，原来卫生院运行模式的后勤保障支持系统不能满足业务发展的需要。因此，在医联体筹建初期，各方必须充分考虑食堂、药品供应、设备支持等后勤需求，切实保障医疗业务的拓展。

3.4 充分利用信息化技术

由于 W 医院和住院分部在地域上相距较远，应充分依托信息化支撑管理，通过实现医院 HIS 和 HRP 系统信息的快速融合分享，达到医联体共建的业务发展一体化、同质化、精细化。

3.5 实施精细化财务管理

在医联体模式下，W 医院牵手 X 卫生院的财务管理应融入共建的全过程，医联体的收入与支出应纳入卫生院财务大账统一核算，同时要做好科室二级核算。财务部门应定期从收支情况、收支结构、效率效益等方面进行分析与评价，为业务发展、财务决策及医院战略调整提供数据支持。

综上所述，在纵向医联体模式下，W 医院和 X 卫生院要实行财务一体化管理，并得到信息化、后勤保障和医保物价相关部门的支持，在全程管理中各负其责，实现事前控制、事中管理和事后跟踪，才能有效推进医联体的建设和发展，取得政府、医联体、病人都满意的结果。

作者简介：杜慧竹，温岭第一人民医院财务科长，高级会计师
E - mail：duhueizhu@126.com

第二章

把脉医药分家 分析调控效果

行政手段限制抗菌药物滥用的
疗效与费用分析

【摘要】目的：对比分析实验组与对照组出院病人的疗效与费用，为进一步推进医疗机构抗菌药物管理提供试验依据。方法：将 2011 年 12 月 ~ 2012 年 5 月肝胆外科出院病人定为实验组，将 2010 年 12 月 ~ 2011 年 5 月肝胆外科出院病人定为对照组，回顾性对比分析两组出院病人的疗效与费用。结果：两组间样本组成结构比较，差异无统计学意义（P > 0.05）。但疗效与费用方面实验组明显优于对照组，两组比较，差异有统计学意义（P < 0.005）。结论：实验组与对照组样本组成结构基本相同，但实验组与对照组相比，疗效相同，费用更低。运用行政手段限制抗菌药物滥用是一种可以推广应用的方式。

2011 年世界卫生日的主题是"今天不采取行动，明天就无药可用"，抗菌药物不合理使用和细菌耐药问题已成为当今全球严重的公共卫生问题之一，受到各国政府和全社会的广泛关注。2011 年 4 月份，国家卫生部在全国范围内发出《抗菌药物临床应用管理办法（征求意见稿）》，首次明确了各级医院的抗菌药物品种数量要求，以期进一步促进临床抗菌药物的合理应用。根据《征求意见稿》细则，医院从积极宣传引导、开展质量讲评、提供药学服务等方面入手，注重临床合理用药的科学管理。同时，从 2011 年 6 月 22 日起，率先采用行政手段限制院内抗菌药物的使用，供应品种压缩到 50 个，并进行跟踪管理，实施一年来效果明显。本文对比分析了 2011 年 12 月～2012 年 5 月与 2010 年 12 月～2011 年 5 月，绍兴市人民医院肝胆外科出院病人的治疗效果及费用情况，为进一步推进医疗机构抗菌药物管理提供参考依据。

1. 资料与方法

1.1　资料来源

本文选取绍兴市人民医院肝胆外科出院病人作为研究对象。其中：有个别 2011 年 6 月 22 日前入院的病人住院时间较长，至 2011 年 11 月才出院，为便于对比，分别抽取了 2011 年 12 月～2012 年 5 月及 2010 年 12 月～2011 年 5 月的病人资料。

1.2　研究方法

将 2011 年 12 月～2012 年 5 月出院的病人定为实验组，将 2010 年 12 月～2011 年 5 月出院的病人定为对照组，回顾性对比分析两组出院病人的疗效与费用。两组病人平均年龄、性别、手术数量、切口类型结构、合并症例数、常见病种结构、人均非抗菌药物使用额基本接近，差异均无统计学意义（P > 0.05，见表 1），具有可比性。

1.3　研究指标

1.3.1　采用德尔菲法，设计出评价对比治疗效果与费用情况的最佳指标。指标设计的具体步骤如下：（1）组成专家小组；

表1 两组病人临床基本特征

指标	实验组	对照组	检验统计量值	P 值
例数	2196	2077		
平均年龄（岁）	42.50±2.9	42.52±2.8	0.2291	0.8188
男性 [n（%）]	1359（61.9）	1254（60.4）	1.0241	0.3116
手术数量 [n（%）]	1309（59.6）	1270（61.1）	1.0546	0.3045
切口类型结构			1.4436	0.4859
一类 [n（%）]	344（15.7）	323（15.6）		
二类 [n（%）]	825（37.6）	772（37.2）		
三类 [n（%）]	140（6.4）	148（7.1）		
合并症例数			0.9760	0.3232
合并影响免疫功能疾病	592	588		
未合并影响免疫功能疾病	1604	1489		
常见病种结构			2.5469	0.4669
创伤	224	215		
炎症	1162	1121		
肿瘤	540	518		
其他	270	223		
人均非抗菌药物使用额（元）	3179.05±335.92	3245.61±345.87	6.3758	0.0000

（2）向所有专家提出所要设计的评价指标及有关要求，并附上限制抗菌药物品种的相关背景材料；（3）各个专家根据他们所收到的材料，提出自己的设计意见；（4）将各位专家第一次设计意见汇总，列成图表，进行对比，再分发给各位专家，让专家比较自己同他人的不同意见，修改自己的意见和判断；（5）将所有专家的修改意见收集起来，汇总，再次分发给各位专家，以便做第二次修改；（6）对专家的意见进行综合处理，确定评价对比治疗效果与费用情况的最佳指标。

1.3.2 确定的研究指标分为疗效指标与费用指标两个方面。（1）疗效指标分治愈率、院内感染率、综合细菌培养阳性率和住院日。其中：综合细菌培养包括外科手术切口细菌培养、呼吸科痰培养、ICU 血培养、ICU 痰培养；（2）费用指标分出院费用、药品比例、抗生素比例和医保可报比例。其中：医保可报比例为医保可予以报销部分费用占出院病人总住院费用的比例。

1.4 统计学方法

采用 SPSS 13.0 软件包进行统计学分析，计量资料采用（$\bar{x} \pm s$）表示，采用 t 检验，计数资料采用 χ^2 检验。检验水准取 $\alpha = 0.05$。

2. 结果

2.1 两组病人疗效指标比较

两组病人治愈率、院内感染率和综合细菌培养阳性率，住院日等指标进行对比，差异均无统计学意义（$P > 0.05$，见表2）。

表 2 两组病人疗效指标比较

指标	实验组	对照组	统计值	P 值
例数	2196	2077		
治愈率（%）	94.95	95.28		
院内感染率（%）	2.28	2.31		
综合细菌培养阳性率（%）	5.46	5.39		
住院日（天）	10.71 ± 1.93	10.68 ± 1.89	0.5130	0.6080

2.2 两组病人费用指标比较

两组病人每出院人次费用、药品比例、抗生素比例、医保可报比例比较，实验组均明显低于对照组，差异有统计学意义，（$P < 0.005$，见表3）。

表3 两组病人费用指标比较

指标	实验组	对照组	t 值	P 值
例数	2196	2077		
出院费用（元）	10045.14 ± 375.10	10405.50 ± 350.91	32.4455	0.0000
药品比例（%）	40.09	42.70		
抗生素比例（%）	22.03	26.96		
医保可报比例（%）	84.3	81.4		

3. 讨论

3.1 适当限制抗菌药物品种与治疗效果关联不大，但可缓解病人"看病贵"问题

实施以来，发现出院病人的治愈率、院内感染率、综合细菌培养阳性率以及住院日与既往相比基本接近，我们初步认为，一定范围内减少抗菌药物品种数量与治疗效果关联不大。同时，我们还发现，实验组出院病人的出院费用、药品比例、抗生素比例均比对照组明显下降，医保可报销比例明显上升，病人经济负担在短时间内得到了非常明显的下降，"看病贵"问题得到了较好的缓解。可见，适当限制抗菌药物品种数量与治疗效果关联不大，但可切实降低病人经济费用负担。

3.2 行政干预是有效手段之一，同时应以合理用药的科学管理为基础

经过对比分析初步认为，行政限制手段的实施对治疗效果影响不大，但能降低病人费用负担，某种程度上还能简化药品管理复杂程度，降低医院内部管理成本，减少"大处方"发生几率，抑制商业贿赂抬头，并大幅提高病人满意度，行政干预不失为一种限制抗菌药物滥用的有效手段。同时，我们应以合理用药的科学管理为基础，抓好重点任务，具体包括：广泛开展医务人员合

65

理用药培训与患者配合宣教，协同遏制药物滥用现象；全面开展基本情况调查，狠抓用药突出问题；建立健全技术支撑体系，发挥感染、检验、药学专业人员的应用管理作用；认真落实分级管理制度，严格限定抗菌药物处方权；加强抗菌药物购用管理，完善相关制度与程序；强化监测检测评估工作，确保用药安全；落实处方医嘱点评制度，加强医务人员合理用药绩效考核；推进以药补医机制改革，从根本上扭转抗菌药物不合理使用的局面；严肃查处不规范的行为，整顿合理用药秩序。

3.3 配套医院内部管理的同时，应持续推进药效改进进程

在抗菌药物品种"围限制期"，应注重事前、事中、事后全方位的管理。事前，应明确抗菌药物临床应用管理的组织机构、职责、监督与法律责任，结合实践经验，进一步健全医院内部《抗菌药物临床应用管理办法》实施细则、完善抗菌药物临床应用技术规范、开展抗菌药物合理使用相关培训、加强合理用药监测机制、加大监督检查力度。事中，对院内感染管理应常抓不懈。健全组织，实施网络管理；完善制度，实施过程控制；强化培训，实施全员参与；突出重点，实施环节管理；尤其应加强抗菌药物限制后的监测，确保安全的就医环境。事后，持续开展抗菌药物改进活动。及时关注药品疗效与用药量，对疗效不明显、费用较高、用量异常的抗菌药物及时更换。

3.4 在病人知情同意的基础上，需建立以医院为中心的社会宣传网络体系

抗菌药物不合理应用的原因是多方面的，包括：医务人员对抗菌药物了解度不高、为避免医患纠纷而使用抗菌药物、不规范的营销行为滋生商业贿赂、公众主动要求或自主使用、公立医院补偿机制不完善导致"以药补医"、病人抗菌药物敏感性降低等原因。对于国家机制与医疗机构管理层面上的问题，可以利用行政干预等手段逐步完善，但涉及病人自主行为导致的抗菌药物不合理使用现象，需要医疗机构与病人共同配合改善。同时，建立

起一个以医疗机构为中心的社会宣传网络体系，逐步引导病人改变不良用药习惯。首先，医院应开展经常性的、形式多样的抗菌药物合理使用知识宣传，普及抗菌药物合理使用的新理念、新知识，增强参与合理使用抗菌药物的自觉性和主动性；其次，加强医患之间的沟通，病人的知情同意权利不容忽视，医院推出抗菌药物品种限制时，应通过多种途径，及时广泛地履行告知义务；最后，医院应以身作则，以医生的合理用药开始，带动全社会的理解与参与。

作者：李乐波、俞斯海、吴强

第一作者简介：李乐波，绍兴市妇幼保健院委派财务科长，教授级高级会计师

E - mail：lilebo@163.com

·专家点评·

控制抗菌药物滥用，任重而道远

政策实施效果对比分析是常见的研究选题，本文以 2011 年 4 月卫生部发布的《抗菌药物临床应用管理办法（征求意见稿）》为政策背景，介绍了作者所在医院通过一系列措施，推进抗菌药物管理并取得成效的成功经验，对其他医院具有较强的应用价值和借鉴意义。

本文选取的研究方法较为严谨，采用德尔菲法，设计出评价对比治疗效果与费用情况的研究指标，确保指标的代表性与准确性；在实验组与对照组的对比分析中，运用实证方法来验证两组数据的差异，使得该项研究更为直观具体。

本文政策分析效果主要从行政手段的视角出发，但对行政手段的方式没有具体描述，仅仅说明压缩药物供应品种，而行政手段实施方式的不同也会影响最终的结果，作为一个因变量因素，可以将其进一步分解与深入，以充实论文的研究内容。

控制抗菌药品滥用，是一个任重道远的过程，期间的政策推进可以成为财务人员的研究选题。本文从不同的视角剖析某项政策在具体部门实施的效果，为以政策实施效果为对象的财务分析提供分析思路与方法，也为政策的进一步实施与完善提供详实和客观的资料，具有现实指导意义。

浙江工商大学教授　竺素娥

浙江省省级公立医院药品零差率
政策实施效果分析

【摘要】目的：了解浙江省省级公立医院药品零差率政策实施效果，为后续公立医院改革政策提供参考依据。方法：将2013年之前定级的全部16家省级医院作为研究对象，收集其2013年4月至2014年3月和2014年4月至2015年3月的财务报表数据，基于2013年业务数据测算的调价弥补率以及2014年4月至2015年3月业务数据测算的实际执行情况调价弥补率，分析政策执行前后的变化情况。结果：浙江省省级公立医院执行药品零差率政策之后，医院业务量、业务收入、医疗结余、均次费用水平、药品使用量均有所上升，门诊均次药品使用量（不含中药饮片）增15.72%，每住院患者药品使用量（不含中药饮片）增长10.41%；药品收入比例下降。结论：加快完善改革配套措施，全方位加强药品合理使用控制，加强财政激励机制的引导作用。

2014年4月1日，浙江省省级医院开始全面实施药品零差率政策。作为浙江省级公立医院综合改革的切入点，此项政策的主要内容包括：一是全面取消药品差价（中药饮片除外）；二是按照"总量控制、结构调整"的原则，提高诊查费、手术费、治疗费、护理费、病理项目等收费标准，设计调价总量不超过药品差价的90%；三是省财政对实施药品零差率、调整医疗服务价格改革形成的政策性调价净减收或增收部分实行补偿；同时，建立绩效考核机制，对各医院执行情况实施财政激励政策。至此，浙江省在全国范围内率先实现县、市、省三级医院全部取消药品差价，破除"以药补医"机制。本文通过对浙江省省级医院药品零差率政策实施前后的数据进行分析，评价改革措施的初步成效，为相关的管理及后续政策制定提供参考。

1. 对象与方法

1.1 研究对象

浙江省级公立医院共计 17 家，其中，杭州地区 14 家，温州地区 3 家；综合性医院 7 家，专科医院 6 家，中医院 2 家，中西医结合医院 2 家；高等院校附属医院 12 家，省卫生和计划生育委员会直属单位 5 家。除 1 所具有科研性质的医院未参与医院评级之外，其余 16 家均为三级甲等医院。2013 年末，实有床位 24366 张，全年门急诊 2770.02 万人次，出院 85.84 万人次。由于其中 1 家眼视光专科医院于 2013 年末晋升为省级医院，且其经济总量较小，为保证政策执行前后数据统计的口径统一，本文数据仅包含 2013 年前定级的 16 家省级医院。

根据浙江省物价局、浙江省卫生和计划生育委员会、浙江省人力资源和社会保障厅《关于省级公立医院医药价格改革的实施意见》（浙价医〔2014〕63 号），省级公立医院销售的所有药品（中药饮片除外）实行按进价"零差率"销售，同时调整诊查费、护理费、治疗费、手术费服务价格，调整标准为：

1.1.1 诊查费（含挂号费、药事服务成本）：普通门诊诊查费（门急诊留观诊查费）10 元/次，住院诊查费 15 元/日。

1.1.2 护理费：等级护理费 20 元/日，特级护理费 5 元/小时，精神病护理每日 35 元，其他护理费相应调整，按次计费的按特级护理费调整幅度调整。

1.1.3 治疗费（包括病理检查、精神心理卫生检查、康复检查评定收费）：按平均 30% 幅度调整，其中，口腔科治疗、物理治疗与康复项目按 10% 幅度调整；介入治疗按 25% 幅度调整；放射治疗、血液透析、血液滤过、连续性血液净化、血液及淋巴系统治疗、血液病毒灭活等项目价格不作调整。

1.1.4 手术费：平均按 30% 幅度调整，其中口腔手术按 15% 幅度调整，中医及民族医诊疗类项目按 35% 幅度调整。

1.2 研究方法及内容

收集 16 家省级医院政策执行前后一年，即 2013 年 4 月至 2014 年 3 月和 2014 年 4 月至 2015 年 3 月的财务报表数据，整理以下信息：收入及业务量情况、均次费用情况、收入结构情况、医疗业务结余情况。

收集 16 家省级医院调价弥补率数据，包括：基于 2013 年业务数据测算的调价弥补率；基于 2014 年 4 月至 2015 年 3 月业务数据测算的实际执行情况调价弥补率。其中，弥补率 = 医疗服务价格调整合计 ÷ 药品差价收入。

2. 结果

2.1 浙江省级医院业务量及收入结余情况

2.1.1 业务量平稳增长。2014 年 4 月至 2015 年 3 月的门急诊量较上一年同期增长 5.38%，但比 2011 至 2013 年省级医院同期 8.00% 的平均增幅减少了 2.62 个百分点（见表 1）。考虑到 2012 年至 2013 年为浙江省级医院规模快速扩张期，此后，门诊量增幅回落属于正常现象，是否与此次调价相关，仍需进一步研究。不同类别医院的门诊量变化存在较大差异，16 家医院中，门诊量下降的有 6 家，上升的有 10 家。其中，4 家中医或中西医结合医院的门诊量均下降，而综合性医院门诊量普遍增长。2014 年 4 月至 2015 年 3 月，出院总人次较上一年同期增长 13.10%，略高于省级医院前三年的同期平均增幅。在每出院患者费用增长的情况下，出院人数仍保持较快增长，且床位使用率达 98.63%，说明对于医疗技术水平较高的省级医院而言，政策实施后，住院"一床难求"的现象仍然普遍。住院业务量增长主要受制于接诊能力，而对于一定范围内的收费水平变动相对不敏感。

表1 浙江省级医院部分经营指标在药品零差率政策执行前后的情况

指标	2013年4月至 2014年3月	2014年4月至 2015年3月	增幅（%）
门急诊总人次（万人次）	2739.09	2886.51	5.38
出院总人次（万人次）	86.60	97.94	13.10
医疗收入（亿元）	220.11	262.94	19.46
门诊收入（亿元）	79.64	91.07	14.35
住院收入（亿元）	140.47	171.87	22.35
医疗结余（亿元）	6.37	6.93	8.79
床位使用率（%）	97.59	98.63	1.07

2.1.2 业务收入保持较快增长。2014年4月至2015年3月，医疗收入同比增长19.46%，全部16家医院均实现收入增长。门诊收入同比增长14.35%，在增加的11.43亿元门诊收入中，归因于均次门急诊费用增长的占62.49%，归因于门急诊人次增长的占37.51%。住院收入同比增长22.35%，在增加的31.40亿元住院收入中，归因于均次住院费用的占41.41%，归因于出院人次增长的占58.59%。

2.1.3 医疗收支结余维持稳定。2014年4月至2015年3月，省级医院医疗结余为6.93亿元，同比增长8.79%。医疗收入结余率为2.64%，同比下降0.25个百分点。16家医院医疗结余均为正值，经济运行情况良好。

2.2 均次收入变化情况

2.2.1 均次收费水平全面上升。2014年4月至2015年3月，省级医院平均每门诊人次收费315.53元，比上一年同期增加 24.77 元（见表 2）。16 家医院中，仅有 1 家门诊均次费用小幅下降。据了解，该医院出台了一系列措施，对药品使用进行了控制。每出院患者次均费用 17548.35 元，同比增长 8.18%。16 家医院的住院均次费用全部上升，其中有 4 家医院增幅超过 10%。2011 年至 2013 年，浙江省级医院院长均与省卫生和计划生育委员会签订了控费责任状，责任状要求均次费用零增长，各家医院纷纷出措施严加控制。2014 年 4 月至 2015 年 3 月的均次费用全面上升，除了调价因素影响之外，取消医院的控费高压线，均次费用报复性反弹也是原因之一。

表 2　　　　浙江省级医院药品零差率政策执行
前后均次费用变动情况

项目	每门诊人次费用（元）			每出院人次费用（元）		
	2013 年 4 月至 2014 年 3 月	2014 年 4 月至 2015 年 3 月	增幅（%）	2013 年 4 月至 2014 年 3 月	2014 年 4 月至 2015 年 3 月	增幅（%）
均次费用	290.76	315.53	8.52	16220.81	17548.35	8.18
挂号费	6.05	4.09	−32.45			
床位费				603.44	601.16	−0.38
诊查费	2.66	11.96	350.34	51.71	147.12	184.49
检查费	31.85	34.83	9.36	758.28	831.27	9.63
化验费	29.74	32.85	10.46	1314.21	1439.34	9.52
治疗费	17.84	22.51	26.17	1614.67	1967.08	21.83
手术费	8.58	9.87	15.11	1025.53	1414.98	37.98
护理费				229.15	471.42	105.72
卫生材料费	8.12	8.92	9.87	3577.43	3874.16	8.29
药品费	157.86	159.29	0.91	6778.88	6496.29	−4.17
西药费	112.45	113.92	1.31	6444.95	6160.07	−4.42
中草药费	16.95	17.77	4.83	41.15	39.91	−3.02
中成药费	28.46	27.61	−2.99	292.78	296.31	1.21
其他费用	28.08	31.21	11.16	267.50	305.53	14.22

2.2.2 药品使用量不降反升：在取消西药和中成药平均13.21%（浙江省级医院2013年的平均水平）加成的情况下，门诊均次药品费仍增长0.91%。在药品（不含中药饮片）平均进价不变的假设条件下，门诊均次药品使用量（不含中药饮片）增长15.72%；每出院患者均次药品费下降4.17%，在药品（不含中药饮片）平均进价不变的假设条件下，每住院患者药品使用量（不含中药饮片）增长10.41%。据各家医院反映，医院取消药品差价之后，部分药品价格低于药店，导致"慢性病回流"且门诊单纯配药情况明显增加；另外，病种结构的变化也可能影响均次药品费用。从部分医院科室层面数据分析可见，各专科均次药品费用普遍上升，均次药品费用不降反升的原因更多地集中在人为因素上。

2.2.3 调价项目均次收费大幅增长：政策实施后，参与调价项目的均次费用均大幅增长。每门诊挂号诊查费、治疗费、手术费分别增加7.34元、4.67元、1.29元；每出院患者诊查费、治疗费、手术费、护理费分别增加95.41元、352.41元、389.45元、242.27元。

2.3 收入结构变化情况

2.3.1 药占比下降：2014年4月至2015年3月，浙江省级医院平均药占比为41.68%，比政策实施前的上一年同期降低了4.63个百分点，全部16家医院药占比均实现下降（见表3）。

2.3.2 劳务操作项目比重上升：2014年4月至2015年3月，体现医务人员劳务价值的挂号诊查、治疗、手术、护理项目收入占医疗收入的比重分别为2.31%、9.80%、6.35%、1.76%，同比增加了1.02、1.23、1.25、0.85个百分点。

2.3.3 检查化验项目比重基本不变：2014年4月至2015年3月，检查和化验项目占医疗收入比重分别为6.92%、8.97%，与上一年同期基本持平。

表3　浙江省16家省级医院药品零差率政策执行前后部分指标变化情况

医院代称	类别	弥补率 a			每门诊人次费用			每出院人次费用			药占比		
		基期	本期	增量	基期	本期	增量(%)	基期	本期	增量(%)	基期	本期	增量
A 医院	综合	94.57	102.72	8.15	331.75	350.45	5.64	1.89	2.06	8.99	44.90	41.14	-3.75
B 医院	综合	80.51	80.46	-0.05	349.25	381.48	9.23	1.80	1.81	0.56	48.05	45.70	-2.35
C 医院	综合	96.80	98.80	2.00	328.65	371.12	12.92	1.93	2.14	10.88	39.80	35.61	-4.20
D 医院	综合	97.71	89.00	-8.71	343.37	379.70	10.58	1.61	1.81	12.42	36.59	34.93	-1.66
E 医院	综合	102.90	103.92	1.02	212.68	228.69	7.53	1.34	1.52	13.43	40.86	36.03	-4.83
F 医院	综合	103.00	99.50	-3.50	274.59	272.45	-0.78	1.79	1.87	4.47	46.29	39.81	-6.47
G 医院	肿瘤专科	75.00	82.00	7.00	660.21	683.29	3.50	1.87	2.03	8.56	58.79	52.60	-6.19
H 医院	中医	70.90	63.12	-7.78	285.47	327.47	14.71	1.42	1.47	3.52	60.48	56.20	-4.29
I 医院	中西医结合	79.70	76.30	-3.40	255.23	258.74	1.38	1.73	1.79	3.47	60.61	51.59	-9.02
J 医院	儿童专科	128.60	124.90	-3.70	174.63	189.04	8.25	0.81	0.87	7.41	41.95	35.92	-6.03
K 医院	妇产专科	175.96	165.78	-10.18	242.77	253.58	4.45	0.73	0.80	9.59	31.12	25.31	-5.81
L 医院	综合	73.37	75.90	2.53	417.26	477.56	14.45	2.64	2.88	9.09	50.89	46.36	-4.53
M 医院	中西医结合	70.00	66.83	-3.17	256.48	264.50	3.13	1.74	1.74	0	58.75	51.96	-6.79
N 医院	中医	92.58	91.58	-1.00	241.40	258.97	7.28	1.61	1.61	0	63.46	54.76	-8.71
O 医院	口腔专科	1032.74	1107.00	74.26	391.38	465.27	18.88	0.46	0.51	10.87	1.68	1.27	-0.40
P 医院	皮肤专科	57.87	41.91	-15.96	180.82	196.67	8.77	0.35	0.37	5.71	63.88	54.43	-9.45
平均值		90.94	90.48	-0.46	290.76	315.50	8.51	1.62	1.75	8.02	46.31	41.68	-4.63

注：a 弥补率指标基期数是根据2013年实际业务数据测算得出的，本期数是根据2014年4月至2015年3月实际业务数据测算得出的；每门诊人次、每出院人次、药占比3个指标的基期数为2013年4月至2014年3月的实际数据，本期数为2014年4月至2015年3月的实际数据；各家医院按医疗收入从高到低排序。

2.4　调价弥补率情况

2.4.1　政策执行前后平均弥补率变动不大。政策执行前，浙江省卫生和计划生育委员会要求各家医院根据 2013 年收入情况进行了调价弥补率测算。测算结果为省级医院综合弥补率为 90.94%。由于药品使用量上升、药品价格波动、调价项目结构变化等多重因素的影响，政策实施后一年再次测算弥补率为 90.48%，较基期略有下降。

2.4.2　不同专科类别医院弥补率差异较大（见表3）。中医及中西医结合类医院弥补率普遍较低，除了以针灸推拿治疗为主的某医院（N 医院）之外，该类医院弥补率均在 80% 以下。以治疗手术类项目为主的口腔、妇产专科医院弥补率极高。某医院（O 医院）为口腔类专科医院，由于本次调价后，口腔治疗类项目价格调整增幅为 15% ~ 30%，且该医院基期药占比仅为 1.68%，故弥补率高达 1032.74%。综合类医院弥补率与其内外科发展结构相关。

3. 讨论

3.1　加快完善改革配套措施

浙江省省级医院药品零差率改革伴随着均次费用与业务量的普遍上涨。为避免加重群众医疗负担，有效解决省级医院"看病难，看病贵"的问题，政府层面需要加快相关配套措施的推进实施。要加快以总额预付为主的医保支付方式改革，引导医院主动调整结构，控制药品、耗材等费用。此次药品零差率改革之后，各家医院未能如预期地对药品使用量进行控制，其中一个原因是浙江省部分城市医保总额预付制度正在试点，部分医院为了先把收入总额的盘子做大，放任药品收入快速增长。加快医保支付方式改革政策出台实施已箭在弦上。要完善医疗服务价格制定机制，适当拉开省、市、县三级公立医院的医疗服务价格，防止由于地域差异导致的不同级别医院价格倒挂现象。要调整医保报销政策，扩大各级医疗机构报销比例差距，推动分级诊疗，引导患者合理就医。

3.2 全方位加强药品合理使用控制

此次政策执行之后，药品使用量不降反升的问题尤为严重。加强药品合理使用，需要政府、医院、医生多方面共同努力。政府层面：改革药品招投标管理办法，尝试开展二次议价，尽力压缩药品在流通环节的利润，一方面降低药品成本，另一方面压缩医生"灰色收入"来源空间，消除医生不合理用药的利益诱因；加强药品合理使用监管，建立健全常见病诊疗规范；加大对医药行业商业贿赂、回扣行为的查处力度。医院层面：加强对医务人员药品合理使用的监管，严格执行药品分类管理制度，开展阳光用药和处方点评制度；利用信息技术手段和行政手段，减少不合理用药。医生层面：加强职业道德教育，提高职业修养，不断学习更新药品使用专业知识，纠正不合理用药习惯。

3.3 加强财政激励政策的引导作用

省级医院相对于基层医院而言，管理精细化程度较高，经营运行和资源调配能力较强，政策执行敏感度较高。政府为逐步破除公立医院趋利机制，可利用行政手段，再配合科学合理的财政激励政策，努力使医院利益与社会公众利益趋同，在医疗体制改革的大背景下，利用医院自身的主观能动性，发挥其积极作用。

作者简介：蔡战英，温州医科大学附属第一医院委派财务科长，高级会计师

E－mail：1941052159@qq.com

A 医院两院区药库财务管理的
现状分析及管理对策

【摘要】目的：与同行分享 A 医院通过对药库增设财务总账模块，对母子药库系统进行合并管理，实现各类财务数据的合并统计，统一财务管理的经验。方法：采取措施，解决两院区药库数据无法兼容交换和对接的问题。结果：实现两院区网络数据库的互连互通，对药品流通中的各种信息进行全程控制。结论：形成一个完整的药品网络化管理体系，从而满足 A 医院两院区同质化、一体化管理的需求。

药品是医院开展医疗服务，用于诊断、治疗疾病的特殊商品，也是医院流动资产的重要组成部分。药品的质量影响着患者的身体健康乃至生命安全，药品管理是医院管理的一项重要内容。药库作为药品的主要贮备场所，是药品进入医院的第一环节，药库管理的好坏直接影响药品质量及用药安全、有效。随着医疗业务的快速发展，药品消耗量的不断增加，加强药库管理，对于医院的财务管理来说迫在眉睫。

1. 药库管理的现状

A 医院自从接管了杭州市建造的一家医院后，形成了解放路和滨江两院区，实行同质化、一体化管理。2013 年，滨江院区成立初期，其药库管理系统使用的是甲科技有限公司的软件，而解放路老院区使用的是乙科技股份有限公司的软件，不同的药库管理软件，不同的数据库，无法兼容交换和对接，全院也就无法实现统一的药库财务管理和财务报表。因此，建立一个完整的药品网络和完善的管理流程迫在眉睫。

为此，A医院停用滨江院区药品管理系统，统一使用解放路院区药品管理系统。规定操作流程如下：两院区药品保管员编制药品采购计划，采购员通过浙江省药品采购平台进行网上采购，药品分别送到两个院区，由两院区的药品保管员分别验收。解放路院区的药品保管员在药品验收合格后，将发票直接录入药库系统；滨江院区的药品保管员在药品验收合格后，先将发票送回解放路院区药库，由解放路院区的药品保管员录入药库系统后出库到滨江住院药房，再由滨江住院药房将药品调拨到滨江院区下属各药房。

2. 药库管理存在的问题分析

2.1 药品账物不符

2.1.1 滨江院区药品已送达，保管员已按规定办理药品验收入库手续，由于发票未能及时送达解放路院区药库，造成系统无法入库，导致实际库存与账面库存不符。特别是一些急送药品，因未及时录入药库系统，导致药房实际有药，但医生无法开具处方、病人无法用药的情况出现。

2.1.2 滨江院区不合规药品已退货，由于发票未能及时送达解放路院区药库，系统未做药品退货处理，同样会造成实际库存与账面不符。反之，退货发票已送达解放路院区药库，系统已作退货处理，但供应商还未把药品取回，也会造成实际库存与账面不符。

2.1.3 滨江院区药品保管员收到的发票如在传递过程中遗失，会造成系统无法入账，导致实际库存与账面不符。

2.2 药品采购计划编制不当

由于上述问题的存在，滨江院区药品库存可能账实不符，账面数据不准确势必会影响药品保管员编制采购计划的准确性，从而导致药品重复采购，进而引发大量退货。

2.3 效期很难管理

有时送达两院区的药品名称相同，但批号效期不相同。如滨江院区的药品统一在解放路院区药库入库，再出库到滨江药房，会造成两院区药品的实际批号效期与账面不符，影响近效期药品管理。

3. 两院区药库财务管理对策

为了实现两院区的药品统一采购、统一入库、药品字典统一维护，做到药品名称、规格、产地、编码的统一，实现全院统一的药库报表，更清晰明确地反映全院财务数据；A 医院有必要解决两院区药库信息系统的集中管理、统一业务流程和数据的问题。为此，财务人员在医院 IT 中心支持下，对药库管理系统软件进行优化，新增药品入库路径，将原解放路院区药库设为母药库，滨江院区设为子药库，增设财务总账模块，对母子药库系统进行合并管理，实现对各类财务数据合并统计，统一财务管理。

3.1 完善流程管理

3.1.1 严把药品存货关

药品库存量大，会增加流动资金的占用。医院由药品保管员根据库存储备情况及季节变化等编制采购计划，经药剂科主任批准后，通知采购员按计划在网上采购。供应商收到订单后，按院区分别送货。在保证日常供应的前提下，加快药品周转率，减少医院流动资金占用。

3.1.2 严把药品入库质量关

药品送到两院区后，由两院区的药库保管员分别验收，检查包装上标明的有效期（药品有效期在 6 个月内的药品一般不得入库），确实紧俏或临床必需的药品需经科主任批准后方可入库。验收合格后，根据发票或随货同行联上的信息，分别录入在两院区的药库管理系统中，录入时输入批号和有效期。验收发现不合规药品，放入不合规药品区，及时向药剂科主任汇报，由采购员通知供应商办理药品退货。药品采购验收流程见图1。

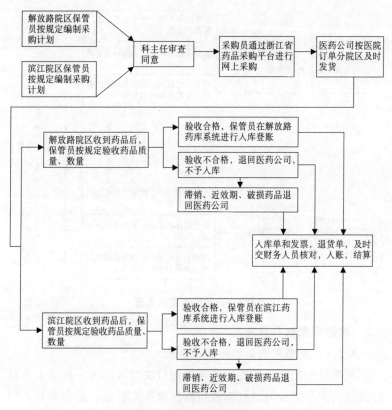

图1 药品采购验收流程

3.1.3 做好药品出库控制

药品从药库出库必须凭各药房的领单发放，做到先进先出、近效先出，两院区药库分别调拨药品到各自院区下属的药房，出库时可查看出库单上的库存量，方便保管员边出库边核对，随时盘点，省时省力。每月检查库存药品效期，填写近效期药品一览表，滞销 3 个月的药品通知供应商按协议予以退货。如有下属各药房的滞销、近效期药品，退回各自药库，再通知供应商按协议予以退货。药品出库控制流程（见图 2）。

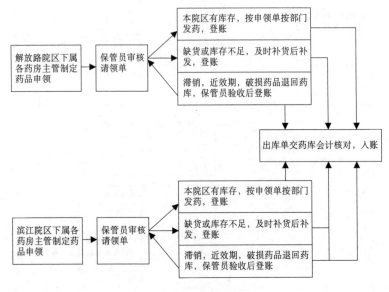

图 2　药品出库控制流程

3.2　改进药库财务管理

3.2.1　规范采购单据传递与审核

两院区的药品采购发票或随货同行联与入库单，在当天下班后或第二天早上及时送到解放路院区财务人员处，进行审核。财务人员对两院区已登账的入库单和发票或随货同行联进行审核，核对供应商全称、药品名称、数量、金额是否正确。检查发票专用章是否正确清晰，发票背面相关经手人签字是否齐全。对于两院区货已入库发票未及时送达的，财务人员要及时催促供应商，等发票送达后，根据审核无误的入库单补登发票号码，发票交相关经手人签字。发票如有遗失，应取得开票单位出具的书面证明，并附经办人书面声明、原发票存根联复印件（加盖开票单位发票专用章），经经办人所在单位（部门）负责人核查确认，财务人员查实未付款，财务科长同意后，才能作为付款凭证。

3.2.2　按规定调整药品价格

财务人员收到浙江省药械采购中心网上通知的调价文件后，要及时转药剂科，由采购员挑选需要调整价格的药品后，采购员及药剂科主任在文件上签字后，财务人员在财务总账调价模块中将药品新价格输入，生成调价单，按文件要求执行的时间自动调整药品价格。调价单登账后，两院区药库系统和下属的各药房药品统一更新价格。遇到药品调价时，需及时清点实物，在账实相符的情况下进行调价处理，并将盈亏情况如实反映在调价月报表上。调价药品模块全面反映两院区药库、药房调价药品的库存情况。当降价药品存在库存时，财务人员应根据药品库存数量，准确统计各供应商补差价的金额。药库统一按原价退货，并以新购入的价格进行账务处理，降低医院不必要的损失。

3.2.3　定期药品监盘

根据资产管理要求，财务人员负责两院区的药品监盘，并根据盘点结果，分析差异形成的原因，按制度规定进行盈亏账务处理，做到账物相符、账账相符。

3.2.4　做好账户的核对与结转

对符合付款条件的药品采购业务办理资金结算，按供应商设置应付账款辅助账，每月制定付款计划，报分管副院长批准后执行。若有退货发票未及时送达的，则扣除相应金额的入库发票，不予办理付款，确保各供应商应付账款余额不为负。财务总账系统编制统一的药品收支月报、药库拨出药品明细月报、科室领用月报表、药品报损月报、药品调价明细月报、应付账款月报、应付账款余额月报等。两院区当前会计期间内业务完成，所有报表打印结束后，财务人员进行月末结转。

4. 取得的成效

A 医院通过规范药库财务管理，确保会计核算的及时性、准确性、完整性，避免了繁琐的数据统计，提高了工作效率。财务人员定期对衡量药品管理的财务指标，如药品平均库存、药品资金周转率、药品盈亏率、药品损耗率等进行分析，一旦发现异常情况，及时查明原因并进行整改。同时，对两院区药库管理指标进行横向、纵向的比较，为医院的管理决策提供准确的财务依据。

A 医院实现两院区网络数据库的互连互通，对药品流通中的各种信息进行全程控制。药库管理系统可提供个性化的数据查询、统计功能，财务总账实现药品各项数据的综合统计功能，形成一个完整的药品网络化管理体系，从而满足 A 医院两院区同质化、一体化管理的需求。

作者：金悦　钱虹

第一作者简介：金悦，浙江大学医学院附属第二医院，药房会计

E－mail：389464628@qq.com

药品零差率对省级公立医院
影响的实证分析

【摘要】目的：分析以药品零差率为核心内容的综合改革对医院运行状况产生的影响。方法：采用比率分析法、因素分析法等。结果：综合改革对体现省级医院的技术含量和医护人员劳务价值发挥了积极作用，但是存在通过非技术性服务达到补偿的可能。结论：进一步完善省级公立医院财政综合补偿机制，加强对非技术服务性收入的整体约束和控制。

在全面深化公立医院改革的进程中，浙江省于 2014 年 4 月 1 日开始，实施以药品零差率为核心内容的医改新政，目的在于突破传统的以药养医机制，实现医护人员技术劳务价值的回归。该项政策实施一年以来，医院内部运行平稳，患者普遍接受度较高。本文从省级医院 2014 年 4—12 月份的各项数据同期比较出发，分析以药品零差率为核心内容的综合改革对医院运行状况的影响，讨论数据背后产生的原因，并提出进一步深化和完善公立医院改革的建议。

1. 资料与方法

选取浙江省 17 家省级公立医院医改后的财务数据与业务量数据进行同期比较，包括分区域、分项目的医疗收入、门诊量、出院量、均次费用等，采用比率分析法、因素分析法，还原药品剔除差价后的变动情况，深入挖掘分析各项数据变化的原因。

2. 结果与分析

2.1 医疗收入变化情况

2.1.1 从医院分类分析。17 家省级公立医院 2014 年 4—12 月医疗收入 201.71 亿元，比上年同期增长 20.28%，高于 2013 年的 12% 和 2010—2013 年平均 14.60% 的增长幅度（见表 1）。说明省级公立医院在综合医改后，医疗收入的增长幅度在加大，而不同的医院类型则显现出不同的增长水平，其中，综合性医院增长最高，达到 22.4%；专科医院其次，达到 19.99%；中医医院最低，仅为 10.38%。说明药品依赖度相对较高的中医医院在此次医改中受到的影响最大，而综合性医院和专科医院由于对药品的依赖度相对较低，且手术费等劳务收费价格调增幅度较大，因此在此次调整医疗服务价格、实现药品零差率销售的医改中获得了更大的发展。

表 1 省级医院医疗收入对比 单位：亿元

年份	省级医院合计 （17 家）	其中：综合性医院 （7 家）	中医医院 （4 家）	其他专科医院 （6 家）
2013 年 4—12 月	167.70	116.71	24.27	26.73
2014 年 4—12 月	201.71	142.86	26.79	32.07

2.1.2 从收入区域分类分析。17 家省级医院 2014 年 4—12 月门诊收入 70.81 亿元，增长 15.21%，门诊收入占医疗收入比重为 35.11%，比上年同期的 36.65% 下降 1.54 个百分点；住院收入 130.90 亿元，增长 23.20%，住院收入占医疗收入比重为 64.89%，比上年同期的 63.35% 增加 1.54 个百分点（见表 2）。说明对于省级医院而言，门诊所占比重在逐步下降，相应地，住院所占比重在增加，住院收入的增长水平也高于门诊收入，这与医改所倡导的"小病在社区，大病进医院，康复回社区"的方

向取得一致。今后，省级医院的发展方向应当继续着眼于高精尖的医疗服务，致力于解决疑难杂症，适当控制已趋饱和的门诊发展规模。

表2 省级医院医疗收入按收入区域分类

年份	门诊收入（亿元）	门诊占比（%）	住院收入（亿元）	住院占比（%）
2013年4—12月	61.46	36.65	106.25	63.35
2014年4—12月	70.81	35.11	130.90	64.89

不同医院类型按收入区域分类，其门诊和住院收入所受到的影响呈现不同，对门诊收入而言，综合性医院增长最高为17.52%，专科医院次之为15.06%，中医医院仅增长7.55%；对住院收入而言，综合性医院增长24.93%，专科医院增长22.89%，中医医院仅增长13.08%（由表3计算所得）。说明手术等技术劳务较多的综合性医院和专科医院，其住院方面的发展更为突出，与医改政策设计的医疗服务价格调整密切相关。

表3 不同医院类型医疗收入按收入区域分类 单位：亿元

年份	综合性医院		中医医院		其他专科医院	
	门诊收入	住院收入	门诊收入	住院收入	门诊收入	住院收入
2013年4—12月	39.84	76.87	11.65	12.61	9.96	16.77
2014年4—12月	46.82	96.03	12.53	14.26	11.46	20.61

2.1.3 从收入项目分类分析。17家省级医院2014年4—12月药品收入（不含中药饮片收入）78.53亿元，增长7.32%；卫生材料收入31.4亿元，增长22.30%；检查收入14.01亿元，增长20.17%；化验收入17.82亿元，增长21.08%；技术服务收入及其他收入59.96亿元，增长41.11%。取消药品差价、调整医疗服务价格以后，药品收入的增幅明显下降，体现医护人员劳

务价值的手术费、护理费、诊察费、治疗费等技术服务收入的增长加快，说明医疗收入结构实现正向调整，药品所占比例逐步下降，体现技术水平和服务能力的医疗净收入在快速增长，这是此次医改在激励医护人员提高服务质量和效率方面发挥的积极作用。

在实施药品零差价销售以后，省级医院药品收入（不含中药饮片收入）占医疗收入比例平均为 38.93%，下降 4.7 个百分点。其中：综合性医院由改革前的 43.02% 下降为 38.76%，减少 4.26 个百分点，专科医院由改革前的 41.98% 下降为 36.66%，减少 5.32 个百分点，中医医院由改革前的 48.4% 下降为 42.55%，减少 5.85 个百分点（见表 4）。说明药品占比相对较高的中医医院在此次医改中下降幅度最大，但是总体来说下降 4.7 个百分点仍未达到政策预期，说明实际用药量在上升，应当引起相关部门的重视。

表 4　　　　　不同医院类型药品比例变化情况　　　　　单位：%

年份	省级医院合计	其中：综合性医院	中医医院	其他专科医院
2013 年 4—12 月	43.63	43.02	48.40	41.98
2014 年 4—12 月	38.93	38.76	42.55	36.66

注：药品比例为西药、成药占医疗收入比例，不含中药饮片。

2.2　工作量变化及对收入的影响

17 家省级医院 2014 年 4—12 月门诊人次 2376.4 万人次，同比增长 6%，低于 2013 年 9.3% 的增长水平；实际占用总床日数和出院人次分别为 686.3 万床日和 75.9 万人，同比增长 9% 和 13.2%，略高于 2013 年 8.5% 和 12.2% 的增长水平。从工作量同期比较看，改革后门诊工作量增长水平较以前年度有所下降，住院工作量增长水平与以前年度相比基本持平，这与目前省级医院控制规模扩张、工作量已趋饱和的现状基本吻合。

因省级医院门诊人次增长，使医院增加收入 3.7 亿元，因出院人次增长，使医院增加收入 9.5 亿元，两项工作量的增长对医院医疗收入增加额的贡献率为 38.9%，其中：门诊人次增长因素为 10.90%，出院人次增长因素为 28%。

2.3 均次费用变化及对收入的影响

17 家省级医院 2014 年 4—12 月门诊均次费用 298 元，同比增长 8.7%；住院均次费用 17360 元，增长 7.6%。因门诊均次费用增长使医院增加收入 5.7 亿元，因住院均次费用增长使医院增加收入 15.1 亿元，均次费用的增长对医院医疗收入增加额的贡献率为 61.1%，其中：门诊均次费用增长因素为 16.6%，住院均次费用增长因素为 44.5%（见表 5）。

2.4 均次费用明细项目组成变化情况

表 5　　　　　　　　均次费用明细项目比较　　　　　单位：元

项目	2013 年 4—12 月	2014 年 4—12 月
门诊均次费用	274.20	298.00
药品费用	147.40	148.20
卫生材料费用	7.60	8.30
检查费用	30.00	33.0
化验费用	27.50	30.30
其他费用	61.70	78.20
住院均次费用	16137	17360
药品费用	6683	6317
卫生材料费用	3640	3903
检查费用	750	819
化验费用	1299	1409
其他费用	3764	4913

2.4.1 从药品均次费用分析。2014 年 4—12 月省级医院门诊药品均次费用增长 0.54%，如按 13% 的药品差价率（省级公

立医院西药和中成药的平均差价率），相当于门诊药品均次费用剔除差价后同口径下比较增长 15.58%；住院药品均次费用同比下降 5.48%，同理，相当于住院药品均次费用剔除差价后同口径下比较增长 8.57%。说明改革后，省级医院门诊药品均次费用略有增长，住院药品均次费用有所下降，但剔除差价后同口径比较，仍未达到理论下降值，从一定程度上说明医院用药水平或用药量还在提高或增长。

2.4.2　从卫生材料等其他均次费用分析。2014 年 4—12 月省级医院门诊卫生材料均次费用同比增长 9.21%，2013 年增长水平为 7.3；门诊检查均次费用同比增长 10%，2013 年为 3.1%；门诊化验均次费用同比增长 10.18%，2013 年为 8%。住院卫生材料均次费用同比增长 7.23，2013 年为 3.4%；住院检查均次费用同比增长 9.20%，2013 年为 4.7%；住院化验均次费用同比增长 8.47%，2013 年为 2%。可见上述三项非技术服务性收入都出现较大幅度的增长，与综合改革前的增长水平相比，在不同服务领域特别是住院方面出现了增长幅度加快的现象。

3. 讨论

3.1　促进提升医务人员的劳务价值

从以上数据分析可见，以药品零差率为核心内容的综合改革对体现省级公立医院的技术含量和医护人员劳务价值发挥了积极作用，医护人员的工作积极性增强，省级公立医院整体的门诊和住院工作量均保持增长态势。

3.2　优化医院的服务结构和收入结构

省级公立医院的服务结构和收入结构得到了进一步优化，主要体现在：一方面，省级公立医院住院收入和工作量的增长水平明显高于门诊收入和工作量的增长水平，符合省级医院要强化住院服务、弱化门诊服务的发展方向，将基础性门诊服务更多地体现在社区和基层医院；另一方面，药品收入增幅下降明显，手术费、护理费、诊察费、治疗费等技术服务收入的增长加快，这部分收入是真正体现医护人员劳务价值的，说明医疗收入结构实现了调整和优化。尤其是对于综合性医院和专科医院，其自身医疗技术水平相对较高，在此次综合改革中获得了更大的发展。

3.3 促进医疗资源的合理有效利用

综合改革后省级公立医院的床位周转加快，平均住院日缩短，说明省级公立医院在面对日益增长的床位需求时，改变了以往单纯追求实际占用床日的增长，而是更加注重床位周转的加快，提高病床使用的含金量。医院从提高医疗技术水平出发，改进检查检验的服务流程，疏通住院检查的瓶颈问题，努力缩短平均住院日，提高病床的整体利用效率，也促进了医疗资源的合理有效利用。

3.4 影响医院的不平衡、差异化发展

综合改革中医疗服务价格的调整，对于技术水平相对较高的大型综合性医院和专科医院起到了有利的促进作用，而中医医院由于药品依赖度相对较高，在此次改革中受到一定的影响。总体而言，各省级公立医院由于业务性质不同、医疗技术水平不均衡，出现了差异化的发展趋势。

3.5 药品费用控制未达预期降幅

综合改革后，省级公立医院药品费用未达到预期降幅，其中药品零差率后公立医院药价低于药店也是形成门诊药费增长的一个主要因素，部分药物依赖度较大的慢性病患者回流至公立医院配药；同时由于门诊诊察费上调，病人单次开药需求量上升，重复挂号人次减少，也是导致药品均次费用在同口径比较中出现增长的一个重要因素。

3.6 防止通过非技术性服务达到补偿

通过数据分析发现，综合改革后省级公立医院除由五项服务价格调整补偿损失的药品差价收入外，还存在通过增加卫生材料、检查、化验等三项非技术性服务达到补偿的倾向，可能引起增加医保和患者的医疗费用负担。

4. 建议

4.1 省级公立医院要突出优势，精准发力

在当前全面推进医改的进程中，各省级公立医院需要努力适应医改形势的发展，深入分析形势、任务和自身的优势与不足，发挥各自的医疗特色，突出各自的医疗优势，调整服务结构和收入结构，改进和优化工作流程，努力提高医疗技术水平，促进医院持续健康发展。

4.2 省级公立医院要加强对非技术服务性收入的整体约束和控制

各省级公立医院既要管控药品费用总量和占比，同时在医改新形势下，也要重视控制卫生材料、检查和化验三项非技术服务性收入的总量和占比，采取有效措施，落实考核责任，防止由"以药养医"转为以材料、检查和化验等非技术服务作为主要补偿渠道的问题。

4.3 引导患者在基层和社区卫生服务机构就诊，缓解省级大医院的接诊压力

通过优质医疗资源下沉工作的开展，逐步提高基层医院的技术水平和服务能力，增加患者对基层医院的信任度。通过实施分级诊疗、双向转诊的工作机制，让病人在社区首诊，发现重大疾病可转诊上级医院，病情稳定后转回社区继续治疗，扩大社区举办的健康专题讲座、义诊、医疗知识咨询等形式的覆盖面，通过医保报销比例的分级设置，引导患者在基层就诊，缓解省级公立医院的接诊压力，使省级医院回归到提供高精尖的医疗服务、解决疑难杂症的初始定位。

4.4 加快推进医保支付制度改革

从现行的按项目付费转为按病种付费、按临床路径付费等复合型付费方式，促进医院加强医疗质量管理，提高诊疗水平和医疗效率，降低运营成本，走集约化管理的道路，进而从根本上达

到规范医院医疗服务行为、加强医疗费用控制的目的。在医保支付制度改革的同时，也要加快推进医保监管的信息化和智能化，支持医院通过医疗智能审核系统自觉配合医保机构降低医疗费用。

4.5　增加财政投入，完善省级公立医院财政综合补偿机制

对经常性补助，根据社会经济发展水平以及人均收入水平的变化建立动态调整机制；对公共卫生事业等特殊领域建立专项补助，扶持公共卫生事业的发展，充分体现公立医院的公益性；同时设立鼓励性补助，通过建立一系列考核指标体系，将公立医院整体运营业务指标与医院管理层绩效考核紧密结合起来，促进医院减少逐利行为，激发内在动力，实现健康、高效的运转。

4.6　进一步完善公立医院薪酬分配制度

发挥公立医院薪酬分配制度的正确导向作用，通过制订合理的分配机制，提高医护人员技术服务报酬，激励医护人员规范诊疗行为，提高医疗质量，从而提高临床诊断的准确率及治疗的有效率，降低医护人员依赖检查和药品来增加收入的动机，减少患者同症再次就诊率，降低医疗差错事故的发生率，最终达到降低医疗费用、提高社会效益和满意度的目的。

作者简介：戴秀兰，浙江省卫生财会管理中心总会计师，高级会计师

E－mail：dxl9005@163.com

公立医院药品盘盈原因分析及对策

【摘要】目的：药品盘盈是当前公立医院中普遍存在的一个问题，其原因主要是小剂量药品的缺乏，拼药行为由此产生，是造成药品盘盈的主要原因。方法：提出"一日取整"、"告知合用"等方式，以减少资源浪费和环境污染、控制药品比例、降低患者经济负担。结果：剖析造成药品盘盈的原因，提出改进与解决方案，从而降低药品盘盈率。

长期以来，我们定期或不定期地盘点公立医院药品账实相符情况时，总会发现有部分药品盘盈的现象。盘盈药品随意丢弃，易造成对环境的污染；随意赠送他人，又不符合国有资产管理相关规定；重复利用并收费，则侵占了消费者应有的权益；不利用节余药品，将造成有限医药卫生资源的浪费，不能进一步降低药品比例、抗菌药品比例，最终不能有效降低患者的经济负担。为此，药品盘盈问题已成为长期以来困扰公立医院的一个普遍存在并悬而未决的问题。

1. 资料与方法

1.1 资料来源

本文选取某地市直 8 家公立医院作为研究对象，分别是 3 家综合性医院和 5 家专科医院，其中：5 家专科医院分别为妇保、中医、传染病、精神病和五官科专业医院，该地市为国家公立医院改革试点城市，具有一定的代表性；本文调取了各医院某一年度药品盘点结果的相关数据，进行统计分析；本文仅对盘盈部分数据进行分析研究，对盘亏及其导致药品总节余情况暂不作研究。

1.2　研究方法

采用结构分析法，分析导致药品盘盈的各因素占比情况，从而抓住药品盘盈的主要原因，针对性地提出改进对策，并追踪对策执行效果。其中：（1）各因素结构占比（％）＝（总体中某一部分/总体总量）×100％，各因素结构占比是总体各个部分因素占总体的比重，因此总体中各个部分因素的结构相对数之和等于100％；（2）药品盘盈率＝门诊、住院盘盈药品金额/门诊、住院药品账面总金额×1000‰；（3）儿科盘盈药品占比＝门诊、住院儿科盘盈药品金额/门诊、住院盘盈药品金额×100％；（4）传统拼药因素占比＝传统的拼药操作导致药品节余的金额/盘盈药品金额×100％；（5）患者离院漏用因素占比＝患者因各种因素离院未及时使用或带走导致药品节余的金额/盘盈药品金额×100％，包括患者因在门诊不同区域取药漏取、住院患者出院带药漏取、患者死亡临时出院漏退等原因导致的药品离院漏用现象；（6）操作错（失）误因素占比＝因工作人员操作错误或失误导致药品节余的金额/盘盈药品金额×100％；（7）其他因素占比。主要指其他暂时无法查明原因的因素导致药品节余金额/盘盈药品金额×100％。

2. 结果

经过数据统计，得出8家公立医院统计年度药品盘盈的各因素占比结构情况（见表1）。

根据上述结构情况表分析，某地市公立医院药品盘盈的第一个主要原因是传统拼药行为，尤其是儿科比较集中、设置静配中心的医院，这一现象尤为明显；产生药品盘盈的第二个主要原因是患者离院漏用，在门诊主要表现为西药、成药、中草药在不同取药窗口，患者漏取，在住院主要表现为患者出院带药漏取、患

表1　　8家公立医院统计年度药品盘盈的各因素占比结构情况表

医院	药品盘盈率（‰）	儿科盘盈药品占比（%）	传统拼药因素占比（%）	患者离院漏用因素占比（%）	操作错（失）误因素占比（%）	其他因素占比（%）
综合1	6.58	51.70	60.32	23.85	9.32	6.51
综合2	5.07	45.42	55.14	24.52	12.25	8.09
综合3	4.13	41.53	51.89	27.33	15.01	5.77
专科1	19.20	78.59	82.78	8.17	7.23	1.82
专科2	3.03	35.67	42.01	32.56	15.88	9.55
专科3	2.47	60.30	58.47	18.41	11.93	11.19
专科4	0.86	5.31	77.83	10.68	7.39	4.10
专科5	0.64	52.77	61.89	20.06	10.56	7.49
合计	5.85	51.52	60.59	20.59	11.36	7.46

者因死亡等原因临时出院未能及时办理退药手续等；产生药品盘盈的第三个主要原因是医院各环节工作人员的操作错误或失误，例如之前开具的备用药未用、患者主观上未用药等导致药品多余但未及时退回以及三查七对中发生的差错等。

传统拼药行为并未征得患者同意，严格讲该行为符合国家工商行政管理总局第73号令《侵害消费者权益行为处罚办法》第十条相关规定内容，属于欺诈消费者行为。同时，盘盈药品的管理也容易引发争议与漏洞，资源浪费、环境污染、药比居高、负担增加、据为己有、非法回收、不法赠送、再次出售等不良现象将可能接踵而至。为此，应积极探索药品盘盈控制方式，减少上述不良现象的发生机率。

3. 对策

针对儿科药品盘盈比例较高、传统拼药比例较高这一突出现象，专科1医院逐步探索出一些控制药品盘盈的措施与流程，主要有"一日取整"和"告知合用"两种方法。

3.1　一日取整

药房以一天的药剂用量为单位发药，而不是传统上以次为单位发药，对当天分次、分剂量使用的药剂采用"一日取整"的办法。如一日三次、每次 0.5 支，按以往常规领用是当天领 3 支；采用"一日取整"的办法，由电脑自动计算，当天仅需领 2 支。"一日取整"发药方法，可以大大减少药品浪费，但经过一段时间的试运行后，发现仍会存在一定量的药品多余现象。

3.2 告知合用

在患者来院就诊时，出具药品合用的相关事项告知书，告知如愿意可实行药品合用，并将多余药品予以退回；出台相关的《合同药品管理制度》，明确各环节职责，尤其是杜绝合同漏洞；合理估计正常操作中可能存在的损耗，经过较长时间的实践统计，认为 10% 的比例较为合理；在患者离院时按实退回多余药品，其中出院结药时退药量 = 在院期间实际领用药量 - 住院期间实际使用药量 - 配制过程中的浪费量（按实际使用药量的 10% 计算）。具体操作流程（见图 1）。

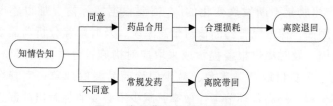

图 1　常用药品盘盈控制流程

采用"一日取整"和"告知合用"方法后，专科 1 医院药品盘盈现象大大改善，医院配套加强告知提醒与内部管理，减少离院漏用和错（失）误机率，盘盈药品大大减少，试行当年盘盈药品金额仅为上年同期的 10%。措施成效极为明显，已被当地药监部门、审计部门充分认可，并拟作为正面典型加以推广。

4. 讨论

4.1 多方协作，形成合力

药品盘盈是当前公立医院普遍存在的现象，需要政府、药企、医院、患者共同协作，促进完善。政府部门应积极出台相关引导政策，提供小剂量药剂的生产平台与促进机制；药品生产企业应积极回应市场需求，尝试开发小剂量药剂的供应；医院应进一步探索改进方案、加强内部流程精细管理、实施盘盈药品考核与监控，最大限度地降低不必要的药品盘盈、减少漏用与错（失）误、杜绝非法处置方式；患者应积极响应号召，配合有效措施的推进，提高用药的依从性。四方合力，共同推进该问题的缓解。

4.2　患者至上，掌握范围

在实施该项改革尝试时，应尊重患者的选择权，按需推行；在实施过程中，确实给医务人员尤其是护理、药剂人员带来较大的工作量，但从患者利益至上的角度出发，医务人员需细致敬业、不辞劳苦、回报社会；措施实施仅限于常规药品，对毒麻精药品仍需按原有规定进行管理。

4.3　积极探索，不断改进

"事物是不断发展变化的"，需要根据实际情况加以不断完善。例如，探索完善药品核对信息系统，及时跟踪分析药品多余的原因，及时提供报警提示或采取应对措施；合并各药房窗口，杜绝"多窗口取药"现象，减少门诊药品漏取现象；完善今日出院流程、提高各环节工作效率，减少不必要的临时出院漏退药现象；提高医务人员责任心，改善操作与监管流程，降低错（失）误率；进一步细致剖析造成药品盘盈的其他原因，从深层次挖掘改进与解决方案，降低药品盘盈率。

作者简介：李乐波，绍兴市妇幼保健院委派财务科长，教授级高级会计师

E - mail：lilebo@163.com

医保支付改革 开创多赢局面

医保支付改革对县级公立医院的影响分析

【摘要】目的：通过分析医保支付方式改革对县级公立医院的影响，探讨医院如何应对变化，推动内部运行机制改革。方法：主要通过财务数据分析、文献调查等方法，分析医保支付改革产生的影响及医院与医保管理部门双方管理格局上的变化。结果：县级公立医院通过实施医保支付改革，完善了医保控费机制，控制了不合理费用的增长，并推动医院开展运行机制改革，加强内部管理，促使医疗行为合理化，提升医院的运营绩效，促进医院持续健康发展。结论：医保支付方式改革对县级公立医院运行机制产生重大冲击与影响。通过理顺县级公立医院与医保管理部门相互间关系，发现并解决医院发展过程中遇到的问题，推进医院内部机制改革，促进相互间的协同发展，真正发挥改革成效，改革之路才能持久。

在推进医疗改革进程中，遂昌县作为浙江省第一批县级公立医院综合改革试点县，在全省率先实施了医保支付方式改革，将财政补偿通过医保基金的付费方式补给到医院。经过四年多的实践，政府补偿机制逐步形成，医保支付改革进展平稳，医院自我营利能力大为提升，服务效率明显提高，为医院健康、可持续发展奠定了基础。

1. 医保支付方式改革

2012 年 1 月，遂昌县公立医院实行以"药品零差价"和"医疗服务价格调整"为核心的综合改革之后，随即推行以"总额预算管理"为核心的医保付费方式改革。旨在通过医保付费方式改变，由政府向医院购买医疗服务，带动医院内部机制改革，提高医疗服务能力，增强医院核心竞争力。

2. 医院与医保管理部门的关系定位

在新形势下，医保管理部门的定位：一是参保者的代理人，为患者购买有价值的医疗服务；二是医保政策的制定者；三是医保基金的管理者。而医院的定位则处于医疗保障运行体系的核心，既是医疗服务提供主体，又是医保政策的实践者，并依赖医保基金生存与发展。作为医疗服务体系中的两大责任主体，两者密不可分，相辅相成。

3. 两大责任主体为减轻患者费用发挥积极作用

3.1 实施医保总额预算管理，控制不合理费用增长

医保"总额控制、超支分担"机制，对医院形成强劲约束力。医保管理部门负责核定医院年度总额费用、均次费用、人次人头比等考核指标，以控制医疗费用不合理增长。经统计，遂昌县城镇职工住院均次费用从 2013 ~ 2015 年平均下降 2.59%（见表 1）；城乡居民住院均次费用年均下降 0.94%（见表 2）。

表 1　　　　　　　　　　城镇职工住院医疗费用同期比较

年度	总费用（元）	人次（次）	人头（次）	人次人头比	均次费用（元）
2013	24161321	2208	1701	1.2981	10942.63
2014	23452778	2300	1751	1.3135	10196.86
2015	28540663	2749	2033	1.3522	10382.2
平均增长率%	8.69	11.58	9.32	2.06	-2.59

数据来源：2013—2015 年遂昌县社保局统计资料。

表 2　　　　　　　　　　城镇居民住院医疗费用同期比较

年度	总费用（元）	人次（次）	人头（次）	人次人头比	次均费用（元）
2013	85039017	12449	10399	1.19713	6830.99
2014	92976681	13891	11205	1.23971	6693.3
2015	102628893	15311	12593	1.21583	6702.95
平均增长率%	9.86	10.9	10.04	0.78	-0.94

数据来源：2013—2015 年遂昌县社保局统计资料。

3.2　医院与医保管理部门的对话、谈判机制形成

改革初期，医院与医保管理部门存在较大的利益分歧，对立态势明显。为解决这一问题，医保管理部门在年初预算、年终清算环节增加预算调整项。对医院全年医保政策执行情况进行全面客观分析，将合理因素产生的费用纳入医保控制总额，不合理费用由医院承担，以调整预算。双方间对话、谈判机制的形成，有利于合作共赢。

3.3　医院建立内部医保考核体系，有效落实医保政策

为顺应改革需要，医院建立严密的医保考核体系：医疗质量考核指标体系、医师服务行为规范考核体系、医疗费用考核指标体系、患者满意度考核体系等。科室又将医保考核指标分解到每个医生，考核结果每月与绩效挂钩。通过层层考核，医保管理政策在医院得到有效落实。

3.4 信息化建设促进医疗质量、医保报销率的提高

加快医院信息化建设，有利于实现医保费用实时结报、医疗质量实时监控，实时通报违规行为，促进医疗质量的提升。医院通过规范医生的行为，增加医保用药比率，减少自费药品与项目的使用，使参保人员住院费用报销率不断提高（见表3）。随着医保管理部门参与新一轮药品招标议价、药品目录制定，药品售价大幅下降，患者自费比重将进一步降低。

表3　　　　　　　　参保人员住院报销率同期比较　　　　　　　单位：%

年份	城镇职工报销率	城乡居民报销率	综合报销率
2013 年	67.21	63.93	64.91
2014 年	68.15	64.11	65.28
2015 年	70.89	64.93	65.36

数据来源：2013—2015 年遂昌县社保局统计资料。

4. 医院运行情况得以较大改善

4.1 运行效率明显提升

4.1.1　推进公立医院加强质量管理、制度建设与标准化建设，以实行岗位责任制、流程改造、信息化建设、成本控制等为抓手，通过提高管理效能来降低运营成本，提升自主经营能力。

4.1.2　医保"总额控制"管理模式，倒逼医院转换经营思路，以量换价。与2012 年改革前相比，医院运行效率与劳动效率大幅提升（见表4）。

4.1.3　注重"精细化管理"，培养全员成本控制意识。引导科室控制可控成本；通过药品二次议价、材料零库存管理等降低采购成本；加强药品、耗材的使用监管；控制不必要的日常运营费用支出，提高设备利用率，缩短平均住院日，有效利用医疗资源。

表 4　　　　　　　　每职工劳动效率同期比较

年份	每职工医疗收入（万元）	每职工门急诊人次（人次）	每职工住院人次（人次）
2012 年	29.18	823	18.2
2013 年	33	820	24.7
2014 年	34.29	890	27.9
2015 年	36	872	29

数据来源：2012—2015 年遂昌县卫生计生财务年报资料。

4.2　服务能力与品牌竞争力不断提高

4.2.1　以开展"精品科室建设"为主题，强化学科管理，培育精品专科，突出专科特色，达到服务能力、服务品质和效率的提升。

4.2.2　借力发展与自身发展并重，提高技术能力和社会影响力。借助浙江省卫计委"双下沉，双提升"的卫生发展改革思路，省级医院在急诊救治、专科专病诊疗等方面给予县级医院技术指导，让当地患者在家门口享受到省级医院专家的医疗服务；县级医院的医生经过传、帮、带，业务能力显著提升，医院借力得到发展。

4.3　诊疗、扣款更加合理

4.3.1　医保管理的规范化和制度化，促使医生合理诊疗；医院遵循"总量控制、剔除违规、按月结付、超支分担、节余共享"的原则，定期召开医保工作联席会议，建立快速的决策和反馈机制。

4.3.2　医保管理执行结果纳入科室考核，减少违规风险扣款。2012 年医保剔除率占医疗收入的 0.076%，而 2015 年下降为 0.018%。

4.4　医务人员积极性得以调动

4.4.1　完善了以公益性为导向，以服务数量、服务质量、成本控制和群众满意度为核心的绩效考核制度，将医务人员工作数量、质量的提高、成本控制与绩效挂钩，改善医务人员收入待遇，充分调动医务人员的积极性。

4.4.2 医改实行药品零差价销售，同时上调治疗费、手术费、护理费、挂号诊察费、病理费等服务项目价格，政策导向鼓励医务人员开展技术劳务性服务项目。2015年县级公立医院纯医疗服务收入占医疗收入的19.68%，较2012年提高了1.87个百分点。

5 财政补偿机制初步建立，医疗收入结构实现成功转型

5.1 补偿机制转变

县级公立医院实行综合改革，医院的补偿机制转变为医疗收入补偿、政府补偿两大部分，医院坚持公益性，去除逐利性得到体现。

5.2 收入结构优化

医疗业务收入结构不断优化，2015年药品收入占医疗收入比重为38.24%（见表5）。

表5　　　　　　　　　　医疗收入结构变动同期比较

项目	2013年	2014年	2015年
药品收入占医疗收入比重%	42.83	40.93	38.24
医疗服务收入占医疗收入比重%	57.17	59.07	61.76

数据来源：2013—2015年遂昌县卫生计生财务年报资料。

实践证明，只有医院与医保管理部门的管理目标走向融合，双方平等协作，相互共赢，医保支付改革才能持续、长久，这场由政府主导的医疗改革才真正地走上成功之路。

作者简介：张全军，遂昌县中医院财务科长，高级会计师
E－mail：sc. zqj@163. com

新医改形势下浙江省中药
饮片加成政策分析

【摘要】目的：分析中药饮片加成政策对浙江省公立中医医院（简称：中医医院，下同）的影响。方法：访谈、问卷调查及文献检索等方法。结果：中药饮片加成收入是中医医院收入的重要组成部分，若中药饮片加成政策调整或实行零差率将对中医医院产生重大影响。结论：充分发挥中医药特色，规范合理使用中药饮片，保留或适当调整中药饮片加成政策，同时，财政加大专项补助等相应配套措施。

1. 药品加成相关政策概况

我国在 1954 年出台了"医院药品价格加成政策"（即县及县以上的医疗机构销售药品时，以实际购进价格为基础，顺加、作价不可能超过 15% 的加价率，在加价率的基础上所得的加成收入为药品加成）。即药品加成收入是指医院药品收入与进价（会计核算上的药品费）之间的差额。计算公式为：药品加成收入＝药品收入－药品费＝药品费×药品加成率。国家发改委在 1996 年颁布的《药品价格管理暂行办法》中规定："对药品流通环节价格实行差率控制，并区别药品的不同情况实行差别差率"。新医改前，药品加成收入是医院补偿的重要来源，2009 年《中共中央国务院关于深化医药卫生体制改革的意见》明确提出逐步改革或取消药品加成政策。

2. 浙江省中药饮片加成和使用情况

2.1 保留加成政策有利于中药饮片的使用

浙江省公立医院综合改革按照"总量控制、结构调整"的原则，实行药品零差率。为促进中医药事业的发展，更好地发挥祖国医学特色，鼓励中医中药的使用，在公立医院改革方案中，中药饮片未列入药品零差率范畴，对中药饮片价格仍沿袭原有定价方式，并将中药饮片加成收入作为医改方案测算时对中医医院补偿的重要部分，保留中药饮片加成，为中药饮片的应用提供了保障，对中医特色发挥起到了积极的推动作用。近年来，浙江省中药饮片使用量不断增大，医院的中草药（即中药饮）收入大幅度增长，医改后中医医院中草药收入涨幅更为明显（见表1）。

表1   中草药收入情况   单位：亿元

年份	2012 年	2013 年	2014 年	2015 年
全省医院	28.68	32.87	38.23	39.99
其中：中医医院	18.07	20.90	23.67	25.17
中医医院占比%	63.01%	63.58%	61.92%	62.94%

注：数据来源于浙江省卫生财务资料简编。

2.2 中药饮片收入快速增长且占比提高

近几年来，浙江省公立中医医院药品收入逐年增长，医改后西药和中成药实行零差率，按进价销售，药品收入涨幅有所下降，而中草药（即中药饮）收入快速增长，涨幅大于药品收入和医疗收入的增长比例，中草药收入占药品收入和医疗收入的比重逐年上升（见表2）。

2.3 中药饮片加成收入是医院补偿收入的重要组成部分

中药饮片成本低，近年浙江省绝大多数中医医院的中药饮片加成率大于100%。根据浙江省卫生财务简编资料显示：2015年医院中草药收入39.99亿元，进价即中草药费19.76亿元，中

表 2 　　　　　　　　药品和中草药收入增长情况 　　　　　单位：亿元

年份	2015 年		2014 年		2013 年		2012 年		2011 年
项目	金额	增长幅度	金额	增长幅度	金额	增长幅度	金额	增长幅度	金额
总收入	229.62	5.13%	218.42	13.85%	191.86	12.69%	170.26	20.89%	140.84
医疗收入	202.51	1.04%	200.43	13.02%	177.34	11.58%	158.93	21.61%	130.69
药品收入	100.13	-0.69%	100.83	6.34%	94.82	5.12%	90.2	17.70%	76.64
中草药收入	25.77	5.40%	24.45	16.81%	20.93	12.46%	18.62	26.31%	14.74

注：数据来源于《浙江省中医医院医疗服务信息监测资料汇编》。

草药进销差价达 20.23 亿元，其中，中医医院的进价更低，进销差价更多，较好地补偿了中医医院的运营成本（见表 3）。新医改后因西药、中成药实行零差率，中草药进销差价即中药饮片加成收入是中医医院补偿收入的重要组成部分。

表 3 　　　　　　　中草药收入、中草药费、进价差价情况

年份	2012 年		2013 年		2014 年		2015 年	
项目	全省医院	其中：中医医院	全省医院	其中：中医医院	全省医院	其中：中医医院	全省医院	其中：中医医院
中草药收入（亿元）	28.68	18.07	32.87	20.90	38.23	23.67	39.99	25.17
中草药费（亿元）	14.55	8.76	16.77	10.49	19.14	11.57	19.76	12.06
进价差价（亿元）	14.12	9.31	16.10	10.41	19.09	12.10	20.23	13.11
差价率（%）	49.25	51.53	48.98	49.81	49.94	51.13	50.59	52.09
加成率（%）	97.03	106.32	96.00	99.24	99.76	104.61	102.38	108.71
成本占收入（%）	50.75	48.47	51.02	50.19	50.06	48.87	49.41	47.91

注：数据来源于浙江省卫生财务资料简编。

3. 中药饮片加成政策对中医医院的影响

中药饮片是中医药的特色和品牌，中药饮片大多数在中医医

院使用（见表 1），且使用量大，占收入的比重越来越大；而中药饮片占综合性医院收入的比重较低，甚至可以忽略不计，加成政策对综合性医院收入影响不大，所以，中药饮片的加成政策对中医医院的影响相对明显。为此，本文主要分析中药饮片加成政策对中医医院的影响。

3.1 药品加成对中医医院经济运营的影响

2015 年度浙江省中医医院中药饮片的加成收入约为 13.11 亿元，而中医医院业务收支结余 -4.8 亿元，药品加成收入弥补医疗收支的亏损，表明中医医院的正常运营更依赖于中药饮片的加成收入。取消药品加成将会对中医医院的正常运营带来许多问题，如果政府没有相应解救措施，中医院势必陷入极大的困难和困境。

3.2 "看病贵"问题矛头指向药品加成

近年来，国家大力鼓励发展中医药事业，中药饮片作为医院药品收支结余的增长点，各级中医院大力提倡使用中药饮片。部分医院将中草药收入与医务人员的绩效工资挂钩，医务人员"乱开药、多开药、开贵药"等不合理用药现象时有发生，使得病人的负担增加，中医药"简、便、验、廉"的特色得不到体现。群众反响强烈，认为药价虚高，看病太贵原因在于医生，在于医院，所以问题矛头指向了医院所得的加成收入，不少人大代表、政协委员提出降低或取消中药饮片的加成，实行零差率。

3.3 降低或取消中药饮片加成影响中医医院发展

3.3.1 中医医院经费缺口大

新医改方案中明确提出将大幅度降低并最终取消药品加成。浙江省物价局起草了《关于加强中药饮片价格管理的指导意见》，中药饮片将采取顺价 30%—35% 的定价方式。如果按这种方式定价，中药饮片使用量大的中医医院将减少大部分的药品加成收入，医院的这部分缺口若无弥补政策，将对中医医院的正常运行带来巨大冲击。中药饮片与西药、中成药相比，具有易损耗、调剂成本高等特点，如果取消了饮片的加成，对浙江省卫生经济影响面或许不大，但对中医的发展是极为不利的。特别是对财政补偿不足的县级中医医院，影响很大。

3.3.2　影响中医医院提供中医药特色服务的积极性

中药饮片的使用是评价中医院中医特色的重要标准，需要临床全面的辨证论治。辨证论治的过程就是中医看病的全部过程，需要耗费相当大的精力和时间，中药饮片加成减少必然会影响医生提供中医药服务的积极性，造成医院和医生不愿使用中药饮片，很容易使临床中医弃中从西，寻求西医的各种检查设备和治疗手段，进一步边缘化中医药特色，间接影响中医药理论的发展和实践经验的积累。

3.3.3　单纯降低或取消药品加成不能降低患者医疗费用

降低或取消药品加成后，如果没有相应的补偿机制或措施，为了医院的运营发展，取而代之的很可能是以检查补医、以手术补医、以耗材补医等新问题，这些都是需要老百姓买单的。而且，取消药品加成后，如果财政不增加投入，目前各地的办法就是提高医疗服务的收费标准，来弥补取消药品加成的损失，对于患者医疗费用而言，前后都一样。

4. 建议

4.1　保留或适当调整中药饮片加成政策

中医药最体现特色优势的就是中药饮片的使用。中药饮片的特殊性，饮片在生产、运输、储存和调剂的过程中，出现的损耗和霉变等情况，这些都是不可避免的，都需要考虑。因此，中药饮片的加成并非旨在营利，而是补偿在生产、运输、储存和调剂过程中因损耗和霉变等因素造成的损失。目前，完全取消中药饮片加成的时机尚未成熟，在推进医改时，为扶持中医药事业的发展，应考虑各地财政状况的不同，从保护中医药事业发展的角度给予综合考虑布局，循序渐进。因此建议保留中药饮片的加成，待出台物价、医保、财政等相关配套政策后，再逐步减少加成，在财政和各种补偿机制到位后再考虑全面执行中药饮片零差率。

4.2 完善中医药价格形成机制

理顺价格体系，逐步减少中药饮片加成的同时，使中医医务人员的技术劳务价值得到认可。在适当降低并逐渐取消中药饮片加成时，考虑中药饮片在实际使用管理中存在容易损耗、调配繁杂、耗费时间长以及保管成本高的实际情况，建议在成本核算的基础上适当调整中医医疗服务项目价格，增设中药饮片药事服务费或按照医务人员职称合理确定辨证论治费等中医服务项目，以弥补药事服务成本，促进中医临床药学发展和合理用药，维持中医医院的正常运营。

4.3 鼓励规范合理使用中药饮片

规范使用中药饮片，保障群众的权益，必须坚决遏制滥用、乱用中药饮片现象的发生。建议社保部门制定政策时应对中医医院、中医药疗法采取倾斜措施，如扩大中医药诊疗服务项目的报销范围，将门诊煎药费、辨证论治费和处方调剂费、中药配方颗粒和中药药事服务费、中药院内制剂等纳入医疗保险目录，适度提高中医药医保报销支付比例、降低中医药起付线、放宽中医治疗项目限制，鼓励患者选择中成药、中药饮片和医院特色制剂等，积极推进中医治未病工作，以减轻病人医疗负担，改善民众亚健康状态，弘扬祖国医药，促进中医药发展。

4.4 加大财政补助

新医改实施后，中医医院限于技术水平和服务能力，仅仅依靠医疗服务价格的提升尚不足以补偿取消药品加成的缺口。既要保证医院的收支平衡，又要确保医院的生存和发展，政府必须解决政策性亏损问题，调整完善财政补助机制，促进医院的运营发展，保证医务人员获得合理收入。政府财政补偿是解决中医医院减少药品加成后损失的最主要的办法和途径。

4.5 加强综合管理调整医院经营策略

综合医改后，医院医疗收入结构改变，必须全面深化内部改革，调整经营策略，强化自身的运营管理，建立内部管理新机制，医院和医务人员应更加主动利用中医非药物治疗手段，努力扩大"收费低，疗效好"的中医药特色服务项目等；加强医药费用总量、药品比例、中药处方均贴费用等重点指标的控制，加强成本核算，注重开源节流，通过精细化管理控制成本提高效率和效益，保证医院可持续健康发展。

作者简介：孙亚玲，绍兴市中医院委派财务科长，高级会计师

E‐mail：zjsunyaling@163.com

中药饮片量价双控政策实施情况分析

【摘要】目的：作者分析近 5 年浙江省中药饮片量价双控政策实施情况。方法：通过访谈、问卷调查及文献检索查阅等方法。结果：执行量价双控政策有效遏制了中药饮片滥用现象，降低了群众的医药负担。但存在中药涨价、中医辨证施治等实际问题。结论：应适时调整中药饮片量价双控政策，满足群众健康需求，促进中医药事业健康发展。

1. 中药饮片量价双控政策

1.1 政策背景

随着现代社会经济的快速发展，老百姓生活水平的提高，人们越来越注重身体健康，特别是我国已进入老龄化社会，中医作为国之瑰宝，在治疗疑难杂症、慢性病、保健等方面疗效显著，且中药饮片有"简、便、验、廉"特点，深受广大群众的青睐. 从表 1 数据看，近 5 年中药饮片的使用量不断增大，医院的中药饮片收入大幅度增长。

表 1　　　　　　浙江省医院中药饮片收入情况　　　　单位：亿元

年　份	2010 年	2011 年	2012 年	2013 年	2014 年	2015 年
全省医院	23.39	26.70	28.68	32.87	38.23	39.99
其中：中医医院	10.62	14.74	18.07	20.9	23.67	25.17
中医院占比%	45.40	55.20	63.01	63.58	61.92	62.94

注：数据来源于浙江省卫生财务资料简编。

近年来，在多种因素影响下中药饮片价格涨幅明显。中药饮片成本低、利润高，各级医院大力提倡使用中药饮片，民营的中医门诊部、诊所、堂馆及药店直接将中药饮片收入与医务人员的绩效工资挂钩，由此产生部分医务人员违反中医药辨证施治原则，乱开药、多开药、开贵药，误导病患，违法逐利现象突出。过度用药不仅增加病人和医保的不合理负担，浪费了药材资源，还损害群众身体健康，同时，也严重破坏中医药事业的健康发展，群众反响强烈，要求政府加强中药饮片价格监管的呼声日见增多，中药饮片管理成为政府和社会各界关注的热点问题。

1.2　政策的主要内容

为合理使用中药饮片，破除过度医疗，防止中药材资源浪费和中药饮片费用不合理增长，切实保障患者权益和用药安全，以控制大处方为重点，2012 年 9 月，浙江省卫生厅、浙江省人力资源和社会保障厅出台了《关于加强中药饮片使用管理的通知》（浙卫发〔2012〕226 号），规范中药饮片处方用药原则，要求"每张中药饮片处方原则控制在 20 味以内，并严格掌握贵稀药材的使用指征；对各类恶性肿瘤等医保规定病种的治疗方剂可适当放宽到 25 味"。控制中药饮片费用，"三级医院中药饮片处方帖均费用不超过 40 元，二级医院及其他所有医疗机构帖均费用不超过 30 元，原则上每帖费用不超过 50 元"，并规定贴均费用适当参考中药材价格波动因素，适时调整，即：以医保支付为控制手段对中药饮片实行限"味"、限"价"双控管理（即控制每帖处方味数及费用）。

2. 量价双控政策实施情况分析

2.1　成效

文件出台后，在浙江省政府和有关部门的支持配合下，通过医院自查自纠、部门联合整治和对违法者从严惩治等措施，量价双控工作得到切实贯彻落实，在中药材总体涨价的背景下，全省医院中药饮片帖均费用和味数均下降，一些社会办的中医门诊部、诊所、堂馆下降更为明显。政策、监管、重罚等多管齐下，中药饮片滥用现象得到有效遏制。浙江省卫生计生委《2015年浙江省中医药工作报告》中提到：在中药饮片价格持续上涨的情况下，全省各级医疗机构中药处方饮片帖均味数和费用均呈下降趋势，尤其是三级医院，如省中山医院、浙医一院、浙医二院、浙江医院、省肿瘤医院、省立同德医院下降幅度均超过10%。公立医院中药饮片每帖费用平均在30元左右，杭州市主城区民营中医诊所每帖费用从100元左右下降到了45元左右，有效控制了医药费用不合理增长，降低了群众的医疗负担。

2.2 存在问题

中药饮片量价双控政策在取得初步成效的同时，在实际执行中仍存在一些问题。

2.2.1 医院的"对策"

2.2.1.1 简单执行政策。个别医院的医生为了达到规定要求，在执行量价双控政策时采取"一刀切"的做法，不管患者的病情、病种，所开的中药饮片处方一律限味限价。而实际上，患者病情不同，中药处方是不同的，中药的合理使用情况是决定临床治疗疗效以及是否会出现药物反应的一大要点。为此，有患者担忧，限制了用药品种后，药价虽便宜了，但会影响治疗效果。

2.2.1.2 处方分解。部分医生采用人为开小处方，或将原本一张处方拆解为二张及以上等方法，拉低均帖费用和味均数；将名贵的膏滋方拆解为可纳入医保报销的行为，损害了其他医保病人的利益。也有的医院变相转嫁负担，让参保人员自费负担变高，大量使用一些贵稀药材。有患者质疑，表面上看是划算了，然而，本来一张药方现在却要分开着来配，这样是"表面划算，实际吃亏"。

2.2.1.3 特殊病种"特殊化"。由于各种恶性肿瘤、糖尿病、精神分裂症、肾功能衰竭等医保规定特殊病种的治疗方剂可适当放宽，不限制在 50 元以内，即中药处方限额与医保报销考核没有关系。若存在开方提成，特殊病种"特殊化"开方成为一些趋利医院、医生拿来当作继续开具"大处方"的借口，中药饮片量价双控规定成为"摆设"。经调研，量价双控实施后，每帖中药超过 25 味、7 帖药上千元的情况仍然存在。

2.2.2 各家医院实施结果不一

根据浙江省中医医院医疗服务信息监测资料汇编数据统计，不同级别的医院中药饮片帖均费用不一（见表 2）。2015 年浙江省 94 家公立中医院中，三级医院中药饮片处方帖均费用不超过 40 元，二级医院及其他所有医院帖均费用略超 30 元。全省帖均费用超 50 元的有 4 家，40—50 元之间的 21 家，30 元以下的 35 家医院。

表 2	中药饮片帖均费用	元/帖
时间	2014 年	2015 年
按等级分		
三级医院（35 家）	34.61	33.78
二级及以下医院（59 家）	31.82	33.09
按区域分		
省级医院（4 家）	43.27	39.00
市级医院（13 家）	33.95	34.18
其他（77 家）	31.35	31.79

2.2.3 中药饮片价格上涨

2.2.3.1 中药饮片实行市场调节价。中药饮片的价格与药品采购有关。由于中药饮片的特殊性，多数医院对中药饮片采取自行采购和内部招标采购方式。浙江省各地区中药饮片实行市场调节价，没有最高限价，如杭州市的中药饮片价格主要由杭州市价格协会和华东医药股份有限公司发布中药饮片零售价格；绍兴市的中药饮片价格主要由绍兴市价格协会和绍兴市医药行业协会联合公布，由浙江震元股份有限公司主编发布价格，各中药饮片零售单位参照发布价格执行。目前各地市列入基本药物、处方药、医保报销的中药饮片不同，执行的价格管理政策也不相同。

2.2.3.2 中药总体涨价。中药材属于农副产品，在生产、经营、销售中涉及农业、林业、食品药品监督管理、卫生计生（中医药管理局）等部门，其产量和价格受到产地、气候、环境等多种因素的影响，又特别讲究道地药材，按质论价、优质优价。中药材需要经过加工、炮制才能应用到临床，该过程的损耗率较高，一般都在 10% 以上。运输成本、仓储成本、人力成本等也比中成药、西药高得多。因此，浙江省中药材价格历来实行市场调节、随行就市，近几年中药饮片价格波动较大，总体呈较快上涨态势。据统计，绍兴市某中医院 2012 年到 2015 年，共有408 个品种中药饮片调价 698 次，调高价格 397 品种（涉及所有常用品种），平均年涨幅 37.18%，其中阿胶、紫金皮等多个品种的涨幅达 3 倍以上，明显高于三年来农副产品的平均涨幅和居民收入涨幅；调低价格 31 品种（大部分是不常用品种），平均降幅 23.66%；综合调价的中药饮片价格加权平均每年涨幅32.86%，且价格继续延续上涨趋势。

3. 讨论

2012 年出台政策时的中药饮片限价标准是合理的，但在当前全面实施综合医改及中药饮片价格持续上涨的情况下，对处方实行价格限制到底有没有必要及限价标准是否合理等问题引人思考。2012 年浙江省只有部分县级公立医院实施了医改，而 2014年 4 月 1 日起浙江省所有公立医院均实施了综合医改，诊查费翻倍提高，且中药饮片成本大幅度上涨，原来的价格标准就显得不合理了。中药饮片处方是在中医药理论的指导下，按照"以法统方"的遣药组方原则和"君臣佐使"的组方基本结构，由医生根据病情辨证施治后开具，要求组方严谨，配伍、剂量精确。实际诊治中，恶性肿瘤、糖尿病、中医妇科等病种治疗方剂的中药味数需超过 25 味以上，相应帖均费用也超过 50 元，若限制了用药品种和价格，一定程度上会影响治疗效果。

随着中药材价格持续升高，政府相关部门需认真测算，适时调整饮片帖均费用，以鼓励中医中药的合理使用，保证中药质量、患者用药安全，促进中医药发展，更好发挥祖国医学特色。同时，政府还应当采取相关配套措施进行管理。具体建议如下。

3.1　加强监管，稳定药价

规范中药饮片监管，首先要保证中药饮片的质量及供给数量的稳定，从而不因供求不相等而大幅度升高或降低价格；同时，为从源头上控制中药饮片的价格虚高问题，政府应该加强中药饮片价格监管，保持中药饮片价格基本稳定，可参照上海、江苏等地把常用中药饮片纳入到政府最高零售限价管理，明确中药饮片的定价范围和权限，规范中药饮片定价方式，促进科学合理定价。

3.2　加强中药饮片质量管理

中药饮片质量对中医临床疗效的影响甚大，直接关系到消费者的生命健康。医院要严格按照《医院中药饮片管理规范》等文件要求，切实加强中药饮片采购、验收、保管、调配、临方炮制、煎煮等全过程质量管理，保证中药饮片质量。加强中药饮片调配管理，确保中药饮片使用的质量和安全。药品监督管理等政府部门应提升对中药饮片有效监管力度，以促进中药饮片质量的提高，保证中医临床疗效。

3.3　加强中药饮片处方管理，强化合理用药

各级各类医院，特别是公立中医院和社会办中医医院医务人员应高度重视中药饮片处方质量，不断提高中药饮片应用能力，使处方管理的政策和措施落到实处，进一步强化中医辨证施治，

合理使用中药饮片。

3.4 建立科学合理的医保支付机制

当年量价双控政策出台的一个重要原因就是为了确保医保基金合理使用，防止陷入"福利陷阱"。随着医改的推进，全民医保体系的建立健全，医保人群占医院服务对象的比例越来越高，医保资金成为医疗服务的主要补偿来源。政府应按照深化医改的要求，积极推进总额预付、按病种付费、按床日付费、按人头付费、按服务单元付费等混合医保支付制度改革，以及医保奖罚机制建设等，形成综合、长效控费机制，规范医生的医疗服务行为，控制医药费用不合理上涨，确保医保基金合理使用。

3.5 建立以公益性为核心的绩效考核体系

加强医药费用总量、门诊和住院均次费用、药品收入占比、中药处方均帖费用、基药使用比例等重点指标的监控，建立以公益性为核心的医院绩效考核制度，把财政投入与绩效考核指标、医务人员的绩效工资额度、院长激励约束挂钩，引导积极并约束医院提供成本低效果好的医疗服务，引导医生主动控费，合理规范开方用药，充分发挥中医药特色优势，以满足人民群众对中医药服务的需求，促进中医药事业健康持续发展。

作者简介：孙亚玲，绍兴市中医医院委派财务科长，高级会计师

E－mail：zjsyl163@163.com

医保总额预算控制对医院经济运行的
影响分析及管理对策

【摘要】目的：了解医保总额预算控制下的按服务单元浮动付费方式对医院经济运行的影响，并探讨采取的管理对策。方法：通过对政策的解读，采用与单纯按定额浮动结算政策进行比较的方法，了解新政策的特点。结果：通过总额预算控制能有效抑制医疗费用过快增长的趋势，引入人次人头比指标，有效控制医院分解就医人次的行为。结论：医院可通过加大费用控制力度，以开展医疗新项目来吸引病人就医，优化医疗收费结构，实现医疗业务稳步增长。

随着我国逐步进入老龄社会，人民群众就医需求在很长时间里都将保持较高速度的增长。以浙江省为例，2012～2015年卫生总费用年均增长 11.08%，与此相对应，医疗保险筹资水平的增长是同 GDP 的增长相适应的，有起有落。但是医疗保险的待遇水平是呈刚性上涨的，同时由于现行医疗保险制度规定退休人员不缴纳医疗保险费，根据中国卫生经济杂志统计，退休人员人均医疗费用支出达到在职人员的 6 倍左右。这一系列因素，都将导致医疗保险基金的支付压力不断上升。而医疗保险基金被视为老百姓的"保命钱"，对医保基金支付监管的重要性不言而喻，医保基金支付监管的重中之重是要加大医保支付方式的改革。

宁波市于 2012 年 5 月 1 日起推出以总额预算控制下的按服务单元浮动付费为主、按服务项目付费、按单病种付费相结合的混合结算办法。旨在通过对医院支付方式的改革来抑制医疗费用的过快增长，保障医疗保险基金持续健康的支付能力。本文通过对总额预算控制政策的解读，分析政策对医院可能造成的影响并探讨可采取的应对措施。

1. 总额预算控制结算政策解读

1.1 总额预算控制结算制的出台背景

宁波市 2005 年起推行以按服务单元浮动付费为主的结算政策，该政策在宁波市医疗保险费用控制工作中发挥了重要作用。但随着时间推移，也暴露出一些不足：一是按服务单元浮动付费方法，通过制定服务单元定额，控制了就诊的每人次费用，但未控制就诊人次，从而未能有效控制医疗费用总额。二是原结算办法视定点医院控制医疗费用情况给予奖励和分担费用的力度均不够，对于医疗费用控制的引导作用较低。为完善管理制度，控制医疗费用不合理增长，保障合理费用支付，增强医保激励约束作用，宁波市又出台了总额预算控制结算制政策。

1.2 总额预算控制结算制的主要内容

总额预算控制下的按服务单元浮动付费，是指医保中心在每年年初核定每家定点医院服务单元费用、人次人头比、有效服务人头数这三个指标的基础上，计算每家定点医院的医疗费用预算总额，年末根据有效服务量变化核定统算总额，并按"结余分享，超支分担"的浮动原则进行年度结算。

年度有效服务量 = 服务人头数 × 人次人头比

服务人头数 = 在门诊、住院就医的参保人员数

人次人头比指标，是指由医保中心核定的每家定点医院上一年度就医的参保人次数与服务人头数的比例。

服务单元定额，是指由医保中心核定的每家定点医院上一年度的每人次费用。

年初医保预算总额与年末调整后的统算总额之间的差额，按

结余分享、超支分担原则进行统算。见表1。

表1

现行办法（定额控制）		新结算办法（总量控制）	
定额90%以内	按实结算。	总额 100%以内	按实结算，总额不足部分，再按人次人头比执行情况给予分享（60%，50%，40%）
定额 90%～100%	按实结算，再结算不足定额部分的30%。		实际人次人头比低于年初核定指标的	按50%给予补助。
定额 100%～110%	先按定额结算，再支付超定额部分的70%。	总额 100%～120%	超过核定指标10%以内	按40%给予补助。
定额110%以上	门诊不支付，住院同上。		超过核定指标10%以上	按30%给予补助。
定额120%以上	对以上部分不支付。		统算总额120%以上部分	对以上部分不予补助。

2. 新结算办法对医院的影响

2.1　业务量增长将受到制约

原来的按定额结算方式，仅控制定额水平，未控制就医人次，故未能有效控制医疗费用总额的增长。

宁波市某综合性三级甲等医院2012～2015年数据显示（见图1）。

4年来门诊定额平均增长1.44%，住院定额平均增长2.09%。

4年来门诊人次平均增长4.25%，住院人次平均增长16.9%。

4年来医保业务总量平均增长24.3%。

从以上数据可以看出，医疗业务总量的增长主要依靠就医人次的增长。而实行总额预算控制结算制后，年度有效服务量的增

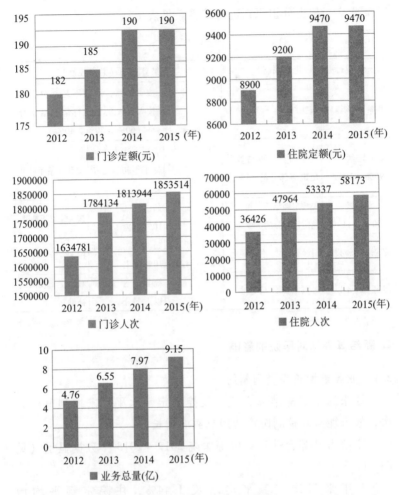

图 1 2012～2015 年数据

长主要依靠就医人头数的增长。分析该医院近 4 年来的历史数据显示，就医人头数的增长要明显低于就医人次的增长。可见未来医院业务总量的增长将受到明显制约。

2.2 有效杜绝分解就医人次的行为

在原先的定额结算模式下，医院为了降低每人次费用，或多或少存在分解就医人次的行为。而总额预算控制结算制中的人次人头比指标一旦确定后，有效服务量的增长完全依靠就医人头数的增长，分解人次不会增加就医人头数，这样就可以有效杜绝分解就医人次的行为。

2.3 医疗费用控制不力将导致大幅度亏损

从总额预算控制结算制的超支分担比例来看，假如医疗费用超过总额 100%～120%，超支部分按 50%～30% 结余补助。以该医院一年 4 亿元的医疗收入总量估算，假如超支 10% 为 4000 万元。超支部分按 40% 补助，医院还要承担 60% 的损失，即 2400 万元。在当前医院年收支结余普遍很低的情况下，2400 万元的超额分担款是很多医院难以承受的。

2.4 医患纠纷将有所增加

中国的医疗保险制度虽还需要不断完善，但参保病人无限的医疗需求和医疗保险有限的支付能力仍成为目前不可化解的矛盾。医保中心给定点医院制定医疗费用控制指标，医院必然会对病人的检查、治疗和用药严加限制，到年底甚至会出现推诿医保病人的现象，容易引起医疗纠纷。

3. 管理对策

3.1 转变观念，研究、了解、接受新支付政策

全民医保是大势所趋，"保基本"是医疗保险制度的基本原则。保障医疗保险基金持续、健康的支付能力，利国利民。医务人员要转变观念，主动了解、接受新医保支付政策的调整，积极配合、支持职能部门采取相应的管理措施。

3.2 加大医疗费用控制力度，向管理要效益

总额预算控制结算制的"结余分享，超支分担"原则，促使医院必须做好医疗费用控制工作，而结余分享政策可以激励医保管理部门控制医疗费用的积极性。假如仍按一年 4 亿元的医疗收入总量估计，按 40% 结余分享有 800 万元，〔（4 亿 × 5% ×

40%＝800（万元）〕相当于中等规模医院一年的收支结余。因此，医院应建立控费激励机制，鼓励医务人员参与费用管控工作。

3.3　提高医疗技术水平，吸引人头就医

总额预算控制结算制中医疗业务总量的增长，主要依靠有效服务量的增长，而有效服务量的增长要靠就医人头数的增长。因此，提高医疗技术水平，积极开拓新业务，吸引参保人员就医，是保障医疗业务总量稳定增长的主要途径。

3.4　采取有效措施避免分解就医人次

人次人头比指标是考核医保业务管理的重要指标，直接决定了"结余分享，超支分担"的比例。医院应严格执行医保就医政策，避免人为因素造成参保人员重复就医，有效控制分解就医人次的行为。

3.5　优化医疗费用结构，减少总量占比高且结余率低的费用

总额预算控制结算政策实行后，医院以往每年10%以上的业务总量增长已经难以实现，且代价高昂。因此，医院应进一步优化医疗费用结构，逐步减少总量占比高且结余率低的费用，成为整体提升医疗收支结余率的关键。可采取的管理措施有：

3.5.1　一次性卫生材料费总额高，加成率低，应提倡使用优质价低的产品，并逐步减少对一次性卫生材料的依赖性，使其在总量中的占比逐步下降。

3.5.2　药品费用一直以来在医疗费用总额占比最高，随着医改进一步推进，药品已实行零差率销售，合理用药，控制药品收入占医疗收入的比例是医院努力的方向。

3.5.3　增加手术及治疗类结余率高的医疗服务项目收费。

3.5.4　推进全成本核算，降低不必要消耗，杜绝浪费，提升结余空间。

目前，总量控制已成为国内普遍采用的医疗保险支付方式。宁波市推行的总额预算控制下的按服务单元浮动付费方式科学合

理，既能有效控制医疗费用支出的过快增长，又兼顾定点医院业务拓展需要，值得兄弟城市借鉴。而医院更应抓住机遇，努力提高医疗保险费用管理水平，切实保障参保人员合理就医需求。努力在医院、医保管理机构、病人三者关系中找到最佳平衡，更好地服务百姓，是医院前进的方向。

作者：周琦荟、刘海容、葛惠雄、陈英

第一作者简介：周琦荟，宁波市第一医院财务科，会计师

E‐mail：yxpzqh@163.com

医疗保险按病种付费结算方式改革
对医院的影响分析

【摘要】目的：为了适应医疗保险按病种付费结算方式的改革，通过对按病种付费的40个单病种中手术量较大的部分病种的医疗费用与病种付费定额标准的比较，了解单病种医疗费用的影响因素，并提出合理的控费措施。方法：对2015年出院病人中符合单病种疾病诊断名称和主手术操作名称的数据进行统计，从平均住院日、费用构成情况进行分析。结果：从平均住院日、费用构成情况分析中得出药品费用、麻醉费用、一次性医用材料、平均住院日水平是影响单病种费用的主要因素。结论：加强合理用药监管，缩短手术时间，降低平均住院日，规范医用材料的使用以及建立科室单病种费用控制激励机制是控制单病种医疗费用的合理有效措施。

为进一步完善医疗保险付费办法，有效控制医疗费用不合理增长，扩大按病种付费的病种数和住院患者按病种付费的覆盖面，宁波市医疗保障中心从2015年5月开始首批试点40个病种，采用以单个病种治疗为核算单位，按病种付费进行结算。付费定额标准按2012—2014年实际均次医疗费用参考公立医院改革政策因素确定（目前仍沿用此标准）。医院面对按病种付费的改革，迫在眉睫地需要研究病种实际费用与病种定额的差异，寻找费用控制点，通过科学地测算单病种费用，为医院单病种费用控制提供科学的依据。

1. 资料来源

资料来源于宁波市某综合性三级甲等医院 2015 年出院病例，由病案室和信息科根据疾病诊断名称（ICD 编码）和主手术操作名称统计，剔除同一次住院治疗过程中有两个及以上病种主手术的病例，选取手术量在 40 个病种中排前六的病种进行分析。

2. 医疗费用情况

数据统计情况显示（见表 1），六个病种人均费用均超过定额标准，超定额数参差不齐。其中：胆石症人均费用超定额标准 2731 元/例，超定额比例为 21%；甲状腺癌和结节性甲状腺肿人均费用与定额标准较为接近，但还是超定额标准将近 10%。医保经办机构将按各病种付费定额标准与医院进行结算，单个病种在一个年度内实际发生的医疗费高于定额标准的，均按定额标准结算。依目前费用情况看，在不考虑实际成本的情况下，超定额部分将由医院承担，医院将处于亏损状态。

表 1　医疗费用情况

病种	病例（份）	人均费用（元）	定额标准（元）	定额差比（%）
胆石症	941	15731	13000	21
急性单纯性阑尾炎	723	6275	5500	14
结节性甲状腺肿	308	9268	8500	9
卵巢良性肿瘤	421	12065	10000	21
甲状腺癌	389	13845	12500	10
输卵管妊娠	274	10034	8500	18

3. 数据分析

3.1　费用结构分析

从病种医疗费用数据来看（见表 2），药品费、手术费、材料费为医疗费用的主要组成部分。其中，胆石症采用经腹腔镜胆囊切除术中药品费占 26%、材料费占 25%、手术费占 13%；急性单纯性阑尾炎采用阑尾切除术中药品费占 30%、材料费占 18%、手术费占 14%；结节性甲状腺肿采用甲状腺部分切除术中药品费占 17%、材料费占 14%、手术费占 30%；卵巢良性肿瘤采用经腹单侧卵巢囊肿剥除术中药品费占 14%、材料费占 13%、手术费占 34%；甲状腺癌采用甲状腺癌根治术中药品费占 16%、材料费占 13%、手术费占 33%；输卵管妊娠采用经腹单侧输卵管切除术中药品费占 14%、材料费占 13%、手术费占 32%。由于受物价收费政策影响，以及手术方式在结算政策中的规定，手术费在所有费用中为不可控费用。除此以外，药品费、麻醉费、材料费、平均住院日是影响单病种医疗费用的主要因素。

表 2　　　　　　　　病种医疗费用情况　　　　　　单位：元

病种	总费用	药品费（占比）	手术费（占比）	麻醉费（占比）	材料费（占比）	检查费（占比）	治疗费（占比）	其他费（占比）
胆石症	15731	4092 (26)	2047 (13)	942 (6)	3941 (25)	1102 (7)	629 (4)	2978 (19)
急性单纯性阑尾炎	6275	1883 (30)	878 (14)	566 (9)	1125 (18)	188 (3)	128 (2)	1507 (24)
结节性甲状腺肿	9268	1581 (17)	2775 (30)	835 (9)	1285 (14)	375 (4)	188 (2)	2229 (24)
卵巢良性肿瘤	12065	1663 (14)	4070 (34)	1017 (8)	1525 (13)	341 (3)	380 (3)	3069 (25)
甲状腺癌	13845	2190 (16)	4517 (33)	1092 (8)	1845 (13)	503 (4)	244 (2)	3454 (24)
输卵管妊娠	10034	1410 (14)	3184 (32)	1016 (10)	1308 (13)	228 (2)	362 (4)	2526 (25)

3.2 药品使用情况分析

药品费是构成医疗费用的主要因素，从费用结构上可以看出，药品费在各病种医疗费用中占比都是较高的，药品费也是医疗费用增长的主要因素。目前医院已经实施药品零差价销售，在保障医疗质量的前提下，控制药品费用增长要从加强合理用药监管入手。

3.3 麻醉费用使用情况分析

麻醉总费用包括麻醉费和麻醉药品费，从表3中发现，麻醉总费用占医疗总费用一定比重。麻醉费是由麻醉方式决定的，而麻醉方式则由手术方式和病人的全身状况经过综合评估决定。

从表4中发现，麻醉药品的使用影响麻醉总费用的高低。在保障医疗安全的前提下，麻醉方式的改变不能作为控费的主要手段，需从控制麻醉药品费用入手。

表3 　　　　　　　　　　　　　麻醉总费用情况

病种	麻醉费（元）	麻醉药品费（元）	麻醉总费用（元）	占医疗总费用比例（%）
胆石症	942	788.40	1730.40	11
急性单纯性阑尾炎	566	312.50	878.50	14
结节性甲状腺肿	835	555.20	1390.20	15
卵巢良性肿瘤	1017	696	1713	14
甲状腺癌	1092	777	1869	13
输卵管妊娠	1016	727	1743	17

表4 　　　　　　　　　　　　　麻醉药品费情况

病种	麻醉药品费（元）	占麻醉总费用比例（%）	占总药费比例（%）
胆石症	788.40	45.56	19.30
急性单纯性阑尾炎	312.50	35.57	16.60
结节性甲状腺肿	555.20	39.94	35.10
卵巢良性肿瘤	696	40.63	41.80
甲状腺癌	777	41.57	35.50
输卵管妊娠	727	41.70	51.60

3.4　平均住院日分析

从病种平均住院日情况看（表5），住院日长短对医疗费用高低有重要的影响，各病种最低住院日和最高住院日与平均住院日天数相差很大，如胆石症病种，平均住院日为 11 天，该病种最低住院日仅为 5 天，最高住院日就达 19 天。随着病人住院日加长，费用各因素都会因为住院天数的延长而增加，住院天数较长的病人往往医疗费用高，住院天数的长短与住院费用的高低成正比。

表 5　　　　　　　　　病种平均住院日情况

病种	平均住院日（天）	最低住院日（天）	费用（元）	最高住院日（天）	费用（元）
胆石症	11	5	10116	19	22643
急性单纯性阑尾炎	9	6	5532	14	8365
结节性甲状腺肿	7	5	7802	10	11302
卵巢良性肿瘤	8	4	7425	15	13156
甲状腺癌	7	5	11877	13	16337
输卵管妊娠	7	3	7512	12	12987

4. 讨论与建议

4.1　加大监管力度，控制药品费用增长

加大对临床合理用药的监管力度，医院院感科下设合理用药管理小组，建立院科两级负责制，定期进行合理用药专项检查，依据医院合理用药管理办法，严格执行奖罚制度。对下列六个药品费用可控点进行重点监管：无理由说明预防使用质子泵抑制剂；无理由扩大药品说明书规定的适应症范围；超越规定剂量与疗程使用药物；无正当理由使用两种或两种以上中药注射剂治疗；对 I 类切口手术无理由使用抗菌药物；无指标使用高级别或

多药联合使用抗菌药物。通过监管，在保障临床用药的安全性、经济性、合理性的同时，有效降低药品费用。

4.2　合理控制麻醉药品费用不合理增长

控制麻醉药品费用的关键是要避免麻醉药物的浪费，麻醉药物的浪费往往是由于手术时间长以及手术时间与麻醉药物给药速度未完全匹配造成的，致使很多时候，刚开启的药物用了不久手术就结束了，造成药物的浪费。建议：一方面，提高医生手术的熟练水平缩短手术时间；另一方面，术前对手术时间进行合理预估，麻醉师根据病人的病情、病人的身体状况、手术的时间来合理控制麻醉药物的使用量，避免造成不必要的浪费。

4.3　合理缩短平均住院日

在保证服务质量前提下，有效缩短平均住院日能使医院实现医疗成本的最小化，控制单病种费用在限价内完成医疗服务，降低病人的医疗费用。从用时少，效率高角度考虑，医院可从以下四个方面缩短平均住院日。

4.3.1　减少不必要的检查，其他医院的检查互信互用，在门诊完成必要的检查；

4.3.2　临床科室与医技科室密切合作，对于需要提前预约的检查，临床科室应及时与医技科室沟通，减少不必要的等待时间；医技科室缩短出具报告的时间，提高工作效率；

4.3.3　合理安排主管医师的工作，医护人员之间加强协作沟通，对治疗以及手术和会诊的安排都要及时安全地完成；

4.3.4　对住院时间超过平均住院日的患者及时查找原因，调整治疗方案，必要时应通知院部或请上级医院会诊解决。

4.4　规范医用材料使用，降低材料费用

从表2可见，材料费在总费用中的占比达到15%左右。根据宁波市现行物价收费政策，单价低于2000元的一次性医用材料实行零差价销售。降低材料费在总费用中的占比，有利于提高结余率。因此，建议进一步规范医用材料使用。

4.4.1　建立医用材料统一招标采购制。可以建立基本医用材料目录，通过市卫计委或医保中心层面实施统一招标采购，以减少受利益驱动的高价耗材的使用。

4.4.2　加强临时性使用医用材料的审批管理。临时性使用医用材料须经医务部和分管院长审批方可使用，对于重复审批的材料一律统一纳入招标范围。

4.5　建立科室单病种费用控制激励机制

根据医疗保险按病种付费结算政策，单个病种年度内实际发生的平均医疗费在定额标准75%以下的，该病种按实际发生的医疗费结算；在定额标准75%—100%之间的，均按定额标准结算。可见合理控制单病种费用能产生结余。因此，医院应在规范诊疗、保障医疗质量的前提下，建立费用控制激励机制，以充分调动科室的主观能动性，达到合理控制单病种医疗费用的目的。

作者简介：周琦荟，宁波市第一医院财务科，会计师

E - mail：yxpzqh@163.com

· 专家点评 ·

探索按病种付费结算，控制医疗费用增长

随着医疗卫生改革逐步深化，如何有效缓解"看病难、看病贵"问题，各家医院都在寻找新突破口，分别通过优化内部管理流程、推进信息化应用、实施绩效工资改革等手段，来激励医务人员提高积极性，提升单位管理水平，缓解"看病难、看病贵"问题。该文探索医疗保险按病种付费结算方法，通过对按病种付费中部分病种的医疗费用与病种付费定额标准的比较，从平均住院日和费用构成分析，指出药品费、麻醉费、一次性医用材料费、平均住院日长短是影响单病种费用的主要因素；并提出加强用药监管，建立科室单病种费用控制激励机制等控制医疗费用的有效措施。

该文采用了实证分析（某综合性三级甲等医院）、比较研究（实际病种人均费用与病种付费定额标准）、案例分析（以实际出院病例为基础，在40个病种中排前六的病种）、归纳总结（单病种医疗费用的主要因素）等方法进行分析，使文章显得较丰满，有较强的说服力。该文研究内容有理有据，条理清晰，数据详实。对有效抑制医疗费用增长，是一次有益的尝试。如作者在建议中能更具体地阐述操作手段、方式方法，效果会更好。

在后续研究中，还可以在广度和深度上进一步拓展。如扩大样本量，增加病种类别，用更多的数据和分析佐证影响病种费用的重要因素，挖掘出影响病种费用的其他因素，从而对症施策，为遏制医疗费用不合理增长寻找更多的管理途径。

财务分析既要总结过去又要预测未来，帮助管理层作出科学决策、提高管理能力，具有承上启下的作用。为此，财务分析要拓宽视野，密切关注环境的变化和影响，善于抓住重点、热点、难点问题进行分析研究。

浙江省财政厅会计处处长　江中亮

第四章

强化成本管控　促进降本增效

对 A 医院 PET/CT 成本及效益分析

【摘要】目的：分析 PET/CT 设备投入使用的成本及效益情况，探讨提高设备使用效率的方法。方法：对 A 医院 2015 年 PET/CT 设备的检查人次、检查收入及成本等数据进行统计分析。结果：PET/CT 设备的固定成本占比巨大，该设备在日均检查 6 人次的情况下能达到盈亏平衡。设备的诊断项目以肿瘤为主，其他学科为辅，设备的有效利用还有上升的空间。结论：A 医院可采取预约集中检查，合理安排检查时间，采购国产设备等方法节约成本，并在合理、合法、合规的前提下提高设备对患者诊断检查的使用率。

1. 引言

PET/CT 的全称是 Single Photon Emission Computed Tomography，SPECT 单光子发射计算机断层成像。该显像技术是将极其微量的正电子核素示踪剂注射到人体内，然后采用特殊的体外测量仪器 PET 探测这些正电子核素在人体全身各脏器的分布情况。通过计算机断层显像的方法，显示人体的全身主要器官以及大脑、心脏的生理代谢功能和结构。同时，应用螺旋 CT 成像的灵活性为这些核素分布情况进行精确定位。PET/CT 临床应用广泛，目前主要用于肿瘤、神经系统、心脏等疾病早期诊断治疗方案选择和治疗效果监测，特别是在肿瘤的定性定位诊断、良恶性的鉴别诊断、临床分期与再分期、寻找肿瘤原发和转移灶，指导和确定肿瘤的治疗方案、评价疗效以及复发的监测等方面具有重要意义。对癫痫病灶准确定位，诊断抑郁症、帕金森氏病、老年性痴呆等疾病也有独特的检查方法；对鉴别心肌是否存活，为是否需要手术提供客观依据，对早期冠心病的诊断也有重要价值。PET/CT 作为 PET 的升级产品，与单纯 PET 相比融合了 PET 和 CT 的优点，同时具有解剖和功能的信息，是目前影像诊断技术中最理想的结合，是分子影像学的重要技术代表，也代表了当今医学影像发展的最高水平。很多医院把拥有 PET/CT 作为实力和形象的象征。

2. 基本情况

A 医院是教育部所属的大学附属医院，1998 年被评定为三级甲等综合性医院，承担着医疗、教学、科研任务。2015 年总收入 42.51 亿元，门急诊人次 350.31 万人次，出院病人数 12.19 万人次。2013 年 6 月购买 PET/CT 为西门子 BiographmCTx PET – CT 系统、128 层螺旋 CT/52 环 PET，设备经过安装调试，于同年 7 月正式投入临床使用，现放置在核医学科 PET 中心。

2.1　检查人次

2015 年 PET/CT 检查 2181 人次，其中：肿瘤全身断层显像检查 1941 次；肿瘤局部断层显像 10 次；脑代谢断层显像 230 次。

2.2 医疗收入

按照《浙江省医疗服务价格手册》收费标准，PET/CT 全身检查 7500 元/例次，局部检查 4500 元/例次，该收费价格中包含放射性药物、造影剂、胶片、存储碟片等消耗材料，不再加收其他任何费用。A 医院 2015 年 PET/CT 收入 1563.75 万元（见表 1）。

表 1　　　　　　　　　　2015 年 PET/CT 收入

项目	收费单价（万元）	检查人次（人）	医疗收入（万元）
脑代谢断层显像	0.45	230	103.50
肿瘤局部断层显像	0.45	10	4.50
肿瘤全身断层显像	0.75	1941	1455.75
总计		2181	1563.75

2.3 总成本

总成本由固定成本和变动成本组成。固定成本包括 PET/CT 设备折旧、房屋折旧及大额修缮、人员经费、设备维保费用等；变动成本包括设备检查使用的胶片、存储媒介、放射源、卫生材料和其他材料消耗、水电消耗等，以及检查必需的放射性药物成本等。

2.3.1 设备折旧

PET/CT 购置费 2185.75 万元，包含运费、保险费、安装调试费用等。按照《医院财务制度》规定，设备预计使用 10 年，残值为零，按照直线法计提年折旧 218.58 万元。

2.3.2 房屋折旧及大额修缮

按照《医院财务制度》规定，房屋按直线法 50 年计提折旧，并按使用科室房屋面积计算，年折旧 19.70 万元。

2.3.3 人员经费

PET/CT 中心有员工 11 人，其中：医生 5 人，负责处理读片、撰写报告；技师 4 人，负责处理放射性药物、设备操作；实验人员 2 人。2015 年 11 人实际薪酬 346.32 万元。

2.3.4　设备维保费

PET/CT 2015 年支付维保费用 180 万元。

2.3.5　变动成本

变动成本包括 PET/CT 全年卫生材料及其他材料消耗 79.61 万元；放射性药物消耗 261.72 万元。

上述成本汇总（见表 2）。

表 2　　　　　　　　　PET/CT 成本明细　　　　　（单位：万元）

固定成本					变动成本			总成本
设备折旧	房屋折旧及大额修缮	人员成本	设备维保费	小计	卫生材料及其他消耗	放射性药物	小计	总成本
218.58	19.70	346.32	180	764.60	79.61	261.72	341.33	1105.93

2015 年发生 PET/CT 总成本 1105.93 万元，其中：固定成本 764.60 万元，变动成本 341.33 万元，分别占总成本的 69.14% 和 30.86%。

3. 效益分析

3.1　量本利分析

量本利分析作为管理会计的重要内容，用于研究设备投资在一定时期内的总成本、业务量和结余三者之间的变量关系。它是将总成本细化为固定成本和变动成本，计算边际贡献和边际贡献率，确定设备收益的保本工作量。

如图 2，按照工作量计算：

年保本工作量 = 固定成本/（均例检查收入 - 均例变动成本）= 764.60/（0.717 - 0.1565）= 1364（人次）

表3   2015 年 PET/CT 成本与收入情况   单位：万元

项目	金额	均例金额
检查收入	1563.75	0.7170
固定成本	764.60	0.3506
变动成本	341.33	0.1565

每天保本工作量 = 年保本工作量/工作日

= 1364 /249 = 5.48（人次）

按照收入计算：年保本收入 = 年保本工作量 × 均例检查收入 = 1364 × 0.717 = 977.99（万元）

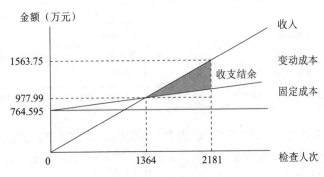

图 1   PET/CT 保本业务量

根据数据可知，PET/CT 2015 年均变动成本为 1565 元/次，单位边际贡献为 5605 元/次，边际贡献率为 78.17%。设备年检查保本工作量为 1364 人次，即每天检查 5.48 人次时，可以达到收支平衡。

3.2 收入和总成本分析

PET/CT 的检查人次与检查收入、检查总成本呈正比，而与单位成本呈反比。当检查人次超过保本工作量后，收入的增长速度超过成本的增长速度，当检查人数越向右偏离保本工作量越远，产生的结余越大。

假如 PET/CT 检查人次从 2015 的年 2181 人次提高到预期的 2490 人次时，收入、成本和收支结余情况（见表 4）。

表 4　　　　　　PET/CT 的收入、成本和收支结余　　　　单位：万元

2015 年度	检查人次（人）	收入	成本	收支结余
实际工作量	2181	1563.75	1105.93	457.825
预期工作量	2490	1785.33	1154.28	631.05
增长比率%	14.17	14.17	4.37	37.84

3.3　检查人次增长趋势分析

统计 2014—2015 年 PET/CT 检查人次，发现同比检查人数有明显的增加，2015 年增长 22.94%。其中：脑代谢断层显像、肿瘤局部断层显像和肿瘤全身断层显像分别增长 265.08%、400% 和 13.58%。见图 3。

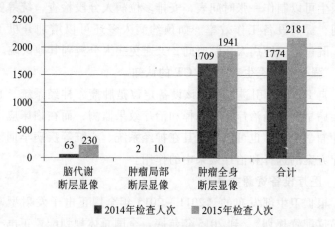

图 3　PET/CT 检查人次

随着医学知识的普及，人们越来越重视自身的健康，对身体的管理从生病后的治疗转向早期的诊断预防，而 PET/CT 对于肿瘤可以比常规检查早半年到一年发现早期病灶。因此，有越来越多的人在身体稍有不适，在其他检查手段无法查明原因的情况

下，选择 PET/CT 检查。

4. 建议

4.1 预约常态化，减少药物不必要消耗

　　PET/CT 检查的原理是利用 PET 探测注射到人体内的微量放射性药物在人体全身各脏器的分布情况。该放射性药物的衰变期只有半天。意味着超过半天后，药物就不能使用。因此，做好 PET/CT 检查前的预约和二次确认等工作，可以避免药物合成后无病人检查造成不必要的药物消耗成本。

4.2 提高设备使用效率

　　为了能使放射性药物中的 PET/CT 指示剂有足够的时间参与病变部位的新陈代谢，病人注射药物至完成全套 PET/CT 检查共需 1.5 小时，并分为三个阶段，即等待期、检查期、观察期。操作医生可以制作一张时间表，安排多位病人分段检查，统筹安排时间，提高设备工作效率。如预约病人多还可以增加开机工作日，既可以缩短病人住院时间，又避免病人分流到其他医院。

4.3 强化临床医生对 PET/CT 的认知

　　自 PET/CT 引进以来，该设备定位是肿瘤、神经系统、心脏等疾病早期诊断治疗方案选择和治疗效果监测，而在临床应用中以肿瘤学为主，也可以发挥其在神经系统、心脏等疾病早期诊断治疗方案的选择和治疗效果中的作用。

4.4 医疗设备资源共享

　　根据卫生部发布的《2011～2015 年全国正电子发射型断层扫描仪配置规划》，到 2015 年年底，全国总体规划配置正电子发射型断层扫描仪 PET/CT 270 台，并对配置设备的医院规模、业务量以及设备使用人资质有具体的规定，所以，PET/CT 仍只有少部分符合条件的医院才能配置。如能在一定范围内集中病人到配备该设备的医院检查，既可以降低 PET/CT 设备的固定成本，也可以提升设备的使用效率。同时，医院之间还可进行放射性药

物的调配使用，实行资源共享。

4.5 进口设备国产化，降低购置成本

　　根据最新的核医学行业资讯，浙江企业自主研发了国内首台16排的PET/CT，这将打破PET/CT长期由国际大公司垄断生产的情况，大大降低购买设备的成本。如果A医院的病人检查需求超过原有设备的负荷，可以考虑购买国产设备。

　　综上所述，PET/CT设备的运营成本巨大，医院应采取合理的方法降低设备使用成本，提高运行效率，保持设备的正常运营。

　　作者简介：沈方晴，浙江大学医学院附属第二医院财务科，助理会计师

　　E-mail：457524544@qq.com

R 医院检验科收支分析和成本
管控措施探讨

【摘要】 目的：通过对某县级公立 R 医院检验科的收支情况进行分析，挖掘检验科成本管控的空间。方法：主要通过财务数据整理、收支数据对比，以及与相关人员交流沟通等方法，分析检验科收支，尤其是对检验试剂支出如何有效控制加以深入地探讨。结果：经过一年不懈努力，检验科在试剂成本管控方面取得了显著成效。结论：虽然在医院的成本管控过程中会面临很多困难，但只要不断努力，抽丝剥茧，医院在检验成本管控方面定会有所作为。

对公立医院"全面实行药品零差率销售"的新医改政策，其初衷是为了解决群众看病贵的难题。对于公立医院由此而减少收入，政府通过增设药事服务费、调整部分技术服务收费标准、支付医疗保障基金和增加财政投入等途径予以补偿。随着医改的不断深入，发现上述措施对医院的补偿作用有限，部分公立医院仍出现较大亏损，从而影响到医院的正常运营。本文以宁波市某县级公立 R 医院检验科为例，就如何加强成本管控进行探讨，以通过减少不必要的开支，给医院带来管理效益。

1. 收支分析

某县级公立 R 医院为宁波市三级乙等综合性医院，2015 年医疗收入 5.6 亿元，实际开放床位 906 张，年门急诊 105 万人次。该院检验科有工作人员 38 人，工作岗位 24 个，与其他医院检验科相比，多了"结核病实验室"和"药物浓度实验室"2 个岗位。同时，检验科还需承担 DCD 外出采血和移植配型等工作。

2013 年和 2014 年检验科收支情况（见表 1），表中数据显示：2014 年检验科支出的增长高出收入增长 1.45 个百分点，成本管控不甚理想。

表 1　　　　　　　　检验科收支对比分析　　　　　　　单位：万元

时间	化验收入	总支出
2013 年	6165	2911
2014 年	7361	3518
增（降）幅度%	19.40	20.85

检验科支出项目主要有：

1.1　人员经费，包括基本工资、津补贴、绩效工资、社会保障缴费、住房公积金、购房补助等，由于检验科人员比较固定，该项支出变化较少。

1.2　卫生材料费，主要指检验试剂等化验材料，该项支出随着检验收入变化而变化。

1.3　固定资产折旧费，包括设备折旧、办公用品和家具折旧，以及房屋及建筑物折旧等，该项支出也比较固定。

1.4　其他费用，包括办公费、印刷费、低值易耗品、维修费等可直接计入检验科的成本。

1.5　水电费，由于没有独立安装水表、电表，目前检验科的水费是按照职工人数分摊的；电费按检验设备功率单独计算，照明用电按照检验科房屋使用面积分摊。

1.6　物业管理费，专门为检验科服务（如运送、保洁物业人员）的费用直接计入；保安、绿化等全院性物业费用按照检验科职工人数占全院职工人数分摊计入，两项合计得出检验科应承担的物业管理费。

1.7 管理费用：按检验科职工人数占全院职工人数（剔除管理部门人数）的比例，分摊应承担的管理费用。

医院成本核算部门为检验科提供了较为详细的收入支出对比数据：2013 年检验科化验材料支出 2528 万元，占其总支出的86.84%；2014 年化验材料支出 3005 万元，占其总支出的85.42%。可见化验材料支出是检验科支出的主要构成部分。在人员经费、固定资产折旧等支出相对固定的情况下，科室只有通过加强化验材料支出的管理，降低不必要的消耗，才能提高科室结余。

通过与兄弟医院"百元化验收入卫生材料消耗"指标对比（见表2），R 医院发现检验科在化验材料支出管理上尚有较大的提升空间。

表2　　与兄弟医院"百元化验收入卫生材料消耗"对比 单位：万元

2014 年	R 医院	YZRM 医院	YYRM 医院	CXRM 医院	BLRM 医院	SY 医院	SE 医院	SS 医院	LHL 医院
化验收入	7361	11597	12744	8787	6549	13384	15579	6708	11170
化验材料	3005	4558	1701	3544	2169	5217	4465	3376	2705
百元化验收入卫生材料消耗（%）	40.82	39.30	13.35	40.33	33.12	38.98	28.66	50.33	24.22

表2 数据显示：耗材管理方面 YYRM 和 LHL 医院的检验科百元化验收入卫生材料消耗只有 13.35% 和 24.22%，而 R 医院高达 40.82%，与先进医院的差距巨大。这样的差距引起了医院管理层的高度重视。

2. 成本管控

发现了耗材管控方面的问题后，检验科在医院的敦促和支持下，在节约检验试剂支出方面采取以下措施：

2.1 通过市场调研，掌握供应商的竞争策略，在购买仪器设备时压低配套耗材采购成本，通过与多家公司谈判，使得2015年试剂采购成本较上年下降12.5个百分点，耗材成本控制取得较为理想的效果。

2.2 在浙江省卫生与计划生育委员会组织招标的基础上，R医院又进行二次议价，要求供应商在销售给医院流水线设备时，免费赠送一些试剂等，以降低医院检验试剂开支。

2.3 在耗材结算方面，从原来按照采购数量付款，改变为按照耗材当月实际消耗数量结算付款。如按照月尿常规数量结算相关试剂成本，使得试剂支出与收入实现配比，这样有利于医院比较分析，及时发现管理中的问题，以便采取应对措施。

2.4 加强并规范科室试剂日常申购、领用、记录和盘存的管理工作，降低不必要的试剂消耗。

2.5 医院将检验科开展不了或检测数量较少，检验试剂、人员耗费较高的项目，通过招标确定检验外包服务单位，在满足检测诊断的同时，也节约检测成本。但对常规、检测量大的项目，由检验科自行完成，从而很好地降低检验成本。

2.6 检验科内部通过6S、品管圈等管理方法，集思广益，从日常工作细节上加强耗材的节约，增加每个操作人员的成本意识，把节约成本的理念融入每个检验科成员的心中。

2.7 检验科重新规划调整工作场地，使科室人员能够快捷地到达工作地，并投入工作，以提高人员的工作效率；将检验功能区相对独立，使一个区域内能够完成一个检测项目，在降低人员劳动强度的同时，也提高了检验质量和检验标本的管理水平；晚上急诊夜班需要的设备尽量集中放置，避免人员往返跑动。

3. 取得成效

3.1 通过上述一系列的管理措施，R医院检验科在成本管控方面初见成效（见表3）。

表3 检验科收支对比分析 单位：万元

时间	化验收入	总支出	化验材料支出	百元化验收入卫生材料消耗（%）
2014 年	7361	3518	3005	40.82
2015 年	8638	3489	2799	32.40
增（降）幅度%	17.35	- 0.82	- 6.86	- 8.42

2015 年化验收入同比增加 1277 万元，增长 17.35%；总支出同比减少 29 万元，下降 0.82%；其中：化验材料支出同比减少 206 万元，下降 6.86%，化验材料支出占总支出的 80.22%；百元化验收入卫生材料消耗为 32.40%，同比下降 8.42 个百分点。

3.2 与兄弟医院相比，2014 年与 2015 年数据对比分析显示（见表4），R 医院检验科百元化验收入卫生材料消耗从 40.82% 下降到 32.40%，成本管控已达到中上水平。

表4 与兄弟医院"百元化验收入卫生材料消耗"对比 单位：万元

2015 年	R 医院	YZRM 医院	YYRM 医院	CXRM 医院	BLRM 医院	SY 医院	SE 医院	SS 医院	LHL 医院
化验收入	8638	12278	13997	9413	7072	14768	17054	7167	12051
化验材料	2799	4770	1945	4018	2449	5834	4862	3006	3515
百元化验收入卫生材料消耗（%）	32.40	38.85	13.90	42.69	34.63	39.50	28.51	41.94	29.17

4. 结论

检验科是医院主要医技科室之一，检测项目有助于医生作出病情诊断。随着检验科在临床诊疗、预防诊断和健康管理方面的地位愈来愈高，加强检验科成本管控变得非常重要，是医院降低成本的一个重要组成部分。R 医院从管控检验试剂成本着手，仅用一年时间，就为医院节约 206 万元的试剂成本支出，成效显著。

对公立医院来说，要破除以药补医，需要不断提高内部管理水平，减少不必要的浪费。虽然在成本管控过程中会面临很多困难，但是医院只要通过耐心分析、调研，并根据科室具体情况控制成本，同时给予科室一定的激励，就一定能在成本管控方面有所作为。由于医院的服务项目极其复杂，在成本管理上尚存在较多的瓶颈，但从检验科所取得的成本控制成效来看，医院在医用耗材管理方面，还有较大的提升空间，成本管控还在路上。

作者简介：李英，宁波市鄞州区第二医院财务科，会计师
E - mail：147713631@ qq. com

医院卫生材料消耗分析与管理建议

【摘要】目的：以某三级甲等医院为研究对象，分析该院的卫生材料消耗现状，对存在的问题进行探讨，提出有效控制的相关意见与建议。方法：通过对某医院 2014 年和 2015 年（简称：近两年，下同）卫生材料耗用量等各类数据的统计、整理，选取重点耗材、重点科室进行对比分析。结果：卫生材料的消耗与医院的就诊量及学科的发展有着密切的联系，由于行业的特殊性和医生自身的使用偏好，对材料的控制上有一定的难度。结论：扩大招标范围，选择替代产品，加大成本控制考核力度，可有效降低耗材占比。

1. 背景

目前，在医院经济运营中，成本控制成为管理的关键环节。公立医院的公益性决定了医院既要确保患者的医疗质量和医疗安全，又要将成本控制与医疗收入相结合，把维持收支平衡的重点放在有效杜绝浪费、降低不必要消耗和提高效益上。卫生材料的消耗作为医院成本的主要组成部分，有着极其重要的地位。本文以近两年该医院数据为样本，着重分析下属科室卫生材料消耗现状，从而提出有效的管控措施。

2. 卫生材料消耗现状

2.1 百元医疗收入卫生材料消耗情况

表1　　　　　百元医疗收入卫生材料消耗　　　单位：元

项　目	目标责任状指标	2015 年	2014 年
百元医疗收入卫生材料消耗	24.36	24.97	25.63

由表1可见：2015 年百元医疗收入卫生材料消耗为 24.97 元，同比减少 0.66 元，但近两年实际执行都超过了目标责任状指标。2015 年百元卫生材料消耗同比下降主要是卫生材料支出增长低于医疗收入增长 3.01 个百分点所致，该院 2015 年卫生材料支出 23706.84 万元，同比增加支出 2984.07 万元，增长 14.40%；医疗收入（不含药品收入）94932.19 万元，同比增加收入 14076.9 万元，增长 17.41%。针对该项指标，本文对近两年卫生材料消耗的明细组成进行深入分析。

2.2 卫生材料消耗明细分析

该院卫生材料消耗包括：血费、氧气费、化验材料费及其他卫生材料费，具体明细组成（见表2）。

表2　　　　　卫生材料消耗明细分析　　　单位：万元

项　目	2015 年	2014 年	增（减）额	增（降）幅度%
卫生材料费	23708.64	20722.77	2985.87	14.41
血费	293.76	277.45	16.31	5.88
氧气费	66.97	56.56	10.41	18.41
放射材料	856.1	796.23	59.87	7.52
化验材料	4742.05	4481.72	260.33	5.81
其他卫生材料	17749.77	15110.81	2638.96	17.46

2.2.1　近两年来，该院通过对卫生材料实行管控措施已初见成效，其中：血费、化验材料、放射材料的增长控制在 10% 以下。

2.2.2 氧气费增长超过 15% 以上的主要原因是：随着该院 2 号病房大楼的启用，液体氧的耗用量大幅度增长，2015 年液体氧用量 466.21 立方米，同比增加用量 105.11 立方米，增长 29.11%；氧气费支出金额在卫生材料费支出中占比非常小，在此不作重点分析。

2.2.3 其他卫生材料支出 17749.77 万元，同比增加支出 2638.96 万元，增长 17.46%，与医疗收入增长持平。由于其他卫生材料支出金额在卫生材料费支出占比在 70% 以上，本文将进行重点分析。着重选取其他卫生材料支出项目下领用金额排名前 22 项的材料（该材料占其他卫生材料支出的 60% 以上），进行两年数据对比分析（见表3）。

表3　排名前 22 项其他卫生材料耗用对比分析（按金额）

单位：万元

物资名称	2015 年	2014 年	增（减）额	增（降）幅度%
可吸收止血纱布	1162.49	1661.17	-498.68	-30.02
腔镜直线型切割吻合器钉仓	1158.75	746.68	412.07	55.19
经外周插管的中心静脉导管	1081.32	795.96	285.36	35.85
一次性消化道圆形管腔吻合器	938.15	808.79	129.36	15.99
腔镜直线型切割吻合器	792.2	420.34	371.86	88.47
直线型切割缝（吻）合器	537.26	533.15	4.12	0.77
医用吸收性缝合线	527.07	428.55	98.52	22.99
一次性脑电传感器	521.4	475.2	46.2	9.72
中心静脉导管	514.65	456.35	58.3	12.78
微导管	394.42	245.99	148.44	60.34
高频电外科手术系统	373.64	356.84	16.8	4.71
可吸收医用膜	365.16	228.19	136.97	60.03
直线型切割缝（吻）合器钉仓	340.16	294.53	45.63	15.49
超声刀凝血刀头	335.83	235.2	100.63	42.78
压力传感器	328.32	317.76	10.56	3.32
射频电极包	323.2	259.54	63.66	24.53
活检针	321.3	219.33	101.97	46.49
输液接头	300.27	254.77	45.51	17.86

续表

物资名称	2015 年	2014 年	增（减）额	增（降）幅度%
一次性使用封堵支气管插管	265.4	243	22.4	9.22
一次性使用无菌喉罩	246	193	53	27.46
浅静脉留置针	212.89	226.89	−14	−6.17
外科术中止血装置	185	368.97	−183.97	−49.86
合计	11224.87	9770.17	1454.7	14.89

在选取金额排名前 22 项的其他卫生材料中，2015 年消耗 11224.87
万元，同比增加支出 1454.70 万元，增长 14.89%。现针对变化较大的
其他卫生材料项目，按领用科室具体分析如下（见表4）。

表4　　　　　重点科室领用卫生材料对比分析（按金额）　　　单位：万元

物资名称	手术室		麻醉室		中心静脉置管室		介入室	
	2015 年	2014 年	2015 年	2014 年	2015 年	2014 年	2015 年	2014 年
外科术中止血装置	185.00	368.97						
可吸收止血纱布	1162.49	1661.17						
一次性使用无菌喉罩			246.00	193.00				
经外周插管的中心静脉导管					1081.32	795.96		
超声刀凝血刀头	335.83	235.20						
活检针	128.81	60.45					63.65	59.19
腔镜直线型切割吻合器钉仓	1158.75	746.68						
可吸收医用膜	365.16	228.19						
微导管							394.42	245.99
腔镜直线型切割吻合器	792.20	420.34						
合计	4128.23	3720.99	246.00	193.00	1081.32	795.96	458.07	305.18

2.2.1 外科术中止血装置 2015 年支出同比减少 183.97 万元，下降 49.86%，主要原因是从 2015 年 2 月开始，该止血装置已停用。

2.2.2 可吸收止血纱布，2014 年在该院消耗金额中占比最大，该院通过加强采购管理，2015 年同比减少支出 498.68 万元，下降 30.02%；就领用数量看，2015 年纱布领用量 22141 张，同比增加用量 4002 张，增长 22.06%；耗用金额下降的主要原因是产品价格下调，其中一种耗用量最大的止血纱布，购买单价下降了 260 元/张。

2.2.3 一次性使用无菌喉罩，2015 年领用金额同比增加 53 万元，增长 27.46%；该材料购买价格变化不大，主要由麻醉室领用，2015 年领用数量同比增加 1325 个。

2.2.4 经外周插管的中心静脉导管，2015 年领用金额同比增加 285.36 万元，增长 35.85%；该材料购买价格变化不大，由中心静脉置管室领用。2015 年领用数量同比增加 530 个。

2.2.5 腔镜直线型切割吻合器，2015 年领用金额 792.2 万元，同比增加 371.86 万元，增长 88.47%；主要原因是 2015 年手术室领用吻合器 612 把，而在 2014 年该规格的吻合器仅领用 57 把。

2.2.6 微导管，2015 年领用金额同比增加 148.43 万元，增长 60.34%；该材料购买价格变化不大，由介入室领用，2015 年领用数量同比增加 440 个。

2.2.7 腔镜直线型切割吻合器钉仓，2015 年领用金额同比增加 371.86 万元，增长 55.19%。

2.2.8 超声刀凝血刀头，2015 年领用金额同比增加 100.63 万元，增长 42.78%。

2.2.9 可吸收医用膜，2015 年领用金额 365.16 万元，同比增加 136.97 万元，增长 60.02%；腔镜直线型切割吻合器钉仓、超声刀凝血刀头和可吸收医用膜近两年购买价格变化不大，由手术室领用，主要是 2015 年领用数量同比增加。

3. 重点科室卫生材料使用情况分析

3.1　重点科室百元医疗收入卫生材料消耗分析

由于科室耗材消耗量和科室业务量有明显的相关性，为了消除科室业务量对消耗的影响，本文对重点科室近两年百元医疗收入卫生材料消耗指标进行数据对比分析，主要选取高值耗材消耗使量大的手术室、麻醉室、介入室、中心静脉置管室等进行数据对比分析。

表5　　　重点科室百元医疗收入卫生材料消耗对比分析　　单位：元

科室名称	2015 年	2014 年	增（减）额	增（降）幅度%
中心静脉置管室	85.01	79.41	5.61	7.06
介入室	61.02	61.68	－ 0.66	－ 1.07
手术室	55.69	56.28	－ 0.59	－ 1.04
麻醉室	53.58	51.81	1.77	3.42

表5数据显示：中心静脉置管室百元医疗收入卫生材料消耗增长 7.06%；麻醉室增长 3.42%；增长的主要原因是：2015 年领用经外周插管的中心静脉导管、一次性使用无菌喉罩数量同比增加很多，但就这两个科室医疗收入净增加并不明显；手术室、介入室百元医疗收入卫生材料消耗同比有所减少，在选取的重点科室中，手术室领用卫生材料金额最大，2015 年占领用卫生材料的 69.81%。

3.2　手术室卫生材料消耗分析

表6　　　　　手术室卫生材料、医疗收入对比分析　　单位：万元

科室名称	卫生材料耗用额			医疗收入		
	2015 年	2014 年	增（降）幅度%	2015 年	2014 年	增（降）幅度%
手术室	8877.51	7839.22	13.24	15940.52	13930.08	14.43

表7　　　　　　　　　手术台次对比分析　　　　　　单位：台

科　室	手术台次			四类及特类手术台次占比（%）		
	2015 年	2014 年	增（降）幅度%	2015 年	2014 年	增（降）幅度%
外科	12907	11835	9.06	62.14	64.03	－1.89
妇外科	3496	3315	5.46	38.90	39.73	－0.83
合计	16403	15150	8.27	57.18	58.71	－1.53

　　通过对表6—7对比分析可知：2015年每台次手术耗用卫生材料5412.13元，创造医疗收入9718.05元；2014年每台次手术耗用卫生材料5174.40元，创造医疗收入9194.77元。同期比较后得到：2015年每台次手术卫生材料消耗同比增加237.73元，增长4.59%；而2015年每台次手术创造医疗收入同比增加523.28元，增长5.69%。

　　该院手术室其他卫生材料消耗相比其创造的医疗收入比重非常大，主要是手术室使用如吻合器、超声刀凝血刀头等高值材料较多，对手术的高效性、安全性有所提高；对医生实施手术更加便捷，但对医院绩效的提升并不明显。

3.3　化验收入及耗用化验材料情况

表8　　　　　　　化验收入及化验材料耗用量对比　　　　单位：万元

项　目	2015 年	2014 年
化验材料耗用量	4742.05	4481.72
化验收入	17322.40	14915.78

　　该院2015年化验材料的消耗量占卫生材料消耗量的20%，2015年每百元化验收入消耗化验材料27.38元，同比减少支出2.67元；主要是该院检验试剂经过招标或集体议价方式，并在招标定价的基础上，根据实际测试数来确定试剂用量，进而与厂家按用量结算货款。例如该院的生化项目，由原来的每百测试

15 元降到 11.48 元。另外，对消耗量排前 5 名的厂家，该院在招标价基础上又进行二次议价，购买价格平均下降 10%。

4. 管理措施与建议

4.1 医院内部管理措施与建议

4.1.1 所有卫生材料全部经过招标或医院层面集体议价方式采购。

4.1.2 对于部分检验试剂，在确定招标金额的基础上，再根据实际测试数来确定试剂用量，进而按用量与厂家结算货款。

4.1.3 对消耗量大的卫生材料，定期分析整理，在招标价基础上进行二次议价，进一步从源头降低采购成本；对用量异常的高值耗材，给予供应商暂停进货或限量供应。

4.1.4 将百元医疗收入卫生材料消耗作为年度考核的控制指标，层层分解到每个医疗组。

4.1.5 医院拟定新材料引进的准入制度，防止新材料的不合理使用。

4.1.6 逐步完善卫生材料信息追踪系统，全面透明地反映卫生材料从采购到使用的全过程。

4.2 医院外部管理建议

4.2.1 针对外科使用卫生材料价值较高，使用高值材料品种繁多，材料由各单位自行组织招标采购，各医院间价格不透明的现状，建议在原有政府集中采购基础上，一是通过扩大招标范围来降低采购价格；二是可以将各家医院采购的价格上传政府采购中心平台，让各家医院共享，通过增加采购的透明度来降低采购成本。

4.2.2 对只能与设备配套使用的单一来源材料（试剂）等招标，建议政府采购管理部门，将设备与配套消耗材料进行捆绑招标，防止在设备中标后，材料因单一来源采购而无法招到合理的价格。通过捆绑招标，引入设备材料综合性价比高的供应商，使医院在设备、材料采购上得到更多的实惠，有效降低物耗成本。

4.2.3　对于不同的卫生材料，可根据医保付费政策，采取差异化的策略，进一步缓解病人看病贵、看病难的问题。

作者：金萍妹　华伟　杨洁

第一作者简介：金萍妹，浙江省肿瘤医院总会计师，高级会计师

E - mail：jpmcfo@163.com

R 医院制剂室成本效益分析与改进建议

【摘要】目的：以 R 医院制剂室 2013—2015 年（简称：近三年，下同）的运行情况为样本，探析医院制剂室的成本与效益情况。方法：用数理统计方法归集 R 医院近三年制剂室直接材料、直接人工和间接费用，并进行汇总分析。结果：R 医院制剂室生产数量和制剂收入逐年增加，结余也有所增长，但随着原材料及人员成本的提高，每产品平均结余水平有所下降。结论：医院制剂产品是药学的重要补充，应加强制剂产品成本核算与管理，优化制剂产品结构，将制剂生产与教学、科研有机结合在一起，关注制剂产品的社会效益与经济效益。

制剂是医院为了满足临床医疗业务和科研的需要，经物价部门批准，给予制剂文号而配制和自用的固定处方的口服液和膏等。制剂室主要生产市场上没有供应的品种，以弥补市场售药的不足。按照新医院财务制度和会计制度规定，医院自制药品、卫生材料的，在"在加工物资"科目下归集。成本核算时将自制药品发生的直接材料、直接人工（专门从事制剂生产的人工费用）等直接费用进行归集。会计期末，对自制多种药品、卫生材料发生的间接费用，再按一定的标准和方法进行分配计入有关药品、卫生材料的成本。笔者以 R 医院制剂室近 3 年的经济运行情况为基础，分析制剂室产品成本核算与管理，以及在医改新形势下医院制剂室发展面临的挑战和机会。

157

1. 资料与方法

1.1 资料来源

医院 HIS 系统近三年药库制剂收入、财务用友系统制剂室各项成本费用及相关工作报表。

1.2 研究方法

采用数理统计方法，归类汇总制剂室成本，主要分为直接费用和间接费用。

1.2.1 直接材料：为生产制剂产品从药库领用的西药等原材料及辅料、标签、包装材料等。

1.2.2 直接人工：专门从事制剂生产人员的人工费等。

1.2.3 间接费用：自制多种药品、卫生材料发生的间接费用，如水电费、房屋及设备折旧费，以及办公费开支等，一般可以按生产工人工资、生产工人工时、机器工时、耗用材料的数量或成本、直接费用（直接材料和直接人工）或药品、卫生材料产量等进行分配。

1.2.4 制剂收入：各制剂产品按售价累加。

2. 结果

经过数据汇总统计，得出 R 医院制剂室近三年发生的间接成本项目明细（见表 1）和制剂产品收支核算情况（见表 2）。

表 1 间接成本项目明细 单位：元

年份	专用材料	固定资产折旧费	其他费用	合计
2013	2206	36709.97	113410.30	152326.27
2014	11029.30	22506.49	94645.67	128181.46
2015	54303.96	26925.23	144568.03	225797.22

表 1 和表 2 数据显示：R 医院制剂室近三年生产数量和制剂收入逐年增加，结余也逐年增长，但随着原材料和人员成本的增加，每产品平均结余水平有所下降。

表 2　　　　　　　　　制剂产品收支核算情况　　　　　　　单位：元

年份	生产数量（瓶/盒）	制剂收入	直接成本		间接成本	结余	平均结余水平
			直接材料	直接人工			
2013	287938	4462116.62	823133.98	1008448.57	152326.27	2478207.80	8.61
2014	331781	5036947.85	924575.37	1468885.11	128181.46	2515305.91	7.58
2015	758677	6651082.24	1274553.31	1676556.18	225797.22	3474175.53	4.58

3. 讨论

3.1　制剂产品成本核算不够全面

R 医院对制剂室自制药品、卫生材料的成本核算，未包含发生的全部成本支出，只是产品成本的大部分，即"近似成本"。自制产品的成本核算只将原材料、人员经费、专用材料、固定资产折旧费等费用进行归集，未将生产费用（包括水电、燃料动力费等）、药品检验费以及包装材料损耗费用等进行归集，也未将归集的费用按一定的标准和方法进行分配。制剂室房屋的折旧也未体现在产品成本中，从而使制剂成本核算项目不全面。

3.2　制剂生产设备投入不足

由于制剂工艺程序简单、品种不多，且批量较少，R 医院生产设备较陈旧且自动化程度低，一般以手工和半自动化设备为主；R 医院也未投入足够的人力、物力建立较为完善的质量管理体系。通常制剂室建筑面积有限，设计和布局缺乏合理性，软硬件维护及管理不到位，生产记录不完整，对配置的设备和程序设计缺乏必要的认证，在同一车间同时配制内服和外用制剂，或在一个车间同时生产几个品种，制剂生产管理水平较低，难以保证产品质量。医院设备科技术人员一般也不具备对制剂设备和仪器进行自主维护、保养的能力。

3.3　制剂产品定价机制不完善

按照物价部门的规定，医院制剂产品价格仅能按成本价加成

5%。自 2014 年 4 月 1 日起浙江省公立医院实行药品零差率，R 医院制剂价格已不再加成销售。每个品种价格都按成本价销售，虽然浙江省物价局 2011 年对 R 医院制剂价格进行重新核准，但价格仍然偏低，再加上近几年原材料价格上涨，人员工资不断提高，加上生产场所的维护、制剂生产和检验设备更新改造等，制剂成本已不断增加，医院制剂每产品结余水平逐年下降。制剂产品的定价机制着眼于制剂产品成本本身，未随着生产成本的提高而加以完善，也未结合市场供给情况予以调整，同时也忽略了医院的品牌价值等。

3.4 制剂生产品种结构不一

R 医院近几年核准生产的制剂主要有 10 个品种，生产量逐年增加。有两种特色制剂经济效益高，消耗量和出库量增长较快；也存在部分制剂品种消耗量和出库数量均较少（见表 3），且效期较短，甚至最小配制量都不能在效期内用完，容易造成浪费。此外，医院制剂配制与储存的合理性与科学性也影响着制剂供应的效率和资金使用的绩效。

表 3　　　　　　　　　　制剂名称及出库数量

制剂名称	单价（元）	出库数量（瓶）		
		2013 年	2014 年	2015 年
赖氨酸硫酸锌口服溶液	18.20	188428	205233	473414
复方铁锌口服溶液	17.80	41454	53578	135730
制霉素搽剂	3.10	23118	23196	51888
呋喃西林氧化锌搽剂	2.80	21348	28419	56643
呋麻滴鼻液	1.30	5820	14918	27518
氯化钾口服溶液	5.70	5759	3715	7839
颠茄合剂	5.30	1164	1337	2770
水合氯醛糖浆	25.40	571	787	1654
水合氯醛灌肠液	14.90	192	391	676
碳酸氢钠滴耳液	1.30	84	207	545

4. 改进建议

4.1 规范制剂室成本核算

按照新医院财务制度规定，制剂室成本统一在"在加工物资"科目下核算。医院"在加工物资"科目下分别按自制制剂、原材料等明细归集，具体的成本核算流程见图1。在期末成本费用归集过程中，如水电费、燃料动力费等应先按照全院水电、燃料动力等分配标准进行科室分摊，再按照受益对象及规定的标准和方法对各制剂品种进行分摊，对于制剂室的生产用房也要按规定计提折旧并分摊至制剂品种，以公允全面地反映各制剂的生产成本。

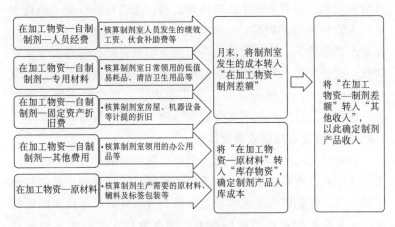

图1 制剂室成本核算流程

4.2 优化制剂生产流程

R医院可在现有的制剂生产流程基础上，提高管理水平，不断挖掘增产节约的潜力，优化生产流程。制剂室从药库领用原材料，该原材料由药库购买，实物存放在制剂室，由制剂室根据生产情况领用并在原材料物料卡上登记，生产后检验、贴标签。每批产品填列一张生产单，罗列该批产品使用的原材料及产出。在制剂室出库移交产品给药库时，同时移交生产单。库房会计根据移交的生产单确认原材料转出及产品入库。对于存放在制剂室库房的未及时办理领用或结转手续的半成品和产成品，应准确、及时地反映半成品及在库产成品价值。同时，合理安排制剂产品生产，进一步优化医院制剂的品种结构，突出重点领域与品种，避免盲目追求品种数量，改变小而全、多而散的状况。考虑将一些制剂消耗量少的品种由市场销售同类产品代替，使制剂生产人员拿出更多的精力开发新的制剂品种，为临床提供更好的服务。

4.3　将制剂工作与科研、开发工作结合

医院制剂被誉为新药的摇篮，在新药开发方面有得天独厚的优势，但一般医院制剂室由于资金和研究人才匮乏，注册新制剂有诸多困难，需要完成十几项申报资料，花费巨额资金，消耗大量的人力和物力，周期长，风险大，研发新产品成本高。因此，在医改新形势下，如何有效地将制剂工作与科研、开发工作紧密结合，充分发挥和利用医院制剂室的设备，以管理促效益，研究开发新的制剂，促使医院制剂室从生产供应型向技术研究型转变，这将是今后医院制剂室发展面临的一个新的机遇和挑战。

4.4　社会效益与经济效益相结合

制剂是医院药学的重要组成部分，医院制剂的发展，既要注重经济效益，更要注重社会效益。虽然医院不把制剂产品创收放在第一位，但仍应注重成本效益分析，寻求降低产品成本的最佳途径；不断挖掘增产节约的潜力，提高管理水平和整体经济效益，对于疗效确切、价格低廉又深受患者欢迎的处方，政府部门应对知识产权给予保护，以进一步提高社会影响力，对于个别无经济效益且市场已有替代品的制剂，应逐步停止生产。

作者简介：王阿贞，浙江大学医学院附属儿童医院财务科，会计师

E－mail：3802626@ qq. com

A 医院关于物业服务费的分析与建议

【摘要】目的：通过物业服务费分析，为物业服务重新招标采购提供参考。方法：主要采用实地调查、现场访谈、财务数据分析等方法，分析物业服务成本定价的合理性。结果：通过充分了解物业合同及执行情况，发现存在的问题，提出下一阶段物业服务管理的建设性建议。

1. 背景

医院的物业服务外包已成趋势。医院实施物业服务社会化的目的在于通过专业物业机构提供物业服务，配置资源，提高服务质量，降低办医成本。同时通过招标带来的行业竞争，使医院享受到物业服务社会平均成本。而在实际运行过程中，往往存在信息不通畅与不对称的情况。不同的医院、不同的物业服务公司，其物业服务价格的高低、服务成本的合理性、服务质量等参差不齐。若对物业管理机构选择不当，不仅无法提高物业服务质量与效率，反而会增加更多的风险。

近年来随着用工成本日益提高，物业管理费大幅度增长。又值 A 医院物业服务合同即将到期，重新招标物业摆到议事日程。为此，财务科组织人员对目前物业管理及其服务进行专题分析，旨在详细了解医院的物业管理服务费用构成、合同及执行情况，分析物业服务成本定价的合理性，为物业服务重新招标采购提供参考。

163

2. 现状及问题

2.1 物业服务费支出情况

A 医院 2015 年物业服务费支出 7118.45 万元，增长 29.80%。主要是保洁与服务费的增加，百元医疗收入物业管理费也呈上升趋势。除新院区（A 医院 B 院区逐步启用，医疗用房面积扩大 17 万平方米）因业务增长带来保洁服务费相应增加外，还与各物业服务合同的多次上调工资密切相关。

表 1　　　　　　　　物业费支出同期比较　　　　　单位：万元

项目	2015 年	2014 年	增（减）额	增（降）幅%
物业管理费（同口径调整后）	7118.45	5484.05	1634.40	29.80
百元医疗收入物业管理费%	1.80	1.66	——	0.15

2.2 物业服务合同情况

A 医院目前执行的主要有四个保洁与运送服务合同：《AM 公司支援管理服务协议》、《KY 物业 J 院区支援管理服务协议》、《KY 物业 B 院区支援管理服务协议》、《杭州 WY 眼科中心保洁服务合同》，分别由 AM 服务产业（中国）有限公司、KY 物业管理股份有限公司、WY 有限公司三家物业服务公司提供服务，其中 AM 公司为续签合同（上一合同期为 2011 年 5 月 1 日至 2014 年 4 月 30 日）。表 2 为上述各服务合同的明细情况。

A 医院上述 4 份合同，按现行物业服务费支付，每月约为 436 万元，如不考虑调价和新开病房增加人员等因素，预计 2016 全年需支付 5235 万元。由表 2 可以看出，A 医院的四份保洁运送服务人均费用不一，从最初签订的合同人均费用以及现在执行的最新人均费用看，AM 公司为最高，WY 公司为最低。

2.3 人均费用变动及原因

AM、KY 公司的服务项目，自 2014 年合同执行以来，共经

| 表 2 | | 物业服务合同情况 | | | | | | 单位：元 |

服务方	合同期间	合同			2015 年最新			两年来人均增资金额
		合同金额/月	编制人数	人均费用/人月	合同金额（2015 年 12 月最新）	编制人数	人均费用/人月	
AM 公司	2014.5.1 起两年	1316011	346	3803.5	1488544.62	346.71	4293.34	489.84
KY 公司（J 院区名义）	2014.5.1 起两年	1165000	399	2919.80	1333051.34	399	3340.98	421.18
KY 公司（J 院区实际）	2014.5.1 起两年	1165000	319	3652.04	1333051.34	319	4178.84	526.81
KY 公司（B 院区名义）	2014.6.1 起两年	812702.25	270.45	3005	1432380.22	417.54	3430.52	425.52
KY 公司（B 院区实际）	2014.6.1 起两年	812702.25	222	3660.82	1432380.22	370.09	3870.36	209.54
WY 公司	2014.5.1 起两年	108259	36.5	2966	108259	36.5	2966.00	0.00
月合计					4362235.18	1072.3		

注：KY（名义）、KY（实际）的区别在于编制人数的计算口径不同。"名义"采用合同中做五休二标准的用工人数，"实际"采用合同中按做六休一计算的实际用工人数。按"实际"人数进行社保基数、最低工资的调整。

历了 4 次人均费用上调。时间节点分别为 2014 年 7 月 1 日、2014 年 8 月 1 日、2015 年 7 月 1 日、2015 年 11 月 1 日。调增事由：社保基数上调整、杭州市最低工资标准上调。具体上调幅度见表 3。

表3   **2014 至 2015 年历次增资幅度**

时间	调整金额/元人	加税费%	增资合计/元人	增资事由
2014 年 7 月 1 日	64.62	5.60%	68.24	社保基数由 2004.35 元上调至 2225.65 元
2014 年 8 月 1 日	180	5.60%	190.08	杭州最低工资由 1470 元上调至 1650 元
2015 年 7 月 1 日	44.25	5.60%	46.73	社保基数由 2225.65 元上调至 2418.60 元
2015 年 11 月 1 日	210	5.60%	221.76	杭州最低工资由 1650 元上调至 1860 元
2014—2015 年增资合计	498.87		526.81	

由于物业公司给出的编制人数与实际岗位人数是两个不同的概念，故各物业公司的实际人均费用上调金额略小于或等于526.81 元，两年来增资幅度见表4。

表4   **各物业服务合同增资幅度**

服务方	编制人数（人）	合同人均费用（元/人月）	2016 年最新人数（人）	2016 年最新人均费用（元/人月）	两年来人均增资金额（元）	两年来增资幅度（%）
AM 公司	346	3803.5	346.71	4293.34	489.84	12.88
KY 公司（J 院区名义）	399	2919.80	399	3340.98	421.18	14.43
KY 公司（J 院区实际）	319	3652.04	319	4178.84	526.81	14.43
KY 公司（B 院区名义）	270	3005	417.54	3430.52	425.52	14.16
KY 公司（B 院区实际）	222	3660.82	370.09	3870.36	209.54	5.72
WY 公司	36.5	2966	36.5	2966.00	0.00	0.00

2.4 物业公司员工工资调查

2.4.1 物业公司员工工资

鉴于在执行合同中颇具争议的"按杭州市最低工资标准调整相应的额度予以增加或减少合同费用"问题，A 医院后勤服务中心协请 AM 公司提供 5 名员工的工资单（该五名员工均在岗 5 年以上），从工资单看，AM 公司员工的工资主要由基本工资、月度绩效、职位补贴、加班费等四项组成，工资项目中除加班费外，均属于最低工资标准口径范围。从提供的工资单看，该 5 名员工的"最低工资标准项目合计"2017——2617 元不等，均已超过杭州市最低工资标准（1860 元）；加班费占工资总数的比重较大，部分人员的加班费甚至超过了基本工资，最高一人的加班费甚至达到了 2500 多元，明显高出"做六休一"的正常加班费。

表5   **AM 公司员工工资**   单位：元

员工编码	姓名	基本工资	月度绩效	职位补贴	其他	最低工资标准项目合计	加班费	应发合计	社保扣款	个税扣款	实发合计
HAZH0308	周×琴	1860	157			2017	569.24	2586.24	245.86		2340.38
HAZH0280	张××	1860	157	400	200	2617	2322.4	4939.4	257.95	35.44	4646.01
HAZH0299	常××	1860	137	200		2197	2546.89	4743.89	245.86	29.94	4468.09
HAZH0170	辛××	1860	157			2017	448.98	2465.98	245.86		2220.12
HAZH0174	周×芬	1860	157	200	220.41	2437.41	1141.16	3578.57	245.86		3332.71

2.4.2 人为调整最低工资标准

最低工资标准是指劳动者在法定工作时间或依法签订的劳动合同约定的工作时间内提供了正常劳动的前提下，用人单位依法应支付的最低劳动报酬。月最低工资标准适用于全日制就业劳动者。不包含的项目：（1）延长工作时间工资；（2）中班、夜班、高温、低温、井下、有毒有害等特殊工作环境、条件下的津贴；（3）法律法规和国家规定的劳动者福利待遇等。

AM公司在工资项目设置上，有刻意迎合最低工资标准，提高加班工资在工资中的金额占比之可能。从AM公司"做六休一"的工作时间安排看，正常情况下加班费不会成为月收入的重要组成部分，更不会在月收入中占那么大的比重。

AM公司在工资项目设置上人为迎合最低工资标准的情况也为其他物业服务公司效仿，成为普遍存在的问题。

2.5 兄弟医院物业人均费用情况

后勤服务中心对兄弟医院的物业服务付费情况进行了咨询比较，情况如表6。

表6　　　　　兄弟医院物业服务人均工资情况

医院名称	物业公司	人均工资（元）	备注	其他说明
B医院	自管（MD）	3376	未含物料支出、加班费按国家标准发放	做六休一（合同中不标注）、含税、社保和最低工资根据国家政策调整
C医院	上海YG（B院区）	3742		
	上海ZC（H院区）	3500		
D医院	上海JC	4000		
F医院	AM公司	3922		
A医院	AM公司	4293		
	KY公司（J院区）	4179		
	KY公司（B院区）	3870		
	WY公司	2966		

从兄弟医院调查结果及A医院各物业公司比较结果看，A医院的WY公司人均费用最低，A医院AM公司的人均费用最高。

2.6 发现的问题

2.6.1　AM公司对最低工资标准的理解有待商榷。最低工资标准的相应法律政策明确规定了最低工资标准的含义及不包括项目，最低工资标准应是包括基本工资、绩效、职务补贴等项目的工资合计，而不是单纯的一项基本工资的概念。

2.6.2　最低工资调整的人员范围有瑕疵。员工实际到手工资远高于最低工资标准，应该严格区分是否低于最低工资标准，仅就工资合计低于最低工资标准的人员进行差额调整。

2.6.3　物业员工社保参保人数不实。A 医院对 AM 公司员工的年龄分布情况作了调查。从员工年龄层看，超龄员工（无须继续缴纳社保）比例为 27.6%，应缴纳社保的员工比例 72.4%（实际缴纳社保的比例更低）。举个例子，A 医院现行支付的 AM 公司员工的社保费 24 万元/月，AM 公司实际为员工缴纳的仅 12 万—15 万元，单此一项 A 医院每月多支付 9—12 万元。

3. 讨论及建议

3.1　严格执行政府采购管理规定，规范物业服务合同采购

严格遵守法律法规规定，确保招标采购规范运行。到期的物业服务合同重新实行政府招标采购，通过招投标引导服务机构展开有序竞争，为医院选择优质高效的物业管理服务提供足够的样本。与此同时，规范采购实施程序，切实加强采购的过程监督管理。

3.2　选择性价比合适的物业服务公司

从分析结果看，AM 公司的合同人均费用及调增后的现行人均费用明显高于兄弟医院以及 A 医院合作的其他物业公司。专业医院后勤服务在国内为新兴行业，公司素质、公司专业性、服务内容参差不齐，如选择不当，不但不能提高医院物业服务管理水平，甚至影响对医疗第一线的保障。建议在选择物业服务公司时综合考量物业服务成本与服务质量，通过合理的评标方法引导竞标公司展开有序竞争，为医院选择优质高性价比的物业管理服务主体。

3.3　在新商务标书中明确最低工资标准的认定

关于最低工资标准调整等内容应在商务标书中予以明确，相关部门要做好审核把关工作，避免对方钻漏洞。与此同时，根据

服务性质不同，对服务人员的要求不同，基于尊重知识、尊重人才的考虑，应区分技术性人才与普通重复性劳动人员，并且在薪酬水平上体现差别，避免简单一刀切。

3.4 按实际参保缴纳人数支付人员社保费

工作无技术含量、文化水平低，年龄偏高，人员流动大是整个物业服务行业的特点。针对普遍存在的医院多付社保费问题，应核定实际参保人数，提请物业服务方提供缴纳清单，按实际缴费清单支付社保费及社保基数上调增资金额。对此建议在新商务标书中明确"按实际参保缴纳人数支付人员社保费"内容。

综上所述，A 医院物业管理服务即将到期，从执行政府采购文件的规范性以及物业管理成本及服务考虑，进行新的物业管理服务政府集中招标采购，修订相关商务标书条款，保障医院合理利益，控制物业管理成本，尽最大限度实现服务成本与效益双赢。

作者简介：施慧芳：浙江大学医学院附属第二医院财务科，高级会计师

E – mail：shf 9210@ 163. com

医院后勤外包服务现状分析及管理对策

【摘要】 目的：通过对宁波市 5 家医院后勤外包服务的现状分析，客观反映管理中存在的问题，并提出解决对策。方法：通过分析后勤外包费用的结构变化，以及医院之间外包服务费用的比较，并通过与相关人员的座谈和现场查看资料的方式，全面了解后勤外包服务情况。对策：通过对外包服务的质量监管，培育承包方的医院文化认同感，加强后勤管理培训等方式，提高后勤外包服务的满意度，并探索新的后勤外包服务管理模式。

后勤服务作为医院的保障和支持系统，在协助完成医教研任务中发挥着重要的作用。目前，宁波市大型公立医院后勤服务以外包模式为主，即由专业服务公司或社会物业公司来承担，医院后勤管理的工作性质在相当程度上已经从过去的培养自己人干，到现在的监督和管理外包公司干。后勤外包在为医院发展提供强有力支持的同时，也存在不少问题和矛盾。为此，本文对 5 家医院的后勤外包服务进行专题分析，并提出管理对策。

1. 医院后勤外包服务费用现状

目前，宁波市大型公立医院后勤服务以外包模式为主，实现后勤整体化的剥离。这些专业公司与医院签订外包服务合同，服务内容涉及保洁、运送病人、保安、洗涤、后勤设备维保、绿化和医疗废弃物处置等。

1.1 后勤保障费用支出情况

从 2013 年 12 月 28 日起，宁波市级公立医院全面实施医改，即对西药、中成药和单价超过 2000 元以上的医用高值耗材按实际进价实行"零差率"销售；并按照"总量控制、结构调整"的原则，在继续控制均次医疗费用的前提下，通过调整部分医疗服务价格来弥补部分药品差价收入。由于医院后勤保障费用一般通过床位费的收取来弥补，而此次医改未对床位费进行调整，故本文通过对医改前后三年（2013、2014、2015 年）5 家医院后勤保障费用支付情况的比较，反映医院在后勤服务上的投入支出情况，探讨调整医院床位费的可能性。

表 1　　　医改前（2013 年）医院后勤保障费用支出情况　单位：万元

项　　目	A 医院	B 医院	C 医院	D 医院	E 医院
1. 医疗业务成本	107565	114997	123772	61056	70657
2. 后勤保障费用	1418	1641	2047	1446	1608
其中：保洁运送	748	993	1130	936	883
保安	170	170	342	150	180
洗涤	215	225	235	180	216
后勤设备维保	162	112	160	99	240
绿化	9	7	19	8	3
医疗废弃物处置	114	134	161	73	86
3. 后勤保障费用占医疗业务成本比例（%）	1.32	1.43	1.65	2.37	2.28
4. 医疗收入	97712	108811	114345	55697	62055
5. 百元医疗收入后勤保障费用（元）	1.45	1.51	1.79	2.59	2.59
6. 每床日后勤保障费用（元）	15.10	14.10	18.10	21.30	16.20

1.1.1　从表 1 和表 2 的数据显示：5 家医院从 2013 年到 2015 年后勤保障费用年支出在 1418 万—2674 万元之间，每年分别增长 19.83% 和 7.80%，最多的 E 医院一年的费用支出达 2674 万元，医院后勤保障服务需求具有很大的市场规模。

表 2 医改后两年（2014—2015 年）医院后勤保障费用支出情况

单位：万元

项 目	A 医院		B 医院		C 医院		D 医院		E 医院	
	2014	2015	2014	2015	2014	2015	2014	2015	2014	2015
1. 医疗业务成本	118873	127609	127155	133742	140640	148525	69340	71440	82795	91790
2. 后勤保障费用	1818	1911	1781	2009	2183	2389	1462	1558	2534	2674
其中：保洁运送	1033	1040	1094	1222	1155	1277	944	1036	1482	1598
保安	218	263	179	198	437	415	108	189	339	412
洗涤	237	234	209	236	255	276	214	155	237	262
后勤设备维保	204	181	143	155	150	186	110	110	349	151
绿化	9	12	19	16	17	15	5	6	28	19
医疗废弃物处置	117	181	137	182	169	220	81	62	99	232
3. 后勤保障费用占医疗业务成本比例（%）	1.53	1.50	1.40	1.50	1.55	1.61	2.11	2.18	3.06	2.91
4. 医疗收入（万元）	109067	111776	120742	124860	130653	134583	63471	64387	73127	75314
5. 百元医疗收入后勤保障费用（元）	1.67	1.71	1.48	1.61	1.67	1.78	2.30	2.41	3.47	3.55
6. 每床日后勤保障费用（元）	19.44	19.34	15.72	17.62	18.85	19.94	21.28	23.01	24.39	25.23

1.1.2 5 家医院后勤保障费用呈逐年上升趋势，这既有医院规模扩大、医疗业务增长带来的原因，也与近年来浙江省连续调整最低工资标准，人工成本增加有关。

1.1.3 5 家医院受医疗服务价格调整因素影响，医疗收入增长均在 10% 以上，而同期的医疗业务成本也同比例增长。2015 年受政府"控费"等政策因素影响，5 家医院的医疗收入增长均在3%以下，而同期的医疗业务成本增长7%，超过医疗收入的增长，说明医院的运行成本在增加，"百元医疗收入后勤保障费用"分析指标的变化也印证了这个观点。

1.1.4　5家医院"每床日后勤保障费用"也在逐年增加。目前市级公立医院的3人间床位收费标准在40—60元之间（各家医院新、老住院楼有区别）。而5家医院2015年每床日后勤保障费用最高的25.23元，最低的也有17.62元，平均为21.03元，说明床位费收入的一半要用于支付后勤保障费，如加上能源和被服消耗，床位费基本没有结余，这对取消药品差价收入的公立医院可持续发展增加难度。因此，对现行公立医院床位费的调整也迫在眉睫。

1.2　后勤外包服务管理现状

1.2.1　服务价格差异大。目前，宁波市级医院的后勤外包服务都是由各家医院自主选择物业公司，并签订外包服务合同。由于没有统一的招投标平台，价格信息不畅通，使得各家医院的服务价格差异很大，后勤管理资源没有有效利用。

1.2.2　医院对外包公司的监管考核不完善，服务满意度不高。外包公司以招工难、用工费用上涨等理由，未按合同约定配备足够的工作人员，导致服务不到位，尤其是保洁运送方面。

1.2.3　绝大多数后勤服务属劳动密集型，技术含量不高，从业人员普遍文化低。尽管医院每月支付给各外包公司的每人次费用3000—4000多元，但公司会以社会保障缴费、管理费、税金、利润等名目克扣，服务人员实际拿到的报酬较低，造成人员流动性较大，服务质量难以保障。

1.2.4　后勤服务外包后，医院职能科室参与度低，没有有效监管，出现问题时协调反应迟钝、缺乏回应性等。

1.2.5　部分后勤服务项目，如洗涤、医疗废弃物处置等外包公司数量较少，医院选择的余地小。

综上所述，医院后勤对外包服务投入大，但结果不尽如人意。而后勤保障费用的快速增长，已经超过医疗收入的增长速度。如何在既保证医疗服务质量，又做到成本效益最大化，是医院管理者需要思考的问题，也是医院发展不容忽视的问题。

2. 后勤外包服务管理对策

2.1　探索新的后勤服务外包经营模式。目前，后勤保障服务项目均由各家医院自主招标，没有形成规模效应，导致单位成本高，且各家医院相互比较，造成招标单价越招越高。建议由卫生主管部门集中招标，形成规模效应，节省成本，并进行标准化管理。也可以考虑模拟二级法人，成立后勤服务中心或公司，独立核算、自负盈亏，在服务公立医院的同时，争取税收等优惠政策。医院在支付后勤公司相同水平服务费用的同时，可在合同中明确服务人员应得的收入，保证服务人员必要的薪酬水平。医院成立的后勤服务公司在保证行业内服务的前提下，可积极开展对外服务，将剩余的供给能力对外输出。小医院也可以由各家医院的后勤部门自愿横向组合，建立联合体，成立后勤服务集团，成为独立的经济实体，积极面向市场，向社会提供各种服务。

2.2　加强后勤外包服务质量的监管。医院后勤管理服务内容多、环境复杂、专业性强，要提高服务质量和满意度，相关职能科室必须加强监管，彻底改变当前参与度低、监管不力，甚至缺乏必要的考核指标及奖罚制度的现状。

2.2.1　后勤外包服务不是简单地将工作推给别人，更不等于完全放权，要有效地行使监管职责。B 医院于 2014 年专门成立后勤物业管理科，对医院后勤外包服务进行监管。这一做法值得借鉴。

2.2.2　后勤服务要全过程管理。首先，慎重选择外包服务公司，除了考虑成本等经济因素外，更应考察其管理模式和服务质量。在服务意向确定后，服务合同中要对服务职责范围有明确的规定，详细制定服务标准、满意度考核指标、奖惩规定等，双方形成有效的监管和制约措施。其次，要对日常后勤外包服务质量进行动态实时监控，一旦发现问题，及时与外包服务公司协商解决。

2.2.3 引入科学的质量管理模式。可以通过 PDCA 持续质量改进模式，提高医院后勤服务质量；也可以通过"6S"管理手段，达到提升服务质量的目的。

2.3 培育外包服务公司的医院文化认同感。医院后勤服务不同于一般物业管理，服务对象具有特殊性。这就要求后勤外包服务公司除了要有一般物业管理服务功底外，还要有与医学相关专业学科的理论实践基础，树立"以病人为中心"的服务理念。因此，医院要在后勤服务流程设计、服务人员培训时灌输优质服务理念，培育起他们对医院的归属感和为病人服务、参与救死扶伤的责任心和成就感。

2.4 加强后勤管理日常培训。对医院后勤部门而言，需要做的不仅仅是对流程的严格监督和控制，还需要对外包服务公司人员进行培训，让他们能理解、领悟医院精细化的管理流程，并严格遵守既定的作业标准。

作者：刘海容、许幼峰、孙定和、翁跃松、聂晟、钮雁文

第一作者简介：刘海容，宁波市第一医院财务科长，高级会计师

E – mail：dyyy22004@ sina. com

两种服务管理模式下的食堂经济
运行分析及管理对策

【摘要】目的：通过对比分析当前医院食堂服务管理的两种常见模式（服务托管和自主经营），探索更加科学的食堂管理模式。方法：将两种服务管理模式下的食堂财务统计数据和关键指标进行对比分析，真实展现各自的经营成果。结果：服务托管模式下的食堂在经济效益、成本管控和创利能力上优于自主经营模式下的食堂。结论：服务托管模式是一种可以推广应用的食堂管理模式。

作为后勤实体——食堂是医院福利的载体，既要提高职工满意度，提供美味、可口的菜肴；又要实现物有所值，降低不必要的成本支出。为探索一种更加科学的食堂服务管理模式，2015年 S 医院在 A 院区食堂实行自主经营模式（简称 A 模式，下同）的同时，开始在 B 院区食堂试行服务托管模式（简称 B 模式，下同）。本文对两种服务管理模式下食堂的财务数据进行汇总统计，通过同口径全成本核算对比分析，真实反映不同管理模式下的食堂经营成果。

1. 对象与方法

1.1 分析对象

本文以 S 医院 2015 年食堂报表数据及相关统计报表为样本，分析 A、B 模式食堂经营情况。A、B 两院区食堂人员基本情况见表 1，表 2。

A 模式：医院自主建立食堂，购进食堂经营的一切物品、负责招聘食堂的工作人员等，食堂由医院行政任命的管理人员负责管理经营。

B 模式：医院通过公开招标，选定一家经验丰富、信誉良好的后勤管理公司，医院免费提供食堂设施设备和用房，后勤管理公司派驻管理团队人员，为医务人员、病员、病员家属提供大众餐饮、特色餐饮服务。

表 1　　　　　　　　　　食堂用工情况　　　　　　　　　单位：人

项目	A 院区	B 院区
在职职工	5	4
临时工	24	—
派驻人数	—	48
离职人数	—	30
面积（m²）	1232	3285

表 2　　　　　　　　　　食堂人员学历情况　　　　　　　单位：个

人员学历	在职职工		临时工	派驻人数
	A 院区	B 院区	A 院区	B 院区
本科	4	3	—	—
大专	1	1	—	5
高中	—	—	1	6
初中	—	—	15	11
小学	—	—	8	26

1.2　分析方法

采用因素分析法、比率分析法等，以 2015 年 1 月 1 日至 12 月 31 日为分析报告期，将食堂收入、成本归类汇总，对两院区食堂的相关指标数据进行对比分析。

1.2.1　食堂经营收入。主要包括职工餐费、陪客餐费、病人餐费等。A、B两院区经营状况见表3，表4。

1.2.2　食堂经营成本。主要为食堂用工人员经费（含服务托管费）、各类主副食品和其他公共经费支出等。

1.2.3　食堂固定成本。主要为维持现有规模（食堂人员、场地）前提下人员经费支出和房屋、设备折旧支出。

1.2.4　食堂变动成本。主要为各类主、副食品和其他公共经费支出。

表3　　　　　　　2015年经营收入情况　　　　单位：万元

模式	主营业务收入				人均主营业务收入
	职工餐费	陪客餐费	病人餐费	收入合计	
A	329.40	129.78	79.92	539.10	18.59
B	650.64	261.56	367.85	1280.05	24.62

表4　　　　　　　2015年职工刷卡消费情况

模式	职工刷卡消费收入（万元）	就餐人次（万人次）	每餐均价（元）
A	309.38	43.88	7.05
B	590.77	72.84	8.11

表5　　　　　　　2015年成本支出

模式	固定成本（万元）		变动成本（万元）		食堂经营成本（万元）	百元收入消耗人员经费（元）	百元收入消耗材料（元）
	人员经费	房屋、设备折旧	主副材料支出	其他公共经费支出			
A	172.89	23	372.81	27.02	595.72	32.07	69.15
B	325.12	46.3	681.88	128.68	1181.98	25.4	53.27

注：B模式人员经费由食堂用工经费支出33.98万元和服务托管费291.14万元组成。

表6   2015 年盈利分析

模式	盈亏（万元）	结余率（%）	边际贡献率（%）
A	− 56.62	− 10.5	25.83
B	98.07	7.66	36.68

2. 结果

2.1 运行管理

A 模式是比较传统的食堂经营模式，是医院福利的载体，因此，在食品安全、饭菜价格等方面都体现此特点。B 模式是医院和中标公司形成的合作关系，医院将食堂的生产、经营委托公司管理，并对公司设定职工综合满意度＞70%、收支平衡、食品安全等考核指标。但食堂负责人仍由医院任命，负责食堂的监管。在模式上既兼顾福利性，又引入市场竞争机制，是一种尝试。

2.2 服务能力

表 3 数据显示：A 模式食堂主营业务收入为 539.1 万元，B 模式为 1280.05 万元；人均主营业务收入 B 模式为 24.62 万元，比 A 模式多收入 6.03 万元。

表 4 数据显示：职工刷卡消费收入 B 模式 590.77 万元，比 A 模式多收入 281.39 万元，与 B 模式就餐人次同比增加 28.96 万人次和每餐均价同比增加 1.06 元有关。

财务人员采用因素法分析得出：B 模式增加的就餐人次贡献收入 204.17 万元，占总增量收入的 72.56%；由于每餐均价增加 1.06 元，贡献收入 77.22 万元，占总增量收入的 24.43%。因此，服务托管模式下的 B 模式食堂，在菜色品种、花样、口味上能吸引更多的职工就餐，职工也愿意花更多的钱。

2.3 成本管控

表 5 考核食堂的成本管控指标主要有：百元收入人员经费和百元收入消耗材料。2015 年 B 模式食堂经营成本为 1181.98 万元，

为 A 模式的 1.98 倍；百元收入人员经费为 25.4 元，比 A 模式减少支出 6.67 元；百元收入消耗材料 A、B 模式分别为 69.15 元和 53.27 元，B 模式比 A 模式食堂在材料消耗上管控成效更明显。

2.4 盈利能力

由表 6 数据可见：A 模式亏损 56.62 万元，结余率为 −10.5%，边际贡献率仅为 25.83%。如 A 模式不改变现有的成本结构（见表 5），要扭亏为盈，收入需达到 758.38 万元，即增长 40.68%。B 模式盈利 98.07 万元，结余率为 7.66%，边际贡献率为 36.68%，创利能力保持较高水平。

3. 讨论

3.1 优势劣势比较

3.1.1 强化内部管理，提高满意度。A 模式食堂自主经营模式的最大特点是：服务无偿化、食堂福利化，食品安全比较有保障；但职工的利益得不到很好的保障，如，食堂提供的饭菜花样单调，菜肴更新不够，服务质量提高没有动力等。而 B 模式食堂采用服务托管模式，公司为了达到预定的目标利润，只能通过优化服务项目，提高餐饮质量，增加花色品种，不断调整口味来满足不同人群的就餐需求，从而增加食堂主营业务收入。

3.1.2 合理配备人员，节约人工成本。A 模式食堂人员成本管理意识比较薄弱，当食堂规模缩小想减少人员时，顾虑临时工聘用合同未到期无法清退和其他一些原因未及时转岗，导致百元收入人员经费支出较高（32.07 元）；而 B 模式食堂除了 4 个管理员为医院职工，大多数是派驻人员。为了优化人员配置，公司会根据实际就餐人数的变化和经营季节，动态地调整劳动用工，防止人浮于事的状况。

3.1.3 规模化运作，提高经济效益。A 模式食堂进货渠道较随意造成原材料成本较高；出入库管理不完善，原材料损耗严重，最终导致百元收入消耗材料居高不下。而 B 模式食堂认真执行物资采购、保管、使用的管理规定，通过规模化运作，从而在采购、生产、经营等方面实现质量的全面提升。B 模式食堂对大额、大批量的物资采购通过公开招标的方式，规范采购流程，既保证物资质量，又选择合理的性价比。同时，采购人员熟悉米、面、油等农副产品价格市场行情，遇到价格下调时会提前储备，从源头上降低采购成本。

3.2 服务托管模式的不足之处

3.2.1 人员素质低，流动性大。食堂工作量大，工作内容枯燥，客源稳定。B 模式食堂为了降低人员成本，聘用年龄大、文化程度较低的临时工或外来务工人员（见表2），一年内辞职30 人，人员流动性较大。

3.2.2 短期行为明显，存在违规操作现象。由于 S 医院与托管服务公司签订的是一年期合同，食堂设施设备等硬件由医院无偿提供，因此该公司人员缺乏长期合作精神，操作过程中不爱护设备，造成设备非正常损耗，从而使医院遭受不必要的损失。

3.2.3 信息化管理有缺陷。B 模式食堂对信息化建设重视不够，给财务内控管理带来隐患。如食堂消费软件显示的职工饭卡余额是动态变化的，与财务账上月末反映的饭卡余额无法核对，资金安全难以保障；食堂打卡机可以脱机使用，联机时却根据消费时间增加收入数据，意味着脱机消费间隔一段时间才联机，后台对这段间隔时间内的原始数据变更未做任何提示，易造成食堂收入统计漏洞，而使收入不完整。

3.3 管理对策

通过食堂服务托管模式和自主经营模式的成效对比分析，本文提出如下管理对策：

3.3.1 医院管理者要转变观念，积极引进服务托管模式，让有经验、服务良好的专业公司管理食堂。有些医院担心引入社会企业后，会减少食堂收益，因此，不肯把业务交给社会企业做。其实，在比较成熟的法律环境下，随着行业逐渐成熟和企业自律的增强，医院合理利用企业的优势，彼此扬长避短，是可以实现双赢目标的。

3.3.2 建立严格的准入制度，寻求长期合作伙伴。医院需建立完善的招标流程和严格的准入制度，通过公开招标，全面审核投标方的经营管理水平、技术水平、资质信誉、成功案例等，经过层层把关，把社会上资质过硬、经验丰富、管理规范、口碑良好的服务托管公司吸引到医院来，为职工提供安全卫生的食品和良好的服务。

3.3.3 签订一份详细、操作性强的合同。医院与中标公司签订委托经营合同时，要明确双方各自的权利和义务，明确委托管理事项，特别要写明食品安全、餐饮质量要求、违约责任等；列明消防安全、用工规范、设施管理、服务承诺、管理考核机制和处罚办法。

3.3.4 加强监管，规范食堂物资管理程序。建立严格的采购询价制度，年采购数额超过 10 万元的物资（米、油、肉、副食品等）通过公开招投标，选择质优价廉供应商。完善物资管理制度，加强物资验收，准确填写物资验收单并及时入库。为了保证账实相符，应建立有效盘存制度，每月有盘点，年终全面清查盘点；引进比较成熟的物资管理软件，规范化管理发票、应付款项等。坚持关键岗位人员定期轮岗（如食堂物资采购人员、验收人员和食堂出纳），相互牵制与制约，实现对食堂物资管理全过程监控。

3.3.5 升级信息软件，加强财务内控管理。对于软件使用中发现的漏洞，要及时通知软件公司处理，及时升级信息软件，使财务信息能准确反映食堂经营真实状况。要加强财务日常监管力度，把好食堂凭证审核关；要定期做好食堂经营情况分析，关注成本变动趋势，确定成本控制目标，切实做好食堂财务管理的规范化控制。

作者简介：夏静，浙江大学医学院附属儿童医院财务副科长，高级会计师

E–mail: funday2008@163.com

·专家点评·

创新后勤服务模式　提升医院管理水平

公立医院改革对医院后勤保障服务提出了更高、更新的要求。食堂作为医院的后勤实体，需要为职工、病人及病人家属提供满意可口的伙食，提升职工的满意度，同时满足病人及家属的需求。因此，加强医院食堂管理意义重大，必须积极创新服务模式，提升管理水平，提高服务质量，为医院运行和发展提供更好的保障服务。

"两种服务管理模式下的食堂经济运行分析及管理对策"一文，通过同口径全成本核算，真实反映服务托管和自主经营两种模式下的食堂经营成果，研究主旨明确，论据充分，思路清晰。该文以 S 医院 2015 年食堂报表数据及相关统计报表为样本，采用因素分析法、比率分析法等，将两种服务模式下的 S 医院 A、B 院区运营管理、服务能力、成本管控和盈利能力等数据进行对比分析，结果显示服务托管模式下的食堂在经济效益、成本管控和创利能力上优于自主经营模式下的食堂。

该文在创新食堂管理模式分析上是一次新的尝试，但选取的样本（A、B 两模式）在人员结构、食堂收支结构等方面存在较大差异，从而难以剔除样本的差异性对研究结果的影响。若能将同一院区实施服务托管模式下的财务状况与历年自主经营模式下的财务状况进行纵向对比，以减少样本差异的影响，会使研究结果更具有说服力。总体而言，这仍然是一种可以推广应用的食堂管理模式。当然，对一家医院而言，究竟选择哪种食堂服务管理模式，应因地制宜，绝不能搞"一刀切"。

卫生经济研究杂志社副主编、编审　徐芸

第五章

着力精准管理 助推绩效提升

营改增对医院经济运行的影响分析及管理对策

【摘要】目的：掌握实施营改增税收政策对医院经济运行产生的影响。方法：通过查找文件、文献、制度规定及结合医院的特点，进行梳理和分析。结果：营改增后，医院在议价谈判、合同管理、发票管理方面有很多问题需要关注。结论：充分梳理实施营改增对医院经济运行的影响，可使医院在经营管理中取得主动权。

财政部、国家税务总局规定自 2016 年 5 月 1 日起，在全国范围内全面推开营业税改征增值税（以下称营改增）试点。在此政策背景下，医院应全面梳理营改增的影响，并主动采取措施予以应对。

1. 营改增概述

增值税是以商品（含应税劳务）在流转过程中产生的增值

额作为计税依据而征收的流转税。增值税实行价外税，由消费者负担。

增值税纳税人分为小规模纳税人与一般纳税人，其主要差异如下：

差异内容	小规模纳税人	一般纳税人
计税方法	简易计税法 应纳税额 = 含税销售额 ÷ （1 + 征收率）× 征收率	一般计税法 应纳税额 = 含税销售额 ÷（1 + 税率）× 税率 – 进项税额 简易计税法（特殊业务可选择）
税率或征收率	适用征收率3%、5%	适用税率或征收率
使用发票	只能领购普通发票，增值税专用发票要到主管税务机关代开	可以同时领购增值税专用发票和普通发票

2. 营改增对医院经济运行及管理的影响分析

《营业税改征增值税试点过渡政策的规定》明确："医疗机构提供的医疗服务免征增值税收入"。但从医疗行业的多业态来看，增值税与医院仍有许多相关之处。

2.1 收入方面

在医院业务收入中，虽然医疗服务免税，但进修培训收入、房屋租赁、停车场收入等均需要缴纳增值税。年度纳税额500万元以下的，属小规模纳税人，适应征收率为3%；年度纳税额500万元以上的，属一般纳税人，按对应税率计算缴纳。需要说明的是，年度应纳税额500万元是一个总括的概念，而非指各单项。

2.1.1 进修培训收入，如属小规模纳税人，适用征收率为3%；如属一般纳税人，按6%计算缴纳，并注意可抵扣进项税，做好进项税发票的收集。

2.1.2　房屋出租按不动产经营租赁，如属小规模纳税人，按简易计税法 5% 计算缴纳；如属一般纳税人，按 11% 计算缴纳。2016 年 4 月 30 日前取得的不动产可按 5% 简易征收；4 月 30 日以后取得的，请具体查阅国税总局〔2016〕36 号文件，并注意可抵扣进项税，做好进项税发票的收集。

2.1.3　停车场收入，如属小规模纳税人，按简易计税法 5% 计算缴纳。

2.1.4　以经营租赁方式将土地出租给他人使用，按照不动产经营租赁服务缴纳增值税。纳税人转让 2016 年 4 月 30 日前取得的土地使用权，可以选择适用简易计税方法，以取得的全部价款和价外费用减去取得该土地使用权的原价后的余额为销售额，按照 5% 的征收率计算缴纳增值税。

2.2　经济合同

随着医疗卫生事业不断发展，经济活动日趋频繁，对外签订经济合同的数量也随之增多。合同涉及医疗专业设备、药品的采购，基建工程新建、改扩建和修缮投入，信息化系统软件配置，后勤社会化（物业管理、被服洗涤、停车收费、医疗垃圾处理、医用氧气供应等），科研项目合作，对外医疗技术整合（如成立病理、检验中心等），房屋场地出租出借等经营项目。

经济合同已成为医院经济管理的重要方面。因此"营改增"后许多涉税业务是通过经济合同订立的形式体现的，合同如何签订将直接关系到供货企业的税收结果，进而影响医院采购的定价。医院在签订经济合同时要根据最新行业的税收政策来斟酌、规范合同条款。

2.3　医疗设备的供应

医院大型医疗设备及各种耗材是资金流出的主要组成部分之一，此项资金支付管理也是医院财务监管的重要内容。医院向供应商购买医疗设备的全部成本中包含了增值税额。如果某些植入性材料所需的设备是由供应商免费提供给医院的，按照约定，医院需从该供应商处采购植入性材料；那么供应商向医院免费提供设备，会被认定为增值税法规定中的"视同销售"行为，增值税额是包含在实际成本中的。因此，对于这类业务，要谨慎交易从而降低相关税务风险。

2.4 基本建设工程和维修、修缮

医院建筑施工、安装工程中涉及的工程项目、材料购置等种类繁多，税率也参差不齐。从医院来讲，目前多数工程项目采用施工方总包方式，因此，了解建筑安装企业营改增后的成本构成，对工程造价、实际成本有着至关重要的影响。举例如下：

2.4.1 建筑材料费。其中钢筋和水泥宜采用增值税率为17%，还原成不含税价格后成本将减少14.5%，计算公式：$1 - 1 \div (1 + 17\%)$。

2.4.2 混凝土费用。一般建筑企业只能抵扣6%增值税，混凝土成本减少5.6%，计算公式：$1 - 1 \div (1 + 6\%)$。

2.4.3 建筑企业人工费。是工程总造价中重要的组成部分。建筑工程的劳务纯粹分包出去和提供劳务派遣服务，营改增对不同情况处理也不尽相同。

2.4.4 机械费。建筑安装企业机械费分为设备租赁费和自有设备维护修理费，"营改增"后有形资产租赁的增值税税率是17%。建筑行业税率提升幅度最大，不少项目层层分包，而且现阶段我国建筑业大多数是小微企业，取得进项发票有困难，这无形中提高了企业税负，降低了企业利润，从而增加医院工程造价。

2.4.5 部分建筑服务。以包清工方式提供的建筑服务、为甲供工程提供的建筑服务和为建筑工程老项目提供的建筑服务征税率为3%。如医院选择包清工和甲供材方式，则会对基本建设工程总造价核定、财务管理、会计核算等产生影响。

2.5 "三公经费"中的会务招待费

医院举办学术交流会议、继续教育班、专家接待时会发生餐饮费并取得发票，财务人员要按营改增后税率予以甄别。例如，取得餐饮业发票时要区分销售食品（外卖）需要缴纳17%增值税，而堂食则需要缴纳6%的增值税；对于酒店提供的免费餐饮服务（如住宿送早餐），因其是酒店的一种营销模式，且大多数酒店所提供的主要服务（住宿、会议活动费、餐饮）适用6%增值税税率，所以免费早餐不应列入视同销售范围。

2.6　外包派遣人员服务费

　　财税〔2016〕47号文件规定，纳税人提供人力资源外包服务，按照经纪代理服务缴纳增值税，其销售额不包括受客户单位委托代为向客户单位员工发放的工资和代理缴纳的社会保险、住房公积金。向委托方收取并代为发放的工资和代理缴纳的社会保险、住房公积金，不得开具增值税专用发票，可以开具普通发票。一般纳税人提供人力资源外包服务，可以选择适用简易计税方法，按照3%的征收率计算缴纳增值税。医院人事部门核定派遣人数后将增值税普通发票交与财务部门付款。

2.7　境外服务等费用

　　接受境外服务、无形资产或不动产，根据支付金额，按照适用税率代扣。但同时亦可抵扣，如属医疗服务等免税项目，则无抵扣。

3. 管理对策和建议

3.1　谨慎签订经济合同

　　3.1.1　明确与医院签订合同的主体是增值税一般纳税人还是小规模纳税人，明确采购业务是全部适用简易计税方法的老项目，还是既适用简易计税方法的老项目又适用于一般计税方法的项目。

　　3.1.2　增值税是价外税，价格金额后应标注（税）含，以免出现歧义。

　　3.1.3　付款条件中明确约定要求对方开具"增值税专用发票"还是"增值税普通发票"。

　　3.1.4　如果要求对方开具增值税专用发票，则在要求对方开具增值税专用发票时明确约定增值税率。

3.1.5 以医院为主体签订的合同，要争取先收到发票后付款。如经济合同约定先支付价款后提供发票的，建议在合同的违约责任条款部分增加对方如不能依照约定提供相应税率的增值税专用发票的违约责任。

3.1.6 经办部门草拟的对外经济合同，要经过相关部门审核；重大经济合同要经过法律顾问把关，以规避各种潜在的经营和政策风险；重大的经济事项，必须经过单位领导班子集体讨论并形成书面意见后，由法定代表人签订合同或由其书面授权人员代签合同，形成科学规范的议事决策机制。

3.1.7 签订境外服务合同时，应考虑代交税费问题，并在合同条款中予以明确。

3.2 科学使用税收政策

3.2.1 停车场承包收入。其适用征收率为5%，医院在计算标底时除测算车流量外，还要以最低人员成本、设施折旧、税费支出等为依据，并按照公开、公平、公正的原则做好招投标工作。医院财务人员要熟练掌握营改增实施后对停车场收入税费的影响，维护医院利益。

3.2.2 基本建设及维修、修缮工程支出。医院的基建或修缮工程多为非应税项目，如属应税项目，则需全面考虑。甲供材料是建设方即甲方和施工方之间材料设备供应、管理和核算的一种方法，是甲方提供建设工程所需的材料与设备给乙方使用。对于保证建筑工程的工程质量与品质、控制建设成本支出等方面有较明显的优势。若基本建设工程、维修、修缮项目选择清包工和甲供材方式进行承包，医院需要核算的建筑成本需包括工程使用甲供材料，同时必须对甲供材料使用情况进行清理结算，对未使用甲供材料予以材料收回或折价收回。

建筑业营改增后，不动产销售增值税征收率为11%，那么无论是从甲方还是施工方角度，最理想的甲供材都应该是："营改增"之后，建筑材料和设备中进项税率高于11%占绝大多数，以尽可能地获得抵扣税差收益。假定建筑业和房地产业的增值税税率都为11%。那么采购17%、13%税率的货物、劳务，将获得6%、2%税差收益；采购6%税率、3%征收率的货物、劳务，将损失5%、8%税差；采购11%税率的货物、劳务，进项销项税差将维持平衡。

案例：钢筋税率17%，商品砼征收率3%，各采购500万元。

全部由甲方采购：钢筋可抵扣税款85（500×17%）万元，商品砼可抵扣税款15（500×3%）万元，合计100万元。

甲方只采购钢筋，商品砼交由乙方采购，则甲方可抵扣的税款为140万元：钢筋的税款和乙方开来的商品砼部分的建筑业11%税率税款（85＋500×11%），这样甲方可多抵扣40万元。同样道理也适用乙方。

乙方采购钢筋，将获得30［500×（17%－11%）］万元税差，而乙方采购商品砼，将损失40［500×（11%－3%）］万元税差。

由上可以看出，哪方采购、采购何种货品涉及实实在在的利益，国家每次重大财税体制变革，都是一次利益的重新分配。就医院而言，具体应税率要看项目本身性质。所以，营改增后医院在与施工方的商务谈判、合同签订等过程中需要充分交流，尽量争取最大利益。

3.3　正确使用及管理发票

财务人员、业务人员在营改增后对取得的增值税发票，应掌握以下事项：

3.3.1　学习营改增业务知识，学会区分一般纳税人，可以使用增值税专用发票、增值税普通发票；小规模纳税人，可以使用增值税普通发票、增值税电子普通发票。

3.3.2　一般纳税人和小规模纳税人从事机动车（旧机动车除外）零售业务的，可以使用机动车销售统一发票。

3.3.3 不具备使用增值税发票管理新系统的纳税人，可以选择使用定额发票、客运发票、二手车销售统一发票、门票、过路（过桥）费。

3.3.4 关注进项税票180天的抵扣时限。及时到税务机关办理认证、防止认证不符或虽通过认证但未在次月及时申报抵扣税的情况出现。医院财务人员要严格遵守经济合同签订的付款期限，不影响对方企业缴纳和抵扣税款。

3.4 明确征收机构和纳税地点

3.4.1 征收机构。营业税改征的增值税，由国家税务总局负责征收。纳税人销售取得的不动产和其他个人出租不动产的增值税，国家税务局暂委托地方税务局代为征收。医院应理清缴纳的增值税类型，明确征收或代为征收部门，及时办理纳税申报。

3.4.2 纳税地点。固定业户应当向其机构所在地或者居住地主管税务机关申报纳税。总机构和分支机构不在同一县（市）的，应当分别向各自所在地的主管税务机关申报纳税；经财政部和国家税务总局或者其授权的财政和税务机关批准，可以由总机构汇总向总机构所在地的主管税务机关申报纳税。提供建筑服务，销售或者租赁不动产，转让自然资源使用权，在发生地、所在地预缴，机构所在地申报。对基建工程来说，医院预付工程款和工程进度款在项目所在地纳税，即发票由项目所在地开具增值税发票；并在机构所在地申报。

3.5 积极利用减免税政策

根据政策规定，小规模纳税人月销售额未达到2万元的企业或非企业单位，免征增值税；另外，2017年12月31日前月销售额2万元至3万元的增值税小规模纳税人，免征增值税。如医院符合上述条件，应积极申请减免。

作者简介：刘晓辉，宁波市第一医院财务科，会计师

E-mail：lxh22002@163.com

专题财务分析的写作要义
——以 A 医院远程病理会诊为例

【摘要】目的：通过远程病理会诊的收支分析，探讨撰写专题分析的写作要义。方法：以 A 医院远程病理会诊专题财务分析为案例，对专题财务分析的框架及写作要义进行介绍，可供撰写专题分析者参考。结果：通过合理的表格设计，科学的取数与财务分析，A 医院对远程病理固定资产的投入是合理的，该项医疗服务业务开展是具备经济效益的。结论：撰写专题财务分析能为相关业务部门提供有用的决策信息。

专题财务分析是财务精细化管理的需要，是单位经营管理的重要手段。透过专题财务分析，可以得到更加科学、翔实、精确的数据及结论，从而为各级领导进行决策提供依据，最后达到不断提高经营管理水平的目的。A 医院远程病理会诊业务的开展是现代信息技术与传统医疗相结合的产物，通过现代信息技术的使用，可推广新技术，提高病人就诊治愈率，使病人门不出户就能享受最优的医疗资源，具备较好的社会效益。本文以 A 医院远程病理会诊为例，来说明专题财务分析的写作要义。

1. 数据获取

分析的基础是数据，能否取得高质量的、准确的、有相关性的数据，决定了专题财务分析的质量。

1.1 表格设计

根据医院远程病理会诊的操作流程，设计一种较为合理的基本表格。横标目主语是紧扣研究主题的主要标志，纵标目宾语是说明主语的具体指标（通常情况下主词放在表的左侧，宾语放在表的右侧）；填写的数字要求准确、对齐，置于表中，不留空缺；列表原则是重点突出，简单明了，一表一内容，从左读到右为一句通顺的话。其结构如下：

横标目名称（也可空白）	总标目（简单表无总标目）			
	纵标目 1	纵标目 2	纵标目…	合计（也可无此栏）
横标目 1	数字	….	….	….
横标目 2	….	….	….	….
横标目…	….	….	….	….
合计（也可无此栏）	….	….	….	….

1.2 取数

表格设计好后就要取数，数据的准确性与否决定了专题分析报告的优劣。在取数过程中，要把握权责发生制、收支配比、核算口径统一、相关性、重要性等五个原则，确保远程病理会诊取数的相关性、完整性、准确性。

笔者从财务账套中取得支付协作医院会诊专家劳务费、国际病理会诊美国专家劳务费；从病理科取得备查账登记的国际病理会诊次数，结合收费标准得出国际病理会诊收入；从信息中心取得协作医院远程会诊收入。投入金额 2114725 元为医院远程病理会诊业务开展所需的设备投入。现取得设备投入以来 5 年的运营财务数据，见表 1。

表1	A医院远程病理会诊收支表						单位：元、例
项　目	投入使用年数						
	2010年	2011年	2012年	2013年	2014年	2015年	累计
投入金额	2114725						
收　入		1160294	1302663	1167626	1417522	1183210	6231315
其中：1. 协作医院转交远程会诊收入		595294	580363	547426	717522	545510	2986115
2. 国际病理远程会诊收入		565000	722300	620200	700000	637700	3245200
简单病例例次		155	194	74	93	54	570
复杂病例例次		175	227	268	295	293	1258
成　本		586355	711334	665499	715833	682844	3361865
其中：1. 支付协作医院会诊A医院专家劳务费		248675	278650	271875	273825	272840	1345865
2. 支付国际病理会诊美国专家劳务费		337680	432684	393624	442008	410004	2016000
收支结余		573939	591329	502127	701689	500366	2869450

2. 分析框架

专题财务分析是针对某一时期财务活动中的一些关键问题、重要经济措施或薄弱环节等进行专门分析后形成的书面报告。其具有不受时间限制、一事一议、分析透彻、反映及时、易被经营管理者接受、收效快的特点。

专题财务分析报告要求能够反映要点、分析透彻、有实有据、观点鲜明、符合报送对象的要求。一般来说，专题财务分析报告均应包含以下几个方面的内容：报告目录、重要提示、报告摘要、具体分析、问题重点综述及相应的改进措施，即通常说的五段论式。

2.1 具体分析

2.1.1 静态分析—回收期法

当原始投资的一次性支出，与每年现金净流入量相等时所需要的时间。它代表收回投资所需要的年限。回收年限越短，该投资项目越有利。

$$回收期 = \frac{原始投资额}{每年现金净流入量} = \frac{2114725}{\frac{2869450}{5}} = 3.68$$

计算可知，该远程病理会诊项目 3.68 年即可收回设备投资。

2.1.2 动态分析—内含报酬率法

内含报酬率是能够使未来现金流入量现值等于未来现金流出量现值的折现率，是项目本身的投资报酬率。（设基准投资利润率为 10%）。

$$净现值 = \sum_{k=0}^{n} \frac{I_k}{(1+内含报酬率)^k} - \sum_{k=0}^{n} \frac{O_k}{(1+内含报酬率)^k} = 0$$

，设内含报酬率为 X，即：

$$2114725 - \frac{573939}{1+X} + \frac{591329}{(1+X)^2} + \frac{502127}{(1+X)^3} + \frac{701689}{(1+X)^4} +$$

$$\frac{500366}{(1+X)^5} = 0$$

根据内插法得出，$X = 11.25\%$

综上分析，该远程病理会诊的固定资产投入是具备经济效益的。

2.2 问题重点综述及相应的改进措施

从上述具体分析可见，远程病理会诊业务的开展给 A 医院带来了一定的经济效益，但仍有提升空间，改进措施如下：

2.2.1 增设远程教育收费项目

目前 A 医院对各协作医院的远程教育实行免费，若将对各协作医院远程教育纳入收费范围，以 2015 年远程教育服务 15933 人次按人均 50 元估算，每年约可增加收入 80 万元左右。

2.2.2　提高远程会诊病人就诊例次

截止 2015 年底，与 A 医院签订远程会诊协议的协作医院共有 53 家。医院通过良好的远程会诊效果，打响在业界知名度，在加大与原协作医院合作的同时，为更多的医院提供远程会诊服务，即可增加远程会诊就诊人次。

3. 专题财务分析所用到的基本方法及注意事项

在撰写专题财务分析时，需要注意以下几个方面：

3.1　清楚明白地知道阅读对象及报告分析的范围。报告阅读对象不同，报告的写作方法也应有所差异。比如，提供给财务部门领导的，可以专业化一些；而提供给其他部门领导，尤其对本专业相当陌生的领导的报告，则要力求通俗一些。同时提供给不同层次阅读对象的分析报告，则要求分析人员在写作时准确把握好报告的框架结构和分析层次，以满足不同阅读者的需要。

3.2　了解阅读者对信息的需求。写好专题财务分析报告的前提是财务分析人员要尽可能地多与领导沟通，捕获他们"真正想要了解的信息"。切忌边缘信息太多，关键信息不足。

3.3　熟悉报告对象的基本情况。在做分析报告时，不了解业务，容易闭门造车，陷入就数据论数据的被动局面，得出来的分析结论也就常常令人啼笑皆非。各种财务数据并不仅仅是通常意义上数字的简单拼凑和加总。每一个财务数据背后都有着非常生动的增减、费用的发生、负债的偿还等。财务分析人员通过对业务的了解和明察，并借助对财务数据的职业敏感性，即可判断经济业务发生的合理性、合规性，由此写出来的分析报告也就能真正为业务部门提供有用的决策信息。

作者简介：孙静琴，浙江大学医学院附属第二医院财务科，会计师

E－mail：sjq19850607@126.com

A 医院及科室医疗运营专题分析

【摘要】目的：2016 年 1—4 月，财务人员在对 A 医院经济运营分析中发现工作量增长滞缓，进而追踪分析 G 科室，探究滞缓产生的原因及存在的问题，为医院管理层决策提供依据。方法：具体分析 2016 年 1—4 月收入、工作量变动情况，剖析各项业务指标发生异动的原因。结论：排除自然因素对 A 医院医疗收入增长的影响，结合每住院人次收费水平、平均住院日和病床使用率等指标的分析，探究对 G 科室经济运行的影响，寻找建立医院和科室健康、可持续发展的思路和对策。

1. A 医院运营分析

1.1 总体情况介绍

A 医院是一家省属三级甲等综合性医院，承担着医疗、教学、科研等任务。核定床位 3200 张，在职职工 4700 人。2016 年 1~4 月（简称：报告期，下同），实现总收入 135771.61 万元，同比增加 6165.93 万元，增长 4.76%。其中：医疗收入 129551.76 万元，同比增加收入 6747.63 万元，增长 5.49%。门急诊人次（不含体检）115.34 万人次，增长 6.74%；出院人数 40527 人次，增长 8.45%；平均开放床位 2917 张，增长 6.79%。平均住院天数 7.43 日，同比缩短 0.66 日。病床使用率 86.97%，下降 5.19 个百分点。2014 年至 2016 年 1—4 月医疗收入变动趋势见图 1。

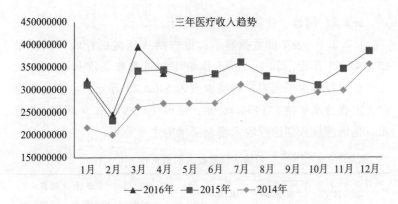

图1 2014年至2016年1—4月医疗收入变动趋势（单位为元）

1.2 收入情况分析

1.2.1 收入同期比较

从表1看到：报告期医疗收入同比增加6747.63万元，增长5.49%。其中：门诊收入增长9.55%，高于住院收入增长5.95个百分点；纯医疗收入增长超过医疗收入增长4.76个百分点，说明收入的"含金量"在提高；药品收入同比减少502.64万元，主要原因与2015年5月起，药品采购按《浙江省2014年药品集中采购中标结果》目录执行新价格有关。

表1 收入比较分析 单位：万元

项目	报告期	基期	增（减）额	增（降）幅度%
总收入			6165.93	4.76
医疗收入			6747.63	5.49
门诊收入			3733.62	9.55
住院收入			3014.01	3.60
药品收入			−502.64	−1.12
材料收入			2152.46	7.62
纯医疗收入			5097.81	10.25
其中：手术收入			958.91	7.50

1.2.2 门诊、住院收入因素分析

1.2.2.1 表2的数据显示：报告期A医院医疗收入同比增加6747.63万元，其中：因工作量增加带来收入增加12209.92万元；因收费水平因素影响减少收入5462.29万元，主要是每出院人次收费水平减少1436.10元，使得住院收入减少5932.92万元，是影响报告期医疗收入增长滞缓的主要原因。

表2　　　　　　　　门诊、住院收入因素分析　　　　　单位：万元

项　目	报告期	基期	增（减）额	增（降）幅度%	工作量因素影响	收费水平因素影响
医疗收入			6747.63	5.49	12209.92	-5462.29
门诊收入	42820.05	39086.43	3733.62	9.55	3263.00	470.63
门诊收入（不含体检）			2935.43	8.02		
体检收入			798.20	31.92	798.20	
门急诊人次（人次）			72800	6.74	2464.80	
每门诊人次收费水平（元）			4.08	1.21		470.63
其中：药品收入			-4.44	-2.67	1211.28	-511.93
诊查收入			7.59	44.27	124.77	875.12
检查收入			0.88	1.94	331.17	101.89
化验收入			1.31	3.79	252.51	151.65
治疗收入			1.18	5.26	163.65	136.44
手术收入			1.75	5.15	246.68	201.34
材料收入			1.50	14.04	77.81	173.05
其他收入			-0.24	-0.76	225.38	-27.22
住院收入	86731.71	83717.70	3014.01	3.60	8946.92	-5932.92
实际占用总床日			4888	1.62		

续表

项 目	报告期	基期	增（减）额	增（降）幅度%	工作量因素影响	收费水平因素影响
平均住院天数			−0.66	−8.19		
每住院人次收费水平（元）			−1436.10	−6.40		−5932.92
其中：药品收入			−985.54	−13.70	2869.53	−4071.52
诊查收入			−7.92	−6.31	50.07	−32.71
检查收入			7.20	0.76	377.26	29.75
化验收入			8.73	0.49	712.41	36.08
治疗收入			−55.01	−3.33	659.18	−227.27
手术收入			−112.52	−4.60	975.73	−464.84
卫生材料收入			−240.44	−3.31	2894.92	−993.32
护理收入			−43.84	−8.27	211.36	−181.10
其他收入			−6.78	−1.38	196.47	−27.99

1.2.2.2 报告期门诊收入 42820.05 万元，增长 9.55%。其中：因门急诊人次同比增加 7.28 万人而增加门诊医疗收入 2464.80 万元；因每门诊人次收费同比增加 4.08 元而增加门诊医疗收入 470.63 万元，表明门诊收入增长的 83.96% 来自于门急诊人次的增长。

1.2.2.3 报告期住院收入 86731.71 万元，增长 3.60%。出院人次增长 8.45%，平均住院天数缩短 0.66 天，每住院人次收费水平同比减少 1436.10 元。表明因出院人次增加而增加住院医疗收入 8946.92 万元；因每住院人次收费水平下降而减少住院医疗收入 5932.92 万元。增减相抵后，仍增加住院医疗收入 3014 万元。

1.2.2.4 分析每门诊、住院人次收费水平明细项目构成因素，发现每门诊、住院收费水平下降主要与药品价格下调有关。

报告期因药品价格下降而减少药品收入 4583.45 万元，其中：因每门诊人次药品费减少 4.44 元，使门诊收入减少 511.93 万元；因每住院人次药品费减少 985.54 元，使住院收入减少 4071.52 万元。

1.2.2.5 每住院人次手术费、卫生材料费分别下降 112.52 元和 240.44 元，因这两项收费水平下降，使住院收入减少 1458.16 万元。

1.3 工作量同期比较

1.3.1 总体工作量比较

从表 3 看到：A 医院报告期门急诊人次和出院人次均有所增长，其中：出院人次增长 8.45%，但床位使用率却下降 5.19 个百分点。主要原因是：A 医院有 6 天参加大型评审活动，对 2 月份床位使用率影响较大。

表 3　　　　　　　　工作量比较分析

项　　目	单位	报告期	基期	增（减）额	增（降）幅度%
门急诊人次（不含体检人次）	人次	1153400	1080600	72800	6.74
出院人数	人次	40527	37368	3159	8.45
实际占用床日数	床日	306966	302078	4888	1.62
平均住院日	日	7.43	8.09	-0.66	
病床使用率	%	86.97	92.16		-5.19
手术量	例	19570	18919	651	3.44
平均开放床位	张	2917	2731		6.81

1.3.2 门急诊工作量比较

报告期门急诊人次增长 6.74%。从门急诊人次明细组成来看（见表 4），名医门诊增长 18.10%，但专家门诊却下降 8.45%，若将两者合并计算，工作量仅增长 4.75%。

表4		门急诊人次比较分析		单位：人次
挂号类别	报告期	基期	增（减）额	增（降）幅度%
急诊	79726	68941	10785	15.64
普通门诊	751756	708046	43710	6.17
专家门诊	117758	128627	−10869	−8.45
名医门诊	150242	127220	23022	18.10
精英门诊	53918	47766	6152	12.88
合计	1153400	1080600	72800	6.74

注：数据不包含体检人次；普通门诊包含专科门诊。

1.3.3 手术工作量比较

1.3.3.1 从表5看到，报告期住院手术量增长3.44%，其中：一类手术增长11.34%，而三类手术和特类手术均为负增长。由于难度系数高的手术贡献的每住院手术费收入和材料费收入大于难度系数低的手术，这也是造成手术收入增长滞缓的原因。

表5		手术量比较分析		单位：例
类别	报告期	基期	增（减）额	增（降）幅度%
一类手术	2543	2284	259	11.34
二类手术	4643	4505	138	3.06
三类手术	5161	5171	−10	−0.19
四类手术	6446	6147	299	4.86
特类手术	777	812	−35	−4.31
合计	19570	18919	651	3.44

1.3.3.2 深入分析报告期每个月手术量发现，2月份和4月份手术量呈现下降趋势。其中：2月份下降3.02%，客观上受到6天评审活动的影响。4月份手术量同比减少367例，下降6.65%，其中：三类手术减少164例，下降10.98%；四类手术

减少 125 例，下降 6.79%；下降居前的科室为 G 科室，4 月份手术量同比减少 150 例，占全院手术下降总量的 40.87%。

2. 对 G 科室做重点分析

　　G 科室报告期收入 16494.93 万元，同比增加收入 359.10 万元，增长 2.23%。由于 G 科室的医疗收入占全院医疗收入的 12.15%，该科室后退一小步对 A 医院的影响就是一大步。为此，由医院总会计师负责对 G 科室做运营情况分析（见表6）。

2.1　医疗收入情况分析

表6　　　　　　　　　G 科室收入对比分析　　　　　　单位：万元

项　目	报告期	基期	增（减）额	增（降）幅度%
总收入	16494.93	16135.83	359.10	2.23
纯医疗收入	4427.00	4295.74	131.25	3.06
门诊收入	2726.40	2246.90	479.50	21.34
住院收入	13768.54	13888.94	−120.40	−0.87
药品收入	3453.91	3138.46	315.45	10.05
诊察收入	285.74	196.22	89.52	45.62
手术收入	1750.25	1678.74	71.51	4.26
检查收入	1133.73	1074.35	59.38	5.53
化验收入	558.89	548.17	10.72	1.96
床位收入	139.85	142.13	−2.28	−1.60
护理收入	237.62	245.10	−7.48	−3.05
治疗收入	275.94	286.24	−10.30	−3.60
其他收入	44.97	124.79	−79.82	−63.96
卫材收入	8614.03	8701.63	−87.60	−1.01

　　G 科室报告期门诊收入增长 21.34%，但住院收入却下降 0.87%，其中：床位、护理、治疗、卫生材料及其他收入均有不同程度的下降。为此，财务人员对 G 科室做收入趋势分析（见

图 2）。

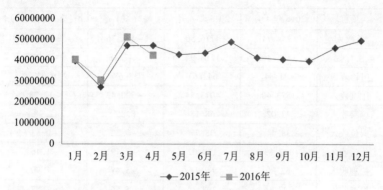

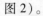

图 2 G 科室同期医疗收入变动趋势（单位为元）

从图 2 中可以直观地看到：G 科室 2016 年 1 ~ 3 月收入的增长略高于上年同期，但从 4 月份起医疗收入突然下降。因此，财务人员对 G 科室 4 月份的运营情况作重点分析。

2.2 4 月份运营情况分析

2.2.1 收入分析

2.2.1.1 4 月份 G 科室收入突然下降，主要是由于住院收入下降 12.28%。从收入结构分析：卫生材料收入同比减少 362.77 万元，占下降总额的 78.56%；药品收入同比减少 51.51 万元，占下降总额的 11.16%；手术收入同比减少 25.51 万元，占总收入下降总额的 5.52%（见表 7）。

2.2.1.2 从客观原因分析：2016 年 4 月份，由于 A 医院"五一"节放假时间为 4 月 29 日至 5 月 1 日，不同于上年 5 月 1 日至 3 日放假对工作日的影响在 5 月份，因此，较上年减少 2 天工作日，按 4 月日均创收计算，影响 G 科室收入约 315 万元。

| 表 7 | | G 科室明细收入比较分析 | | 单位：万元 |

项 目	2016 年 4 月	2015 年 4 月	增（减）额	增（降）幅度（%）
总收入	4254.74	4716.50	−461.76	−9.79
纯医疗收入	1171.46	1218.94	−47.48	−3.90
门诊收入	681.34	642.67	38.67	6.02
住院收入	3573.40	4073.84	−500.43	−12.28
诊察收入	77.02	68.18	8.85	12.98
床位收入	38.44	38.77	−0.32	−0.83
化验收入	147.83	150.02	−2.19	−1.46
护理收入	63.80	69.27	−5.47	−7.90
检查收入	292.16	297.72	−5.56	−1.87
治疗收入	74.84	81.66	−6.82	−8.35
其他收入	10.55	21.01	−10.46	−49.79
手术收入	466.81	492.32	−25.51	−5.18
药品收入	880.05	931.57	−51.51	−5.53
卫生材料收入	2203.23	2566.00	−362.77	−14.14

2.2.2 工作量分析

2.2.2.1 从表 8 可以看到：除门急诊人次与去年基本持平外，其余工作量指标均为负增长。其中：除考虑工作日减少 2 天，下降 9.9% 外，大部分工作量指标均有小幅下降，但手术量下降达 12.66%。

| 表 8 | | | G 科室工作量比较分析 | | |

项 目	单位	2016 年 4 月	2015 年 4 月	增（减）量	增（降）幅度（%）
门急诊人次	人次	23398	23395	3	0.01
入院人数	人次	896	928	−32	−3.45
出院人数	人次	965	1004	−39	−3.88
病床周转次数	次	3.00	3.18	−0.18	−6.29
平均住院日	日	9.52	9.61	−0.09	−1.04
病床使用率	%	99.43	100.35	−0.92	−0.90
手术量	台次	1035	1185	−150	−12.66

2.2.2.2 4月份G科室门急诊工作量总体与上年基本持平，但内部结构性差异较大，其中：精英门诊下降近30%、专家门诊下降7.37%。4月份工作日减少2天，对门急诊工作量产生一定的影响（见表9）。

表9　　　　　　　　G科室门急诊人次比较分析　　　　　单位：人次

项目	2016年4月	2015年4月	增（减）量	增（降）幅度（%）
普通门诊	15277	15025	252	1.68
专家门诊	2487	2685	-198	-7.37
名医门诊	3599	3580	19	0.53
精英门诊	584	834	-250	-29.98
专科门诊	334	126	208	165.08
急诊人次	1117	1145	-28	-2.45
合　计	23398	23395	3	0.01

2.2.2.3 由于G科室为外科科室，手术数量和等级直接影响其他各项住院指标，因此，对手术量下降原因分析尤为重要。从表10看到：4月份G科室除了一类手术增长24.24%，其余各类手术均为负增长，其中四类手术下降22.47%，直接影响其他住院收入项目。在与科室的座谈中得知：由于固定节假日连续放假3天，导致医生在节前除急诊手术外，其余病人的收治及手术均安排在5月份，因此工作日虽只减少2天，但对于科室住院收入及手术量的影响远大于上年同期2日的平均收入。

表10　　　　　　　　G科室手术量比较分析　　　　　单位：例次

项目	2016年4月	2015年4月	增（减）量	增（降）幅度（%）
一类手术	41	33	8	24.24
二类手术	343	386	-43	-11.14
三类手术	306	321	-15	-4.67
四类手术	345	445	-100	-22.47
合　计	1035	1185	-150	-12.66

2.2.2.4　分析 G 科室各病区 4 月份手术量情况，除了一病区和六病区下降幅度小于全科手术平均下降水平外，其余 4 个病区都大于全科手术平均下降幅度。主要与各病区诊治的病种不同有关，一病区以收治创伤病人为主，其手术量下降最少（见表11）。

表 11　　　　　　　　G 科室各病区手术量比较　　　　单位：台次

病区	2016 年 4 月	2015 年 4 月	增（减）量	增（降）幅度（％）
一病区	349	367	−18	−4.90
二病区	113	134	−21	−15.67
三病区	159	205	−46	−22.44
四病区	81	94	−13	−13.83
五病区	120	143	−23	−16.08
六病区	213	242	−29	−11.98
合计	1035	1185	−150	−12.66

2.2.2.5　表 12 为财务人员深入分析 G 科室手术量下降提供了原始资料。从表中可以直观地看到各位主刀医生的手术量情况，对于手术量下降超过 25％ 的主刀医生，通过与人力资源部、医务部负责人沟通，询问科室同事等途径，了解到一些医生由于被下派到基层医院开展技术指导、出国参会、休年假等原因，导致个人手术量下降。

表 12　　　　　　　　G 科室各主刀医生手术量比较　　　　单位：台次

主刀医生	2016 年 4 月	2015 年 4 月	增（减）量	增（降）幅度（％）
胡××	2	50	−48	−96.00
吴××	25	53	−28	−52.83
吴××	19	42	−23	−54.76
苗××	41	61	−20	−32.79
何××	33	48	−15	−31.25

续表

主刀医生	2016 年 4 月	2015 年 4 月	增（减）量	增（降）幅度（%）
蒋××	11	26	− 15	− 57.69
冯××	31	44	− 13	− 29.55
林××	7	20	− 13	− 65.00
…	…	…	…	…
王××	37	17	20	117.65
徐××	14		14	
解××	24	12	12	100.00
黄××	23	16	7	43.75
薛××	11	4	7	175.00
李××	48	43	5	11.63
李××	53	49	4	8.16
…	…	…	…	…

3. 专科运营分析的体会

3.1　在总会计师的带领下，财务人员除对急诊科、大外科、G 科室等工作量下降较多的科室进行专科运营分析外；还通过下科室召开座谈会的形式，把专项分析内容反馈给相关科室，听取他们对下降的主客观原因说明，帮助其解决问题，从而使科室运营分析达到预期目标。

3.2　充分运用财务人员对数字敏感性的专业特点，及时发现医院运行中出现的问题。通过深入科室面对面地沟通，改变财务人员"就数据论数据"的现象，使其切实参与到医院的管理工作中，这也有益于财务人员加强学习，提高自身的综合素质。

3.3　财务人员通过下科室作运营分析及与医务人员面对面交流，深切感受到：医院不仅要有好的绩效分配机制，更需要有科学的绩效运营分析，以梳理和发现运营发展中存在的瓶颈问题，有针对性地采取措施加以解决。开展运营分析，不仅有利于医院和科室实现发展目标，也有利于财务人员个人在工作中实现人生价值。

作者简介：邵琰婷，浙江大学医学院附属第二医院财务科

E‑mail：linxinghuiyue@163.com

2016 年度 Z 医院绩效
工资开支总额预测分析

【摘要】目的：通过预测下一年度绩效工资开支总额，做到早计划、早预测、早安排，优化绩效工资支出管理，确保绩效工资支出符合预算管理要求。方法：以 Z 医院历史数据为基础，参考省级同类型同规模医院绩效工资水平，结合本年度 Z 医院将要开展的特殊事项，预测 2016 年度绩效工资开支总额，并将预测开支总额分配至绩效工资明细项目。结论：预测绩效工资开支总额是在 Z 医院完成 2016 年度预计纯医疗收入目标基础上进行的，既可以验证和总结上一年度绩效工资支出与纯医疗收入目标完成情况，又能保证医疗收入与职工收入和福利待遇的同步增长，确保绩效工资开支不突破预算，也不增加医院额外经济负担。

绩效工资是医院管理者在绩效管理过程中对人员薪酬开支额度的权衡和取舍。在医院快速发展及深入推进精细化管理的要求下，本文结合 Z 医院合理、有效地提高职工收入的背景，考虑相关政策性因素的影响，对绩效工资开支总额进行预测，使其发放水平与纯医疗收入同步增长，让职工分享劳动成果，保持医院可持续发展。

1. 基本情况分析

1.1 外部环境分析

1.1.1 在做绩效工资经费预测前，财务人员对 Z 医院所处的外部环境作了简要的分析。首先，获取省内六家同类型同规模医院近两年的医疗业务完成情况和绩效工资支出情况的数据，进行横向比较。把数据放在同一个平台上，可以直观地看到六家医院绩效工资支出水平与所完成工作量和实现收入的比例关系，明晰 Z 医院绩效工资发放水平在行业中的排名，为下一步预测绩效工资开支总额提供有价值的参考依据。

1.1.2　财务人员对 Z 医院上一年度绩效工资实际执行情况进行技术性回测，选取三个具有代表性的目标值：（1）6 家医院平均值；（2）H 医院绩效工资开支总额占当年度纯医疗收入占比；（3）S 医院绩效工资开支总额占当年度纯医疗收入占比。假设 Z 医院下一年度的绩效工资达到目标值水平时，测算应开支的绩效工资总额，并考虑 Z 医院财力承担的可能性。

1.2　内部环境分析

1.2.1　归纳总结 Z 医院过去两年人均绩效工资及绩效工资开支总额占纯医疗收入比例的变动趋势，为确定下一年度绩效工资增长幅度提供依据。

1.2.2　通过调查问卷、座谈会等形式，了解职工对目前绩效工资发放水平的满意度，解答他们对绩效分配方案的疑虑，对职工提出的问题记录在案，并及时采取措施改进。职工的意见或建议也是医院制定下一年度绩效工资增长目标时需要考虑的因素。

1.2.3　向人事部门了解下一年度招聘人数、离职人数和退休人数，因为人员的变动直接影响人均绩效工资发放水平。

2. 预测方法

2.1　框定绩效工资开支额度

2.1.1　财务人员结合外部和内部环境的分析，综合考虑 Z 医院下一年度的发展目标，以及宏观经济政策的影响因素，选取三个有价值的目标值，在制定绩效工资开支预算时运用。

2.1.2　在目标值的设定上，既可选取相对值，如"绩效工资占纯医疗收入比例"，也可根据医院的实际情况，选取绝对值，如"人均绩效工资"。根据 Z 医院下一年度预算纯医疗收入（即预算医疗收入扣除药品和材料），按照目标的绩效工资占纯医疗收入比例，测算出绩效工资开支总额，提交院务会讨论确定后执行，具体测算过程见表 1。若选取的目标值为绝对值，则用绝对值×下年度预计人数计算出预计开支总额。

表 1	绩效工资开支额度测算	单位：万元

项　　目	2016 年预算金额
医疗收入	…
减：药品收入	…
减：卫生材料收入	…
纯医疗服务收入	…
绩效工资占纯医疗收入比例（%）	…
预计绩效工资支出总额	…

2.2　绩效工资内部项目调整

2.2.1　测算绩效工资开支总额是医院年度财务预算编制的重要组成部分。在次年初，财务人员根据绩效工资开支总额，结合当年 Z 医院实际执行情况，分配绩效工资明细项目组成及开支额度。在核定的绩效工资开支总额内，以 Z 医院前两年各明细绩效工资项目实际执行数占考核年度绩效工资开支总额的比例为基数，对绩效工资明细项目进行调整。具体测算、分配时，要坚持"效率优先，兼顾公平"的原则，合理确定各绩效工资明细项目的开支额度。

2.2.2　绩效工资的二级科目分为：基础性绩效工资和奖励性绩效工资。其中，奖励性绩效工资的组成中，"月度奖"由于其项目的特殊性，更多地体现了效率优先、多劳多得的原则，对于该项目的预测尤为重要。因此，本文重点介绍"月度奖金"的测算方法（见表2）。

表2　　　　月度奖金占纯医疗收入比例同期比较　　单位：万元

月份	2014 年度			2015 年度			平均占比%	增降幅度%
	月奖金	纯医疗收入	占比%	月奖金	纯医疗收入	占比%		
1 月	…	…	…	…	…	…	…	…
2 月	…	…	…	…	…	…	…	…
…	…	…	…	…	…	…	…	…
12 月	…	…	…	…	…	…	…	…
合计	…	…	…	…	…	…	…	…

2.2.2.1　财务人员罗列出近两年每个月实际发放的奖金情况，以及月度奖金占当月纯医疗收入比例，将 12 个月数据叠加后计算出全年月度奖金占纯医疗收入平均比例（格式见表2）。财务人员获取这些数据，可用以框定较为合理的全年月度奖金占纯医疗收入的比例；然后将预计的纯医疗收入×该目标占比，得出核算全年每个月奖金开支额度。

2.2.2.2　以往财务人员在编制年度"月奖金"开支额度时，会在上一年度实际发放月度奖金总额的基础上，根据核算年度纯医疗收入和工作量增长及职工人数增长来粗略框定。改用此方法的优点在于：既考虑了收入、工作量增长带来月度奖金的自然增长，又避免因职工人数增加带来工作量稀释，导致人均奖金的摊薄。

2.2.3　在年绩效工资开支总额中，预留月度奖金开支额度后，剩余的额度在月工资、节日费、年终奖等项目间分配。这些项目实际发生时分别在"基础性绩效工资"和"奖励性绩效工资"科目下列支（见表3），较好地体现了兼顾公平的原则，其发放标准或人均水平是相对固定的，考虑到每年的递增因素，测算总额的计算公式：

某项目预测总额＝上年度人均发放数×（1＋预计增长％）×预计下一年度职工人数

表3 绩效工资明细项目测算 单位：万元

项目	预算总额	备注
绩效工资	A	
其中：		
基础性绩效工资	A1	
奖励性绩效工资		
月工资	A2	
节日费	A3	
年终奖	A4	
月奖金	A5	
…	…	
特殊项目	B	

2.2.4 从表3可以看到：如果将2016年度绩效工资开支额度A，减去以上已经预测的项目金额后，仍有未分配金额B，可以先存放在"特殊项目"中，用以不可预见项目的资金需求。

3. 绩效工资开支情况监测

3.1 监测实例介绍

在框定完本年度各个绩效项目预计开支额度后，财务人员每月仍需要对绩效工资支出情况进行持续性的动态监测，并附绩效工资执行情况监测表，以便及时发现各项目实际执行与预算目标的偏离情况，以2016年1~5月份为例，叠加绩效工资各个项目的实际列支金额（见表4）。

表4　　　　　2016 年 1 ~ 5 月份绩效工资执行情况监测　　单位：万元

项目	预算总额	1 ~ 5 月份已发金额	剩余可用金额	备注
绩效工资	A	B	A – B	
其中：工资项目	A1	B1	A1 – B1	
年终奖	A2	B2	A2 – B2	
节日费	A3	B3	A3 – B3	
月奖金	A4	B4	A4 – B4	
…	A5	B5	A5 – B5	
特殊项目	A6		A6	

表 4 中第 2 列为年初 Z 医院对各个项目设定的预计发放额度；第 3 列为截止当前月份实际发生的支出额度；第 4 列为剩余月份尚可使用的金额。每月末进行汇总填写，关注预算执行的进程，发现异常尽快分析原因，并进行干预。

3.2　偏离绩效目标的处理

对于实际执行中发生偏离绩效目标的明细项目，财务人员要及时分析原因，并在绩效工资预算总额内进行项目调整，如属于合理支出且有需要弥补缺口的，则先动用"特殊项目"中的预留金额。若年度纯医疗收入增长超过预期水平，有大幅度增长的，维持年初框定的绩效工资开支总额占纯医疗收入的占比水平，关注相对值指标。

3.3　重点检测

对于重点项目，财务人员除了在表 4 中进行发放总额监测外，还需进行单项重点监测，比如"月度奖金"项目。

表 5　　　　　2016 年 5 月份奖金发放测算　　单位：万元

项目	金　额	备　注
全年预算纯医疗收入	A	
1 ~ 4 月份实际完成纯医疗收入	A1	
5 ~ 12 月份预计纯医疗收入	A – A1	
月奖金预计发放总额	B	
1 ~ 4 月份实际发放月奖金	B1	月奖金占纯医疗收入比重

续表

项　目	金　额	备　注
5～12 月份可用月奖金额度	B－B1	
5 月份纯医疗收入	C	
5 月份奖金预计发放总额	D	$D/C×100\%$

表 5 为每月奖金发放前，财务人员根据当月实际完成的纯医疗收入来预测对应月份奖金的发放额度。当然，实际发放奖金与预测当月奖金额度会出现差异，可参考医院以往的月奖金占纯医疗收入比重情况（见表 6），当占比在变动范围之内时，可以认定是合理差异；当超出变动范围时，财务人员要具体分析当月奖金发生异动的原因。同时，该表也可作为每月奖金付款审核的附件，是逐级审批的重要依据。

表 6　　　　　2013～2015 年月奖金占当月纯医疗收入比例　　单位:%

月份	2013 年	2014 年	2015 年	变动范围
1 月	…	…	…	…
2 月	…	…	…	…
3 月	…	…	…	…
…		…		
12 月	…	…	…	…
合计	…	…	…	…

Z 医院进行绩效工资开支总额预测，既可以归纳和分析上一年度医院绩效工资支出情况，又可以有效地控制本年度绩效工资实际发放水平，及时根据医院纯医疗收入的完成情况确定绩效工资的开支总额，合理控制人力成本支出，从而保证医院健康、可持续发展。

作者简介：邵琰婷，浙江大学医学院附属第二医院财务科
E－mail：linxinghuiyue@163.com

· 专家点评 ·

财务分析的形式与内容要多样化

财务分析有综合分析与专题分析之分。近年来，在大家的共同努力与推动下，医院财务分析有越来越注重专题分析之势，这是值得欣慰的。与全面分析相比，专题分析有专、深、快的特点，一事一分析，针对性强，分析透，也容易被管理者所接受，往往能取得较好的效果。而医院信息化的发展，大数据的逐渐形成，也为专题分析的深入挖掘提供了可能。

《2016 年度 Z 医院绩效工资开支总额预测分析》一文运用内外部的相关数据信息，对医院绩效工资总额管理与预测进行了较深入的分析，并应用于日常绩效工资总额的预测与评估。题目不大，看上去好像也不像是一篇传统意义上的财务分析报告，但分析的内容比较贴合实际工作需要，财务管理水平就需要在这些一点一滴的工作中不断提升，财务分析的内容、方法和角度可以也应该是多样的。

如果有什么建议的话，觉得在环境分析中可以把社会平均工资水平、行业内其他同类医院绩效工资水平的增长幅度等指标作为分析时参考，以进一步完善预测数据。如能建立一个动态的数学模型那就更好了。此外，分析结果对应用于绩效工资方案的设计应该也是有所帮助的。

浙江省卫生财会管理中心教授级高会　胡守惠

医疗增加值在医院
经济运行中的成效分析

【摘要】目的：通过医疗增加值管理在医院经济运行中的成效分析，探讨构建以医疗增加值为核心的经济管理新模式，为积极推进公立医院内部运行机制改革作有益尝试。方法：以某县级人民医院（简称 T 医院，下同）为例，主要通过对 T 医院 2013 年至 2015 年财务数据的统计分析、对医改政策实施前后相关数据的对比来分析医疗增加值的拓展途径与实施成效。结果：T 医院构建以医疗增加值为核心的经济管理新模式，实现了"广服务"的改革目标，提高了医疗收入"含金量"，发挥了医疗劳务价值对医院经济运行补偿机制所做的贡献，同时充分彰显公立医院的公益性。结论：医疗增加值管理既提高了经济运行效率，也提高了社会效益和经济效益。医院依靠自身内部经济运行管理优势，最大程度满足病患对医疗服务的需求，提升可持续发展能力。

T 医院 2012 年 6 月被列为浙江省县级公立医院综合改革试点单位，率先根据医改要求探索建立卫生经济运行新机制。2012 年 6 月至 2015 年 12 月，经过三年多的实践，该院为积极推进卫生体制改革，客观评价医改方案的落实进程和取得的成效，在内部建立起综合改革效果评价指标体系。其中，医疗增加值能较全面地反映医疗服务能力提升、医疗收入结构调整、医疗运行效率提高、患者费用负担水平控制等医改要求解决的问题。本文就医疗增加值管理在 A 医院经济运行中取得的成效进行分析。

1. 医疗增加值的概念

医疗增加值表示一定时期内医疗收入减去变动成本（药品费、材料费、能耗费等随服务量的变化而变化的成本）后的经济增量，反映社会对医院服务价值的补偿程度，衡量医院新的经济运行补偿机制建立的成效。

2. 构建医院经济管理新模式

T 医院构建以医疗增加值为核心的医院经济管理新模式，在分析评价医疗收入的增量与增长幅度时，注重体现医疗收入减去以药品费和卫生材料费为主的变动成本后的医院创造价值能力，提高医院经济运行效率与效益。医改后每年医疗增加值的增长明显高于医疗收入增长（见表1），充分说明医院收入的"含金量"在提高。

表 1 　　　　　医疗增加值与医疗收入增长比较　　　　单位:%

项　　目	2013 年	2014 年	2015 年
医疗收入增长率	11.67	20.28	5.32
医疗增加值增长率	17.40	21.35	9.29

2.1 拓展医疗增加值的途径

2.1.1 扩大服务范围，提升服务能力和水平。T 医院尽可能地腾空行政、后勤用房用于增扩病区，解决病人住院难的问题，同时，也创造了新的经济增长点；加强服务质量管理，切实提高病人满意度，提高基层医院就诊率，特别是从 2015 年 7 月份开始，借助省级医院优质医疗资源下沉的帮扶政策，积极开展腔镜手术、提高三四类手术占比，在扩大服务范围，提升服务能力，更好地服务于病患的同时，拓展了医疗增加值的来源。

2.1.2 改善医院运行效率。推进和完善预约挂号服务、分时段诊疗、检查等自助医疗服务项目，减少病人在院等候时间；合理安排就诊流量，提高员工的工作效率和设备有效利用率创新医疗中心运行模式，打造脑病中心、消化中心、全科医学中心，内外科医生在同一个平台竞技协同，让患者得到多科联合诊治，使就医流程更加优化，医疗资源得到最有效的利用。

2.1.3 控制变动成本率。药品和卫生材料使用量是影响医疗增加值的关键变动成本因素。医改前，T医院这两项支出占医疗业务成本的60%以上。医改后，从各项成本支出的补偿程度分析，由于药品零差价销售，卫生材料平均加成率低于5%（单项加成额超过100元按100元核算）。不合理的药品和卫生材料消耗，既增加了患者负担，又降低了医疗增加值，对患者和医院都不利。因此，T医院通过采取一系列措施，控制变动成本率。

2.2 建立科室医疗增加值考核指标，使医改效果评价内化到科室日常管理中

T医院建立以医疗增加值为核心，涵盖药品收入占医疗收入的比例、每门诊人次收费、每出院人次收费、每床日药品费等多项量化考核指标，医务人员可在HIS系统中实时查询本人和所在科室在某一时点创造医疗服务增加值的能力及对医院经济运行补偿的贡献（见表2）。

表2　　　2015年各病区医疗增加值情况

病区名称	医疗收入（万元）	医疗增加值（万元）	结构比（%）	每床日医疗增加值（元/床日）	出院人次（人）	每出院人次医疗增加值（元/人）
骨科病区	1906	842	44.17	1008.49	1626	5176.64
外二病区	1674	905	54.07	994.25	2267	3992.83
外科病区	1667	965	57.93	900.66	2259	4273.86
ICU	1530	1033	67.49	2317.06	186	55518.02
产科病区	1463	1076	73.57	1120.24	2631	4089.86

续表

病区名称	医疗收入（万元）	医疗增加值（万元）	结构比（%）	每床日医疗增加值（元/床日）	出院人次（人）	每出院人次医疗增加值（元/人）
呼吸内科	1244	769	61.84	683.61	2017	3813.22
内一病区	1214	747	61.48	644.36	1833	4072.81
消化内科	1198	750	62.57	717.06	2121	3534.13
神内一	1109	734	66.17	726.04	1527	4803.6
神内二	1048	687	65.57	695.29	1401	4905.55
…	…	…	…	…	…	…
总计	22046	13519	61.32	487.54	31779	4253.96

3. 医疗增加值管理实施成效分析

3.1 广服务，医疗增加值快速增长

T医院把加快临床技术能力建设，使常见病、多发病、一般的危急重症能够在县级医院得到快速有效救治，加强县级医院龙头学科和区域专病中心建设力度，大力提升医疗服务能力作为改革的主要任务，明确将"做大急诊科，做强创伤外科，发展特色专科"作为学科发展方向，整合优质资源，组建学科群，大力提升医疗服务能力，使占全县医疗卫生服务人次总量2/3以上的农村医保参保病人的外出就诊率逐年下降（见表3）。

表3　　　　　天台县农村医保参保病人外出就诊率　　　　单位:%

项　　目	2013年	2014年	2015年
外出就诊率	40.87	35.27	32.27

由于受客观条件的限制，T医院在就诊空间无法大规模拓展的情况下，通过加快病床周转率、降低平均住院日、不断优化服务流程，最大限度地解决病人"看病难"的问题，

实现县级公立医院"广服务"的改革重任，在医疗服务工作量取得突破性进展的同时（见表4），医疗增加值也得到大幅度增长（见表5）。

表4　　　　　　医疗服务工作量指标比较

工作量指标	单位	2011 年	2015 年	增（减）额	增（降）幅度（%）
门急诊人次	万人	67	91	24	34
出院病人数	万人	2.07	3.18	1.11	53.06
手术例次	例	5348	8240	2892	54.07
微创手术例	例	201	1038	837	416.42
ICU/EICU 危急重患者就诊人次	人	400	764	364	91

表5　　　医疗业务收入和医疗增加值指标比较情况　　　单位：万元

项　　目	2011 年	2015 年	增（减）额	增（降）幅度（%）
医疗收入	23757	41462	17705	74.53
医疗增加值	11094	20808	9714	87.56

3.2　控制药品收入占比，医疗增加值占比持续提高

医改前，T 医院药品收入占医疗收入的比例居高不下，为此，一方面，T 医院加强处方点评工作，合理使用抗生素、大输液、辅助用药、高值药物，将控制均次药品费直接与临床科室绩效考核挂钩；另一方面，从药品采购源头上严格控制，每一种药物进入医院都必须与供应商签订廉政责任书，每月对药物的使用量进行排名，排名靠前的，约谈药品供应商，挤压水分甚至直接停药。3 年来，财务科每季度按药品临床适用症归集药品消耗量统计、分析药品使用增量原因，医院累计停用 358 种药物（见表6）。

表6　　　　药品消耗金额与分类结构占比同期比较　　　单位：万元

药品类名	2013 年第一季度		2014 年第一季度		增（降）幅度（%）
	金额	占比（%）	金额	占比（%）	
消化系统用药	375	24.93	470	26.59	25.14
抗生素	341	22.64	352	19.97	3.47
心血管用药	223	14.84	269	15.25	20.57
激素及有关药物	104	6.95	126	7.13	20.41
输液及 AA、微量元素	85	5.64	115	6.52	35.57
神经系统用药	76	5.08	99	5.63	30
抗癌药	69	4.61	70	3.95	0.57
呼吸系统用药	73	4.86	88	5.01	20.87
生物生化剂品	34	2.26	32	1.85	-3.90
血液系统药物	21	1.41	266	26	20.85

　　例如，通过对2014年第一季度药品消耗分类结构占比与金额同期比较情况分析，发现大输液与微量元素药品使用呈不合理增长。因此，T医院从2014年5月份开始，重点将门诊输液人次占比与住院每床日输液量纳入科室绩效考核，取得了满意的成效（见表7）：

表7　　　　合理用药考核指标同期比较运行情况　　　单位：%

项目	2013 年	2014 年	2015 年
门诊输液人次占比	22.51	19.10	15.82
抗生素使用比例	24.31	22.03	18.42
基药使用比例	25.96	27.13	41.41
每床日输液量（瓶/床日）	2.61	2.39	1.84

　　执行医改新政三年多来，T医院药品收入占医疗收入的比例从2012年医改前的48%下降至2015年全年平均35%，

2015 年住院药品比例更是处于台州市所有综合性医院最低水平（见表 8）。

表 8　　　　台州市三级综合性医院住院药品
收入占医疗收入比例情况　　　　　单位：%

单位名称	药品收入占医疗收入的比例
甲医院	37.51
乙医院	32.27
丙医院	32.23
丁医院	32.10
戊医院	29.19
T 医院	26.07
己医院	25.58

T 医院药品收入占比逐年下降，医疗增加值占医疗收入的比例逐年提高（见表 9）。

表 9　　　药品收入占医疗收入的比例与医疗增加值比较　　　单位：%

项目指标	2013 年	2014 年	2015 年
医疗增加值占医疗收入的比例	48.33	49.96	51.18
药品收入占医疗收入的比例	38.88	37.86	35.75

3.3 建立以医疗增加值为核心的经济管理模式，公立医院公益性进一步彰显

医改后，T 医院在服务人次大幅度增长的情况下，通过合理用药、合理使用卫生材料、合理检查，为医疗技术的快速发展争取费用支撑，每门诊和住院人次收费水平增长控制在合理的范围内（2013 年至 2015 年累计每出院人次收费水平增长 5.36%）。T 医院在建立以医疗增加值为核心的经济管理模式的同时，也充分彰显了公立医院的公益性。

T 医院构建医疗增加值为核心的经济管理新模式，既提高了

经济运行效率，也提升了社会效益和经济效益。该院依靠自身内部经济运行管理优势，最大程度满足病患对医疗服务的需求，提升自身可持续发展能力，为积极推进公立医院内部运行机制改革作了有益的尝试。

作者简介：齐瑞利，天台县人民医院财务科长，高级会计师

E – mail：ttpost@ sina. com

公立医院对外投资管理分析与建议

【摘要】目的：分析公立医院对外投资的管理现状。方法：通过对部分公立医院的对外投资情况开展调研，采用统计方法进行归类汇总。结果：对外投资在为公立医院带来一定经济效益和社会效益的同时，也存在管理上的薄弱点。结论：进一步加强公立医院对外投资的管理，切实降低公立医院的对外投资风险。

随着社会经济水平的不断提高，省级公立医院作为医疗卫生事业的重要组成部分，其总体规模不断发展壮大，医疗技术水平显著提高，在为广大人民群众提供医疗服务、预防保健、解决疑难杂症等方面作出了积极贡献。同时，省级公立医院所处的内外环境也发生了很大的变化，特别是随着民营、股份制医院的不断发展，医疗市场竞争日趋激烈。面对来自各方面的挑战，省级公立医院为保持自身优势，除不断提高管理水平和医疗服务水平，改善诊疗条件，降低医疗成本之外，还利用其资金、人才、技术等多方面的优势，对外进行投资，以弥补基本医疗补偿机制的不足。

医院对外投资是指医院以货币资金购买国家债券或以实物、无形资产等开展的投资活动。《医院财务制度》第五十七条规定：医院应遵循投资回报、风险控制和跟踪管理等原则，对投资效益、收益与分配等情况进行监督管理，确保国有资产的保值增值。本文通过对部分公立医院调研，以了解目前公立医院对外投资的现况。

1. 公立医院对外投资现状

1.1 公立医院对外投资的类型

公立医院根据对外投资范围仅限于医疗服务相关领域的规定，对外投资类型主要有医疗辅助、后勤保障及为患者提供便利设立的零售商铺等其他类型。

1.1.1 医疗辅助。医院为了满足患者多层次的医疗服务需求，以及多方面开发医院经营项目、转化科研技术成果等，联合或独立举办的医院分门诊部、健康检查中心、医药器械公司、试剂中心、医学培训中心、眼科诊疗中心、零售药店、配镜店、杂志社等产业。

1.1.2 后勤保障。医院将后勤保障部门从医疗服务主业中进行剥离转化，成立餐饮中心、洗涤中心、物业管理公司等，实现后勤服务的产业化和社会化。

1.1.3 其他类型。医院利用现有的地理优势和空间资源，开发临街商铺租赁、食品鲜花零售等产业，一方面为患者提供便利，另一方面也为医院带来一定的经济效益。

1.2 对外投资的管理模式

公立医院出资设立的公司均有工商行政管理部门核发的营业执照，属国有企业。其法人代表一般由医院领导或中层干部兼任，也有外聘人员担任的。公司财务人员由医院财务科人员兼职或医院单独配备。根据出资所占股份，有全资公司、控股公司、参股公司等。产生投资收益上缴医院主要有两种方式，一是利润分配。与医院签订协议，以当年税后利润的一定百分比上缴。二是分摊成本。承担相应的水电费，上交房租费、管理费等。

2. 公立医院对外投资管理存在的主要问题

2.1 未按规定履行审批程序

公立医院的办医主体为政府部门，其资产属于国有资产，医院的管理者虽然负责具体的营运管理，但要将非经营性的国有资产投资用于经营性的资产，必须按照规定向上级主管部门和相关财政部门进行申报审批，而目前个别公立医院的一些对外投资行为未履行审批程序，仅通过院内的班子会集体讨论决策后即投资上马，未履行必要的审批手续。

2.2 制度体系不健全

对外投资产业是一个独立法人实体，需要有一整套制度体系来进行管理，但由于经济规模较小、管理人员专业知识薄弱等，致使投资产业制度体系不健全、不完善或落实不到位。对外投资的经济实体缺乏与经营相关的内部控制制度、人事管理制度、财务管理制度、物资管理制度等，缺乏有效的长期规划和经营目标，内部控制不严密，并且作为独立经济实体在各项医院检查中常常成为漏网之鱼。调研显示，公立医院投资的全资公司中制定了相关管理协议或合同的仅占32%。

2.3 管理权责不清晰

公立医院作为投资产业的出资人，往往将对外投资产业作为医院的一个科室或部门加以管理，在人事任命、资金审批、物资采购等方面均存在越位管理的现象。同时，部分医院与投资产业间的协议中未明确投资效益要求，致使投资产业责任意识不强，管理松懈。此外，对外投资全过程缺乏必要的内部审计和监督，致使存在国有资产贬值的风险隐患。

2.4 新型投资模式监管不够明确

随着医改的深入推进，浙江省创新体制机制，积极推动省级医院与市县合作，通过对省级公立医院资产的统筹管理，着力实现人、财、物"资源下沉"。在此合作中，有输出管理合作、设备投资合作、共建优势学科中心等形式。在多种合作模式下，呈现出新的医院投资模式，而对此类问题的界定及监管缺乏必要的规范性的指导，有的将对外投资仅作为应收账款管理，缺乏投资项目的可行性论证等，监管责任不明确，国有资产保值增值存在安全隐患。

2.5 缺乏绩效评价体系

公立医院现有的对外投资产业缺乏一套完整的绩效评价体系，包括对投资产业的管理状况、社会效益、经济效益、可持续发展等方面开展的一系列绩效评价，在现有评价体系缺乏的情况下，无法有效实施对经营管理者的考核和激励措施。

3. 加强公立医院对外投资管理的建议

3.1 转变理念，履行投资审批程序

公立医院在进行对外投资前，除了在内部开展全方位、多层次的可行性论证外，还需要切实转变理念，牢固树立非经营性资产转变为经营性资产须履行审批程序的观念，严格按规定向上级主管和财政部门申报审批，从源头上规避投资风险。

3.2 完善制度建设，加强会计核算与监管

建立健全对外投资的制度体系，包括经营方针、任务目标、人员岗位职责、资金审批制度、物质管理制度、内部控制制度等，提高管理人员的专业水平和职业判断能力，有效控制和化解经营风险。建立健全对外投资会计核算制度，提高会计核算质量，准确核算投资成本和投资收益，真实反映医院的财务状况和经济活动情况。健全对外投资稽查制度，实行定期检查与不定期抽查相结合的方式，检查各类经营活动是否合规、是否具有资质或备案，检查采购销售、经济合同、库存物资管理等情况，检查财务核算的合规性和会计记录的真实、完整性，检查内部控制体系的建立与执行情况及可行性论证、"三重一大"等程序的建立健全和充分执行情况。每年进行内部财务审计或委托有资质的第

三方审计，规范管理，加强监督。

3.3　明确管理权责，院企分开

公立医院与对外投资产业之间是出资人与具体经营者的关系，对外投资产业作为独立法人实体具有独立经营权，独立核算并实行董事会领导下的总经理负责制。医院通过各种形式和方式对其进行投资，行使股东监督权，履行国有资产出资人的监督管理职责，给予对外投资产业充分的经营管理自主权。投资双方要依法签订内容完整、真实的协议或合同，并在其中明确相关投资效益等方面的要求，促使投资产业管理者增强责任意识，严格把关，提高国有资产投资的使用效益，促进投资产业的持续健康发展。

3.4　分析新形势下投资管理模式，加强监管

加强对优质医疗资源下沉的引导和激励，强化资源配置的刚性约束。在政府主导下，医院应客观了解经济环境、法律和行业发展状况，分析新形势下的投资管理模式，明确投资项目，做好投资项目可靠性论证；报经主管部门、财政部门等审批后组织实施，并在实施过程中加强过程性跟踪监管，确保医疗资源下沉投资项目取得较好的社会效益和相应的经济效益。

3.5　建立绩效评价体系，实施科学考评

公立医院应借鉴企业对外投资的绩效评价体系，根据不同的投资产业类型，结合医院自身特点，设计一套对外投资的绩效评价指标体系，如投资收益率、投资回收期、收益净现值、门急诊人次增长率、出院人次增长率、患者满意度等。医院还可以借助外部审计的力量实施绩效评价，科学考评管理者的经营效果，并根据评价结果进行公平奖罚，对投资后产生好的经济效益的投资项目及相关人员给予奖励，对投资后给国家及医院造成经济损失的要分析原因，追究相关人员的责任，通过严格的责任追究制度来增强经办人员的责任意识。

综上所述，加强公立医院对外投资的管理，必须完善制度、

明确权责、健全考评体系，加强全过程监管，以有利于提高公立医院进行对外投资决策的科学性，增强责任意识，理顺权属关系，降低对外投资的风险，提高对外投资的效益。

作者简介：戴秀兰，浙江省卫生财会管理中心总会计师，高级会计师

E – mail：dxl9005@163.com

A 医院 2015 年度财务分析报告

【摘要】目的：评价医院的偿债能力、营运能力和持续发展能力，为信息使用者精准了解医院的财务状况、经营成果和现金流量等提供信息，最终为其合理决策提供依据。方法：基于年度财务报表，运用比较分析、比率分析、趋势分析、因素分析等方法对医院的主要财务指标作出判断和评价。结果：通过分析认识优势与不足，提出改进的措施和建议，为医院管理者有意识的决策调整提供参考和验证，为绩效改善提供财务支持。

1. 基本情况

A 医院设 J、B 两大院区，全院编制床位 3200 张（其中 B 院区 1200 张），截至 2015 年末，实际开放床位 2919 张，在职职工 4793 人，离休 14 人，退休 638 人。

2015 年是医药卫生体制改革向纵深发展之年，是"十二五"规划的收官之年，A 医院作为浙江省综合实力最强、百姓口碑最好的医院之一，始终坚持患者与服务对象至上的服务理念，走精细化医院管理之路，取得了良好的成效。2015 年门急诊人次 350.31 万人次，增长 11.63%；出院人数 12.19 万人次，增长 16.55%；总收入 42.51 亿元，增长 18.38%；实际占用总床日 966196 床日，增长 11.14%；期末资产总额 30.88 亿元。

2. 预算执行情况分析

报告期 A 医院按照年初设定的发展目标稳步前进，总收入、

233

总支出预算执行率分别为103.18%、104.17%，超额完成预算目标，且达到收支平衡、略有结余的理想状态（见表1）。

表1   预算执行情况   单位：万元

项　　目	预算数	实际执行数	执行率（%）
一、收入总计	411980.94	425091.27	103.18
1. 医疗收入	…	…	100.95
其中：药品收入	…	…	94.78
2. 财政补助收入	…	…	239.90
3. 科教项目收入	…	…	29.19
4. 其他收入	…	…	119.83
二、支出总计	…	…	104.17
1. 医疗成本	…	…	104.07
人员经费	…	…	129.37
卫生材料费	…	…	94.25
药品费	…	…	100.08
固定资产折旧费	…	…	76.10
无形资产摊销费	…	…	60.24
提取医疗风险基金	…	…	100.95
其他费用	…	…	103.66
2. 财政项目补助支出	…	…	292.32
3. 科教项目支出	…	…	
4. 其他支出	…	…	70.24

医疗收入、医疗成本总体预算符合率高，均在±5%范围内；其他收入执行率119.83%，其他支出执行率70.24%，主要系B院区财政补助收入并入，以及培训、停车收入超预期所致；人员经费执行率为129.37%，主要是2015年人均职工薪酬同比增长9.58%及职工人数增长7.59%所致；无形资产摊销执行率60.24%，主要系2015年无形资产摊销预算数增幅大所致。

3. 国有资产保值增值情况

3.1 资产运营分析

A 医院期末资产总额 308765.07 万元，同比增加 43840.07 万元，增长 16.55%，其中流动资产 130193.49 万元，增长 1.95%；非流动资产 178571.58 万元，增长 30.13%。2015 年购买教学、行政用房，耗资 4.07 亿元，已完成全部款项支付。

3.1.1 流动资产分析

A 医院货币资金充足，现金呈小幅净流入状态；药品库存下降，存货周转率持续保持上升态势。期末流动资产占总资产比例为 42.17%，下降 6.02 个百分点，见表 2。

表 2	流动资产情况			单位：万元
	期末数	年初数	增（减）额	增（降）幅度（%）
流动资产小计	130193.49	127698.93	2494.56	1.95
货币资金	87446.66	86263.17	1183.49	1.37
财政应返还额度	3027.33	4371.59	− 1344.26	− 30.75
应收在院病人医疗款	7610.11	7963.12	− 353.01	− 4.43
应收医疗款	22639.44	20244.10	2395.33	11.83
其他应收款	1424.87	1028.17	396.69	38.58
减：坏账准备	962.57	840.83	121.75	14.48
预付账款	1680.19	1097.33	582.86	53.12
存货	7327.47	7558.78	− 231.31	− 3.06

财政应返还额度 3027.33 万元，同比减少 1344.26 万元。A 医院从年初开始抓财政补助资金预算执行进度，年末结余财政项目补助资金明显减少。与财政补助结转（余）相对应，年末财政应返还额度 3027.33 万元，主要系上年财政项目结余 923 万元

及本年度未使用的 2015 年床位补贴 666.10 万元、住院医师规范化培训省级基地补助 487.23 万元及省补基础设施建设资金（第三批）400 万元等形成的结余。

应收医疗款 22639.44 万元，同比增加 2395.33 万元，增长 11.83%。

（1）期末自费病人欠费 4196.08 万元，同比增加 189.49 万元，增长 4.73%，其中：门诊病人欠费增加 13.73 万元，住院病人欠费增加 175.76 万元，医疗欠费发生率较上年略有下降。

（2）医疗保险未结算 17297.52 万元，同比增加 1995.86 万元，增长 13.04%。包括省级、市级职工医保。值得一提的是，本年发生各级医保剔除共计 982.75 万元，同比增加 452.30 万元，增长 326.45%，坏账比率大幅增长。

其他应收款 1424.87 万元，同比增加 396.69 万元，增长 38.58%，主要是期末食堂应收款增加了 543 万元。

预付账款 1680.19 万元，同比增加 582.86 万元，主要来自设备及工程预付款的增加。

期末存货 7327.47 万元，同比减少 231.31 万元，下降 3.06%，主要是药品库存减少 254.56 万元。医院期末存货主要集中在药品，占整个库存存货 96.47%。见表 3。

表3　　　　　　　　　存货明细组成　　　　　　单位：万元

科目名称	期末数	年初数	增（减）额	增（降）幅度%
库存物资	7327.47	7558.78	-231.31	-3.06
药品	7068.94	7323.50	-254.56	-3.48
卫生材料	152.80	188.44	-35.64	-18.91
低值易耗品	3.35	8.31	-4.96	-59.69
其他材料	16.56	12.27	4.29	34.96
基建库存物资	19.54	19.54	0	0.00
食堂库存物资	6.56	6.72	-0.16	-2.38

3.1.2 非流动资产分析

医院期末非流动资产总额 178571.58 万元，同比增加 41345.51 万元，增长 30.13%。

期末固定资产原值 249287.69 万元，新增固定资产 55830.78 万元，年内未批量处置固定资产。期末固定资产净值 157670.42 万元，固定资产成新率 63.25%。明细情况见表 4。

表 4　　　　固定资产（原值）明细组成　　　　单位：万元

项目	年初余额	本年增加	本年减少	期末余额
固定资产	193456.91	55902.78	72.00	249287.69
房屋及建筑物	…	…	…	122529.37
专用设备	…	…	…	107768.26
电子设备	…	…	…	71653.62
光学设备	…	…	…	16709.93
机械设备	…	…	…	4729.51
其他设备	…	…	…	14675.21
一般设备	…	…	…	17069.85
其他固定资产	…	…	…	17.96
图书	…	…	…	1902.24

从表 4 看，固定资产主要集中在房屋建筑物和专业设备，占固定资产总额的 91.75%。本年新增××办公用房 4.07 亿元，其余新增主要为专用设备，新增 11467.89 万元。

期末在建工程 16751.13 万元，增加 1002.74 万元，其中省发改委批建项目新增 2522.64 万元，主要集中在 1 号楼改造工程。院内其他工程新增 308.74 万元。本年完成结转 1828.64 万元。

从资产结构看，期末流动资产占比减少，固定资产比重增加，主要系新购置办公用房导致资产结构发生较大变化。反映营运效率的总资产增长率等各项指标持续向好，见表 5。

表 5　　　　　　资产结构及资产周转、利用水平分析

项　目	平均余额（万元）		周转率（次）		周转天数（天）		占资产比重（%）	
	期末数	年初数	期末数	年初数	期末数	年初数	期末数	年初数
总资产	286845.04	250727.03	1.44	1.39	—	—	100	100
流动资产	128946.21	114140.39	3.20	3.06	114	119	42.17	48.20
存货	7443.13	7109.77	33.00	29.93	11	12	2.37	2.85
应收医疗款	29228.38	24506.18	17.90	17.00	20	21	9.80	10.65
固定资产	137493.18	117128.78	3.01	2.98	121	122	51.06	44.28

3.2　负债情况分析

A 医院资产负债率低，偿债能力强。期末负债总额 91795.92 万元，较上年增加 34388.97 万元，增长 59.90%，均来自于流动负债的增加。从负债结构看，占比最大的为应付账款，占 39.32%。资产负债率 29.73%，处于低水平，无银行借款。见表 6。

表 6　　　　　　　负债结构明细组成　　　　　　单位：万元

项目	期末数	占比（%）	年初数	增（减）额	增（降）幅度（%）
应缴款项	277.43	0.30	…	…	149.28
应付账款	36093.26	39.32	…	…	6.24
预收医疗款	8217.10	8.95	…	…	33.27
应付职工薪酬	17949.30	19.55	…	…	340.95
应付福利费	6507.72	7.09	…	…	62.75
应付社会保障费	810.59	0.88	…	…	-0.12
应交税费	134.82	0.15	…	…	-85.16
其他应付款	6251.21	6.81	…	…	16.50
预提费用	13554.49	14.77	…	…	

续表

项目	期末数	占比（%）	年初数	增（减）额	增（降）幅度（%）
流动负债合计	89795.92	97.82	…	…	62.07
长期应付款	2000.00	2.18	…	…	—
非流动负债合计	2000.00		…	…	—
负债合计	91795.92	100.00	…	…	59.90

应付账款 36093.26 万元，同比增加 2118.35 万元，增长 6.24%，主要是应付药品款、材料款的增加，与业务量增长有关。

应付职工薪酬余额激增 13878.74 万元，主要是本年度改变年终奖发放方式，年终奖于 2015 年末全额计提，在 2016 年 1 月发放，且标准高于上年；余额中还包含已计提未发放的 JCI 评审奖励。

应付福利费余额同比增加 2509.13 万元，增长 62.75%，主要原因为基期 2014 年 10 月起福利费计提标准从 3.5% 上调至 5%，以及福利费开支少滚存多。

应交税费期末余额 134.82 万元，同比减少 773.73 万元，主要来自于应交个人所得税同比减少 705.27 万元，上年末在预发年终奖时先行预扣全年一次性年终奖金 10% 个人所得税，本年度不存在前述预扣待缴个税。

3.3 净资产分析

报告期净资产增长率 4.55%，医院持续保持净资产的增值和发展潜力；财政补助结余减少，财政项目补助资金执行力度加强（见图 1）。

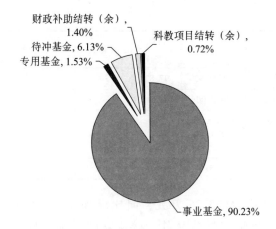

财政补助结转（余），1.40%
科教项目结转（余），0.72%
待冲基金,6.13%
专用基金,1.53%
事业基金,90.23%

图1　净资产结构情况

3.3.1　结构分析

期末净资产 216969.15 万元，同比增加 9451.10 万元，增长 4.55%。净资产结构中事业基金占比最大，占 90.23%，待冲基金占 6.13%，财政补助结余占 1.40%，专用基金占 1.53%，科教项目结余占 0.72%。

3.3.2　增减变化分析，见表7。

表7　　　　　　　　　　净资产变动明细情况　　　　　　　单位：万元

项目	期末数	年初数	增（减）额	增（降）幅度（%）
净资产合计	216969.15	207518.05	9451.10	4.55
事业基金	195764.42	186427.07	9337.36	5.01
专用基金	3312.46	2711.07	601.40	22.18
待冲基金	13305.51	12506.91	798.61	6.39
财政补助结转（余）	3027.33	4371.59	-1344.26	-30.75
科教项目结转（余）	1559.42	1501.43	57.99	3.86

事业基金 195764.42 万元，较年初增加 9337.36 万元，年初数已弥补 B 院区亏损 5126.06 万元，还包含 B 院区上年财政项目结转 21 万元、科教项目结转 1 万元；年末数已弥补 B 院区亏损 12785.53 万元，并包含 B 院区财政项目结余 3 万元、科教项目结余 4.97 万元。

专用基金包括福利基金、医疗风险基金、住房基金及其他基金，年末余额 3312.46 万元，同比增加 601.40 万元，增长 22.18%。

医疗风险基金 1531.01 万元，本年按医疗收入提取 1183.17 万元，发生医疗赔偿支出 511.18 万元，赔付比率（使用/提取）43.20%，较上年下降 2.89 个百分点，A 医院在医疗质量管理上进一步提升。

福利基金、其他基金（主要是慈善基金），本年基本无变动。

待冲基金期末余额 13305.51 万元，同比增加 798.61 万元。本期增加 4209.09 万元，本期减少 3410.49 万元（均为固定资产折旧、无形资产摊销或领用发出库存物资的冲减）。

财政补助结转（余）3027.33 万元，同比减少 1344.26 万元，下降 30.75%。期末结余包含历年财政专项资金 923 万元及本年财政项目资金 2104.32 万元。

4. 收支余分析

A 医院收入稳步增长，报告期实现总收入 425091.27 万元，同比增加 65994.47 万元，增长 18.38%；其中医疗收入 394388.88 万元，同比增加 63457.85 万元，增长 19.18%（B 院区医疗收入 107732.04 万元，占全院医疗收入的 27.32%）。总支出 417030.73 万元，同比增加 65749.03 万元，增长 18.72%。收入支出整体增幅相当（见表 8 和表 9）。

表 8 收入同期比较 单位：万元

项 目	报告期	基期	增（减）额	增（降）幅度（%）
一、收入总计	425091.27	…	…	18.38
1. 医疗收入	394388.88	…	…	19.18
其中：B 院区	107732.04	…	…	109.75
2. 财政补助收入	…	…	…	20.73
基本支出补助收入	…	…	…	69.31
项目支出补助收入	…	…	…	−17.43
3. 科教项目收入	…	…	…	29.11
4. 其他收入	…	…	…	2.67

表 9 支出同期比较 单位：万元

项 目	报告期	基期	增（减）额	增（降）幅度（%）
支出总计	417030.73	…	…	18.72
医疗成本	…	…	…	19.64
财政项目补助支出	…	…	…	−14.47
科教项目支出	…	…	…	54.26
其他支出	…	…	…	5.62

4.1 医疗收入明细分析

4.1.1 收入结构分析

4.1.1.1 药品、材料收入结构变化

A 医院医疗收入结构持续优化，医生的技术劳务价值得到提升。药品收入占医疗收入比重 34.51%，下降 1.73 个百分点，卫生材料收入占医疗收入比例同比下降 0.21 个百分点，纯医疗技术性劳务收入比例同比上升 1.50 个百分点。医疗收入结构持续

优化，这是执行医改新政及 2015 年 5 月 20 日起药品采购按《浙江省 2014 年药品集中采购中标结果》目录执行新价格带来的变化（见表 10）。

表 10　　　　　　医疗收入占比情况　　　　　单位：万元

项　目	报告期		基期		占比差异率（%）
	金额	占比%	金额	占比%	
医疗收入	…	100.00	…	100.00	—
药品收入	…	34.51	…	36.24	-1.73
卫生材料收入	…	23.09	…	23.30	-0.21
检查收入	…	6.98	…	7.02	-0.04
化验收入	…	8.66	…	8.18	0.48
纯医疗服务收入	…	26.76	…	25.26	1.50

4.1.1.2　门诊、住院收入占比变化

报告期门诊收入增长 14.17%，低于住院收入增长（21.81%）7.64 个百分点，门诊收入占医疗收入的比例下降 1.45 个百分点，住院收入占比逐年走高。2015 年门急诊人次增长 11.63%，出院人次增长 16.55%，门诊、住院人次增长逐步靠拢（2014 年住院人次远高于门诊人次的增长）。医院通过增加专家坐诊频次来增加门诊量，惠及更多的就医患者初见成效（见表 11）。

表 11　　　　　门诊、住院收入占比情况分析　　　单位：万元

项目	报告期	基　期	增（降）幅度（%）
医疗收入	…	…	19.18
门诊收入	…	…	14.17
住院收入	…	…	21.81

续表

项　目	报告期		基期		占比差异率（%）
	金额	占比%	金额	占比%	
医疗收入	…	100.00	…	100.00	0.00
门诊收入	…	32.99	…	34.44	-1.45
住院收入	…	67.01	…	65.56	1.45

4.1.1.3　B 院区收入占比

B 院区期末实际开放床位 1064 张，医疗收入 10.77 亿元，呈现成倍增长。占两院区医疗收入比例从上年的 15.52% 上升到 27.32%。从收入分布看，住院收入占了全院住院收入的 32.21%，门诊收入比例稍低（见表 12）。

表 12　　　　　　　　B 院区收入同期比较　　　　　　　单位：万元

项目	报告期	基期	增（减）额	增（降）幅度（%）
医疗收入	107732.04	51360.92	56371.12	109.75
门诊收入	…	…	…	116.19
住院收入	…	…	…	108.11
项目	报告期	占两院区收入比例	基期	占两院区收入比例
医疗收入	107732.04	27.32	51360.92	15.52
门诊收入	…	17.38	…	9.18
住院收入	…	32.21	…	18.85

从工作量及其他指标看，B 院区门急诊人次占两院区比例 23.82%，出院人数占两院区比例 32.60%，均在上年基础上成倍增长。开放床日数、实际占用床日数等均占全院 1/3 以上，但 B 院区在病床周转、病床利用等效率上较 J 院区略逊一筹，平均住院日高出 J 院区 1.07 天（见表 13）。

表 13　　　　　　　　　　两院区指标统计

项目	门急诊人次	出院人次	期末病床数	开放床日数	实际占用床日数	平均住院日	病床利用率（%）
总院	…	…	…	…	…	…	…
B 院区	…	…	…	…	…	8.70	93.79
J 院区	…	…	…	…	…	7.63	96.96
B 占比(%)	23.82	32.60	36.45	36.14	35.38		

4.1.2　与上年同期对比情况分析

报告期医疗收入增长 19.18%，从增加额来看，医改后实行了药品零差率销售，药品、卫生材料等商品性收入增加额占 47.50%，这部分的增长是少有增值空间的。药品收入增加额跃居第一位，同比增加 16164.37 万元，卫生材料收入同比增加 13977.05 万元，手术收入同比增加 10268.13 万元，分列第二、第三。从增长幅度看，由于调价的时间节点因素，诊察收入增长 53.88%，其次为手术收入增长 34.18%，护理收入、治疗收入、化验收入分别增长 33.94%、32.85%、26.17%（见表 14）。

表 14　　　　　　　　　　医疗收入明细比较　　　　　　　单位：万元

项　　目	收入情况				结构比例（%）	
	报告期	基期	增（减）额	增（降）幅（%）	报告期	基期
医疗收入	…	…	…	19.18	100.00	100.00
诊察收入	…	…	…	53.88	2.33	1.80
床位收入	…	…	…	21.78	1.27	1.24
护理收入	…	…	…	33.94	1.57	1.40
检查收入	…	…	…	18.43	6.98	7.02
化验收入	…	…	…	26.17	8.66	8.18
治疗收入	…	…	…	32.85	7.15	6.42
手术收入	…	…	10268.13	34.18	10.22	9.08

续表

项 目	收入情况				结构比例（％）	
	报告期	基期	增（减）额	增（降）幅（％）	报告期	基期
卫生材料收入	…	…	13977.05	18.13	23.09	23.30
药品收入	…	…	16164.37	13.48	34.51	36.24
西药收入	…	…	…	12.81	30.80	32.53
中草药收入	…	…	…	0.29	0.19	0.22
中成药收入	…	…	…	20.53	3.52	3.48
其他收入	…	…	…	-5.50	4.22	5.33

4.1.3　门诊、住院收入因素分析

A 医院医疗收入的增长 73% 来自于工作量的增长，27% 来自于均次费用的提高；增长动因优于上年。

门诊收入：报告期门诊收入 130117.49 万元，增长 14.17%。其中门急诊人次 350.31 万人次，增长 11.63%；每门诊人次收费水平（不含体检）330.86 元，同比增加 14.92 元。因工作量增加而增加的门诊医疗收入 12456.82 万元，因收费水平增加而增加的门诊医疗收入为 3691.13 万元，表明门诊收入增长中 77.14% 的增长是来自于人次的增长，22.86% 是由门诊收费水平的提高带来的（见表 15）。

表 15　　　　　　　　　门诊收入因素分析　　　　　　　　单位：万元

项目	报告期	基期	增（减）额	增（降）幅度（％）	工作量因素影响	收费水平因素影响
医疗收入	394388.88	330931.03	63457.85	19.18	46271.81	17186.04
门诊收入	130117.49	113969.54	16147.95	14.17	12456.82	3691.13
1. 门诊收入（不含体检）	115902.82	99143.63	16759.19	16.90	11533.46	5225.73

续表

项目	报告期	基期	增（减）额	增（降）幅度（%）	工作量因素影响	收费水平因素影响
门急诊人次（人次）	3503074	3138025	365049	11.63	11533.46	
每门诊人次收费（元）	330.86	315.94	14.92	4.72		5225.73
其中：药品费	160.91	158.55	2.36	1.49	5787.78	827.25
挂号诊察费	21.84	15.38	6.47	42.04	561.33	2264.75
检查费	45.06	44.42	0.64	1.44	1621.55	224.16
化验费	34.91	31.03	3.88	12.49	1132.92	1358.32
治疗费	23.60	19.32	4.27	22.10	705.45	1495.96
手术费	29.88	30.12	-0.24	-0.79	1099.40	-83.87
材料费	10.77	11.43	-0.65	-5.73	417.20	-229.41
其他费用	44.47	52.94	-8.47	-16.00	1932.54	-2967.43
2.体检收入	14214.66	14825.91	-611.25	-4.12	923.36	-1534.60
体检人次	395744	372542	23202.00	6.23	923.36	
每体检人次收费（元）	359.19	397.97	-38.78	-9.74		-1534.60

住院收入：报告期住院收入 264271.39 万元，增长 21.81%。平均住院人次增长 15.59%，平均住院天数缩短 0.32 天，每住院人次收费水平 21826.86 元，同比增加 1114.58 元。因平均住院人次增加而增加的住院医疗收入为 33814.99 万元，占住院收入增长的 71.48%；因每住院人次收费水平增加而增加住院医疗收入 13494.91 万元，占住院收入增长的 28.52%（见表16）。

表 16   住院收入因素分析   单位：万元

项　目	报告期	基期	增（减）额	增（降）幅度(%)	工作量因素影响	收费水平因素影响
住院收入	264271.39	216961.49	47309.90	21.81	33814.99	13494.91
平均住院人次	121076	104750	16326	15.59	33814.99	
每住院人次收费（元）	21826.86	20712.28	1114.58	5.38		13494.91
其中：药品费	6585.38	6700.13	-114.75	-1.71	10938.67	-1389.33
诊察费	125.40	108.23	17.17	15.86	176.70	207.84
检查费	968.31	886.73	81.59	9.20	1447.67	987.84
化验费	1810.39	1654.10	156.30	9.45	2700.49	1892.40
治疗费	1647.75	1448.66	199.09	13.74	2365.09	2410.47
手术费	2464.68	1965.51	499.16	25.40	3208.91	6043.69
材料费	7211.12	7018.63	192.49	2.74	11458.66	2330.60
护理费	512.21	442.03	70.19	15.88	721.65	849.79
其他费用	501.61	488.26	13.35	2.73	797.14	161.62

与上年相比，2015 年工作量增加因素转而成为 A 医院医疗收入的主要增长动因，这是一个好的发展趋势。另外平均住院天数、每住院人次药品费下降，医院运行效率明显提升。

4.1.4　工作量同期比较

表 17 集中了医院的主要工作量指标，结合表 14 收入指标可以看出，A 医院 2015 年门急诊人次、出院病人数、实际占用总床日、住院手术例数等增长都在 10% 以上，平均住院天数下降 0.32 天。报告期因为平均住院天数缩短多收治住院病人 4855 人次，增加医疗收入 10597 万元。

表 17　　　　　　　　工作量同期比较

项　目	单位	报告期	基期	增（减）额	增（降）幅度（%）
门急诊人次	人次	…	…	…	11.63
出院病人数	人次	…	…	…	16.55
实际占用总床日	床日	…	…	…	11.14
病床使用率	%	…	…	…	
平均住院天数	日	7.98	8.30	-0.32	-3.86
门诊手术	例	…	…	…	2.86
住院手术	例	…	…	…	13.29
一类手术	例	…	…	…	13.18
二类手术	例	…	…	…	15.10
三类手术	例	…	…	…	12.86
四类手术	例	…	…	…	11.27
特类手术	例	…	…	…	22.45

4.2　医疗成本分析

报告期医院总支出 417030.73 万元，同比增加 65749.03 万元，增长 18.72%。其中医疗成本 403815.45 万元，增长 19.64%，占总支出 96.83%；其他支出 7257.87 万元，增长 5.62%，占总支出 1.74%；财政专项支出 5801.50 万元，上年财政结余资金减少，财政执行力度加大；科教项目支出 155.91 万元（见表18）。

表 18　　　　　　　　总支出对比情况表　　　　　　单位：万元

项目	报告期	基期	增（减）额	增（降）幅度（%）
总支出	417030.73	351281.70	65749.03	18.72
医疗业务成本	373612.71	311284.59	62328.12	20.02

续表

项目	报告期	基期	增（减）额	增（降）幅度（%）
管理费用	30202.74	26241.40	3961.34	15.10
其他支出	7257.87	6871.89	385.98	5.62
财政专项支出	5801.50	6782.75	−981.25	−14.47
科教研项目支出	155.91	101.07	54.84	54.26

4.2.1 医疗成本结构分析

按功能分类，医疗业务成本 373，612.71 万元，占医疗成本的 92.52%，管理费用 30202.74 万元，占医疗成本的 7.48%。管理费用率 7.35%，下降 0.27 个百分点（见图 2）。

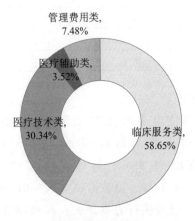

图 2 按功能分类结构

按经济科目分类，人员经费 110166.99 万元，占医疗成本 27.28%；卫生材料费支出 106784.04 万元，占医疗成本 26.44%；药品费支出 135781.63 万元，占医疗成本 33.62%；固定资产折旧费 12701.11 万元，占医疗成本 3.15%；无形资产摊销 217.43 万元，占医疗成本 0.05%；提取医疗风险基金

1183.17 万元，占医疗成本 0.29%；其他费用支出 36991.06 万元，占医疗成本 9.16%（见图 3）。

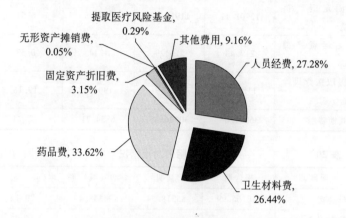

图 3　按经济科目分类结构

4.2.2　与上年同期比较

4.2.2.1　人员经费

人员经费 110166.99 万元，同比增长 29.12%，高于职工人数的增长（在职职工人数（不含临时工勤、返聘人员）增长 5.78%）。剔除及财政项目补助资金列支绩效工资的影响，2015年人均职工薪酬（不含返聘和临时工勤人员）19.64 万元，较上年同口径人均薪酬 17.93 万元，增长 9.58%，职工幸福指数提升（见表 19 和表 20）。

表 19　医疗成本对比情况　　　　　　单位：万元

项　　目	报告期	基　　期	增（减）额	增（降）幅度（%）
医疗成本	403825.43	337525.99	66299.44	19.64
人员经费	110166.99	85318.54	24848.45	29.12
卫生材料费	106784.04	92145.31	14638.73	15.89
药品费	135781.63	116802.18	18979.45	16.25

续表

项　目	报告期	基　期	增（减）额	增（降）幅度(%)
固定资产折旧费	12701.11	11914.03	787.08	6.61
无形资产摊销费	217.43	216.29	1.14	0.53
提取医疗风险基金	1183.17	992.79	190.38	19.18
其他费用	36991.06	30136.85	6854.21	22.74

表 20　　　　　　　人员经费明细对比情况　　　单位：万元

项目	报告期	基期	增（减）额	增（降）幅(%)
人员经费	110166.99	85318.54	24848.45	29.12
基本工资	…	…	…	15.92
津补贴	…	…	…	10.89
绩效工资	…	…	…	19.98
社会保障缴费	…	…	…	255.73
伙食补助费	…	…	…	21.72
其他工资福利支出	…	…	…	11.10
离休费	…	…	…	5.40
退休费	…	…	…	11.98
抚恤费	…	…	…	-17.23
医疗费	…	…	…	-23.81
住房公积金	…	…	…	5.49
购房补贴	…	…	…	-23.52

社会保障缴费增长 255.73%。本年度根据省卫计委通知，预提了全院职工 2015 年度的社会保障费 13089.39 万元。剔除该项预提数，社会保障费呈负增长，主要与 B 院区编制职工人数减少 40 人有关（见表 20）。

医疗费同比减少主要是因为基期值中包含本院职工体检费用。

住房公积金增长 5.49%，主要为 A 医院新增职工缴纳住房公积金的自然增长，每年一次的住房公积金缴存基数调整由于一些客观因素未上调（见表 20）。

购房补贴下降 23.52%，一是基期值中包含人才引进补助及补缴 2013 年新员工购房补贴共计 454 万元；二是报告期 B 院区编制职工人数减少而减少支付购房补助 90 万元（见表 20）。

4.2.2.2　卫生材料费

卫生材料费支出 106784.04 万元，增长 15.89%，低于医疗收入及卫生材料收入的增长。增幅较小与 2014 下半年起高值耗材重新议价有关。据临工部库房介绍，报告期如骨科、心血管介入等部分高值耗材经协商后价格重新确定，材料成本随之下降。百元医疗收入卫生材料消耗 27.08 元，同比减少 0.77 元（见表 19）。

4.2.2.3　药品费

药品费支出 135781.63 万元，增长 16.25%，低于医疗收入的增长，也低于药品收入的增长。这是由于基期 1 ~ 3 月医改前药品收入中包含药品差价收入所致。药品费的增长更真实地反映了医改口径药品收入的增长幅度。2015 年 5 月 20 日起，药品采购按《浙江省 2014 年药品集中采购中标结果》目录执行新价格。A 医院使用的药品单位价格平均降幅 7.58%（见表 19）。

4.2.2.4　其他费用

其他费用指医院除人员经费、药品材料等直接成本、折旧外的各项日常公用支出。报告期发生其他费用支出 36991.06 万元，增长 22.71%（见表 21）。

表 21 　　　　　　　　　**其他费用明细** 　　　　　　单位：万元

项　　目	报告期	基期	增（减）额	增（降）幅%
其他费用	36981.08	30136.85	6844.23	22.71
办公费	…	…	…	9.38
水费	…	…	…	39.34
电费	…	…	…	27.49
物业管理费	…	…	…	45.85
差旅费	…	…	…	-18.40
维修（护）费	…	…	…	-13.00
会议费	…	…	…	-1.52
培训费	…	…	…	44.70
低值易耗品	…	…	…	-38.18
委托业务费	…	…	…	139.03
劳务费	…	…	…	103.75
公务接待费	95.62	…	…	…
因公出国（境）费用	63.76	…	…	…
公务用车运行维护费	33.10	…	…	…
福利费	3914.90	2675.76	1239.14	46.31
其他交通费用	…	…	…	…
其他商品和服务支出	4873.60	3128.25	1745.35	55.79
其中：提取坏账准备	1104.50	412.92	691.57	167.48

物业管理费增长 45.85%。主要是保洁与服务费的增加。除
B 院区业务增长带来的保洁服务费自然增长外，还与 2014 年的
部分保洁服务费在 2015 年支付有关（如在 2015 年列支 KY 物业
15 个月保洁服务费）。

公务用车运行维护费同比减少 12.79 万元，下降 11.54%。

因公出国（境）费用 63.76 万元，主要核算职工三个月以内的出国费用，三个月以上出国经费在"培训费"科目核算。

公务接待费 95.62 万元，同比增加支出 19.36 万元，主要为接待国外专家教授机票住宿费。前述三公经费均控制在预算额度范围内。

福利费同比增加 1239.14 万元，增长 46.31%。主要原因是基期值计提标准变化。2014 年 10 月起按省财政厅规定福利费计提比例由原先的 3.5% 上调至 5%。

其他商品和服务支出 4873.60 万元，增长 55.79%，主要是本年度省市医保剔除数共 982.75 万元确认坏账，提取坏账准备随之大幅度增长。

4.3　财政项目补助收支分析

4.3.1　上年财政项目结余资金执行情况

A 医院 2015 年初结余结转修正资金 4305.17 万元，财政调剂增加 66.42 万元，共执行 3448.59 万元，期末结余历年财政专项资金 923 万元（见表 22）。

表 22　　　　　　　历年财政项目补助收支情况　　　单位：万元

项　目　名　称	拨款年度	期初余额	财政调剂	本期支出	期末余额
2012 年年第二批公益技术应用研究项目	2012	…	…	…	…
2012 年重大科技专项和成果转化工程咨询专家组	2012	…	…	…	…
名老中医专家传承工作室建设	2012	…	…	…	…
国家临床重点专科建设项目	2012	…	…	…	…
2013 年重大科技专项和成果转化工程咨询专家组	2013	…	…	…	…

续表

项 目 名 称	拨款年度	期初余额	财政调剂	本期支出	期末余额
中医药服务能力建设项目	2013	…	…	…	…
医学重点学科（群）及创新平台建设项目（2013年）	2013	…	…	…	…
2013年第二批公益性技术应用研究专项资金	2013	…	…	…	…
2013年中医药服务能力建设项目	2013	…	…	…	…
2013年第二批科技成果转化工程补助资金	2013	…	…	…	…
质量控制和技术指导中心工作经费	2013	…	…	…	…
省级医院激励奖补资金	2013	…	…	…	…
先进设备配置专项（X线模拟定位机）	2013	…	…	…	…
2013年国家科研项目配套专项资金	2013	…	…	…	…
2013年省补基础设施建设资金（第二批）	2013	…	…	…	…
下达2013年国家临床重点专科建设项目	2014	…	…	…	…
2013年全科医生规范化培养基地能力建设项目	2014	…	…	…	…
2013年度重大公共卫生服务项目中央补助资金	2014	…	…	…	…
2014年床位补贴	2014	…	…	…	…
2014年公共卫生任务补助资金	2014	…	…	…	…
2014第二批公益技术应用研究（卫生科技专项）	2014	…	…		…
下达卫技人员培养培训及管理补助	2014	…	…	…	…
2014年重大公共卫生服务项目补助资金	2014	…	…		…

．续表

项　目　名　称	拨款年度	期初余额	财政调剂	本期支出	期末余额
2014 年卫生人才科教项目专项补助	2014	…	…	…	…
2014 年三级医院对口支援贵州省县级医院专项	2014	…	…	…	…
2013 年中医药服务能力建设补助	2014	…	…	…	…
2014 年中医药专项补助	2014	…	…	…	…
人事与人才工作 - 育才工程补助	2014	…	…	…	…
合　　计		4305.17	66.42	3448.59	923

4.3.2　本年财政项目补助执行情况

2015 年省财政累计下拨补助指标即实现财政补助收入 11634.10 万元，其中：年初部门预算 4849.50 万元，追加下拨专项经费 6784.60 万元。医院执行 9529.78 万元，年末完成政府采购备案资金 581 万元，修正后执行率 91.53%，达到财政考核要求（见表 23）。

表 23　　　　　　　本年财政项目补助执行情况　　　　单位：万元

项　　　目	本期下拨数	本期执行数	期末余额
对个人和家庭补助离退休支出	…	…	…
合　　计	11634.10	9529.78	2104.32

4.4　其他收入/支出分析

报告期其他收入 18854.39 万元，增长 2.67%，其他支出 7257.87 万元，增长 5.62%。

本年度起由医院承办的继续教育培训项目纳入财务统一管理。报告期共收取继续教育培训收入 249.06 万元，新增培训支出 299.97 万元，为继续教育培训支出以及培训基地费用开支（见表 24 和表 25）。

表24 其他收入明细表 单位：万元

项　　目	报告期	基期	增（减）额	增（降）幅度%
其他收入	18854.39	18363.40	490.99	2.67
培训收入	731.29	593.14	138.15	23.29
…	…	…	…	…
食堂收入	3654.37	3069.28	585.09	19.06

表25 其他支出明细表 单位：万元

项目	报告期	基期	增（减）额	增（降）幅度%
其他支出合计	7257.87	6871.89	385.98	5.62
培训支出	299.97		299.97	
捐赠支出	80.00	80	0.00	—
财产物资盘亏或毁损	15.17	64.61	−49.44	−76.52
食堂支出	3601.42	3164.48	436.94	13.81
…	…	…	…	…

捐赠支出80万元，为支付浙江省红十字会人体器官捐献专项基金捐助款。

食堂收入3654.37万元，增长19.06%；食堂支出3601.42万元，增长13.81%，支出增幅小于收入增幅，略有结余。

4.5　结余分析

业务收支结余率反映医院除来源于财政项目收支和科教项目收支之外的收支结余水平，能够体现医院财务状况、医疗支出的节约程度以及医院管理水平等。A医院报告期结余9346.80万元，业务收支结余率2.22%，与上年基本持平（见表26）。

表 26		业务收支结余比较		单位：万元
项　目	报告期	基期	增（减）额	增（降）幅度%
本期结余	9346.80	9135.35	211.45	2.31
其中：医疗结余	-2249.71	-2356.16	106.45	-4.52
其他结余	11596.51	11491.51	105.00	0.91
业务收支结余率%	2.22	2.58	-0.36	-13.83

本期科教项目结余 58.00 万元；本期财政专项结余 -1344.26 万元。

5. 医改执行情况分析

报告期 A 医院医改激励奖补考核指标的执行情况：

5.1 出院者平均住院天数持续缩短，执行数为 7.98 天，低于基期标准值 0.57 天，符合考核目标。

5.2 四项收入占比 73.19%，低于考核标准值 0.51 个百分点，符合考核目标。药品占医疗收入比例下降得益于 2015 年 5 月起执行的药品采购价格下调（见表 27）。

表 27	医改激励奖补方案考核指标			
项　目	单位	基期标准值（两院区）	2015 年执行数
实际占用总床日	床日	751909	966196
出院者平均住院天数	天	8.55	7.98
医疗收入（剔除中草药）	万元	267123.6	393648.84
药（除差价）、材、检、化收入小计	万元	196604.35	288103.21
四项收入占比（分子分母除差价）	%	73.70	73.19
药品占医疗收入（剔除中草药）比例	%	35.59	34.39
材料占医疗收入（剔除中草药）比例	%	23.74	23.14

6. 现金流量分析

A 医院报告期现金净流入 1183.49 万元。其中：业务活动产生的净现金流入量为 48013.21 万元；投资活动产生的净现金流出量为 46829.72 万元。净现金流量同比减少 18657.32 万元，主要是经营活动产生的净现金流量增加 15668.53 万元和购建固定资产、无形资产支付的现金增加 34325.85 万元，其中购置办公用房支付现金 40667.94 万元（见表 28）。

表 28　　　　　　　　　　现金流量对比表　　　　　　单位：万元

项　目	行次	报告期	基期
一、业务活动产生的现金流量净额	1	48013.21	32344.68
二、投资活动产生的现金流量净额	2	−46829.72	−12503.87
三、筹资活动产生的现金流量净额	3	—	—
四、现金及现金等价物净增加额	4	1183.49	19840.81

7. 六家综合医院比较

六家同类医院主要经济指标比较结果，A 医院总资产规模排名第三位，总收入赶超 W 医院跃居第二，仅次于 Z 医院。从总收入增长看，A 医院、S 医院、Z 医院分别增长 18.38%、18.37%、14.99%，A 医院总收入增幅居首位（见表 29）。

表 29　　　　　　六家综合公立医院主要经济指标情况

项目	单位	Z 医院	A 医院	R 医院	S 医院	W 医院	E 医院
总收入	万元	468407.40	425091.27	247878.88	285395.59	419626.77	245262.27
医疗收入	万元	426522.18	394388.88	219251.13	263989.05	394545.98	230171.13
总资产	万元	364080.31	308755.09	264221.59	200793.74	419527.74	202041.25

续表

项目	单位	Z医院	A医院	R医院	S医院	W医院	E医院
本期结余	万元	19881.73	9336.82	7223.29	1729.95	12985.66	11252.40
职工人数	人	5384	5445	2982	4364	5079	4546
门急诊人次	人	3480650	3503074	2088251	2224133	4045514	3192063
出院人数	人	148182	121895	85000	97732	138728	104902
总资产周转率	次	1.34	1.44	0.92	1.49	0.98	1.26
百元医疗收入消耗卫材料	元	22.36	27.08	19.16	27.76	18.07	19.63
药品占医疗收入比重	%	40.35	34.51	37.04	32.44	43.82	34.76
每职工医院收入	万元	87.00	78.07	83.13	65.40	82.62	53.95
每门诊人次收入	元	330.49	330.86	253.41	344.41	358.75	215.30
每住院人次收入	元	20382.33	21826.69	18716.35	17706.58	17636.62	14767.76
实际占用总床日	日	1254696	966196	945109	704637	1225543	900162
平均开放床位	张	3185.00	2762.67	2686.00	2052.20	3569.00	2419.00
每床日收费水平	元	2412.11	2735.17	1680.12	2462.67	1979.42	1740.28
总资产增长率	%	15.59	16.57	10.40	16.41	2.93	14.20
总收入增长率	%	14.99	18.38	7.96	18.37	6.81	3.70
医疗收入增长	%	12.59	19.18	5.01	17.99	5.07	4.69
门诊收入增长	%	9.08	14.17	3.64	19.24	7.85	3.94
住院收入增长	%	14.09	21.81	5.54	17.35	3.41	5.05
门急诊人次增长	%	5.93	11.63	-2.78	8.44	8.51	1.19
出院人数增长	%	13.60	16.55	4.76	15.34	7.49	4.54

续表

项目	单位	Z医院	A医院	R医院	S医院	W医院	E医院
每职工总收入	万元	87.00	88.69	83.13	65.40	82.62	53.95
每职工医疗收入	万元	79.22	82.28	73.52	60.49	77.68	50.63
每职工门急诊人次	人	646.48	730.87	700.29	509.65	796.52	702.17
每职工出院人次	人	27.52	25.43	28.50	22.40	27.31	23.08

7.1 门诊收入及工作量比较

上述六家综合性医院中，A医院门诊收入增长14.17%，增长速度列第二。S医院门诊收入增长最快，增长19.24%；每门诊人次收入增长也最快，增长11.48%。A医院每门诊人次收入增长4.70%，居第三位，但门急诊人次增长较快，增长11.63%，为六家医院中增长最快。门急诊人次增长是A医院门诊收入增长的主要原因。

7.2 住院收入及工作量比较

在上述六家综合性医院中，A医院住院收入增长21.81%，列第一；其次为S医院、Z医院。

A医院出院人数增长（16.55%）位列第一；每住院人次收入增长5.35%，同列第一（六家同类医院中，每住院人次收入增长最低为−1.42%）。

7.3 劳动生产率比较

7.3.1 A医院每职工总收入、每职工医疗收入排第一位。

7.3.2 A医院每职工门诊人次排第二，每职工出院人次居第四。在住院上A医院尚有较大发展空间。

7.3.3 A医院职工人均薪酬在六家省级医院中居第二位。2015年除W医院较高外，其余五家均不相上下。

7.4 运营、发展能力比较

总资产周转率是反映医院运营能力的指标，A 医院为 1.44 次，仅次于 S 医院。A 医院总资产增长率位居第一位，总收入增长率排第一，较上年均大幅提升。

8. 评价与建议

表 30　　　　　　　　　　主要财务指标对照表

		2015 报告期	2014 报告期
结余能力	业务收支结余率（%）	2.22	2.58
	总资产报酬率（%）	3.26	3.64
营运能力	总资产周转率（次）	1.44	1.39
	应收账款周转天数（天）	20.39	21.47
	存货周转率（次）	33.00	29.93
发展能力	总资产增长率（%）	16.55	11.98
	净资产增长率（%）	4.58	6.22
	固定资产成新率（%）	63.25	60.64
偿债能力	流动比率（倍）	1.45	2.30
	速动比率（倍）	1.37	2.17
	资产负债率（%）	29.73	21.67

2015 年度，A 医院总收入 42.51 亿元，同比增长 18.38%，总支出同比增长 18.72%，结余与上年相当，现金净流入 1183.49 万元。从主要财务指标对比分析看，A 医院本年虽进行办公用房等大型资产购置，现金流依然充足；偿债能力指标略有下降，与年末预提养老保险等有关，但始终处于一个安全的水平；营运能力如应收账款周转天数、存货周转率、总资产周转率均更趋优化；总资产增长率等发展能力指标继续走高，在绩效管理、运营效率、成本控制方面处于良性的发展态势。同时也看到，B 院区业务指标与 J 院区存在一定的差距；平均住院日、病床使用率等方面尚有提升的空间；百元医疗收入卫生材料消耗仍

处于较高水平等，都是我们下一步亟待解决的问题。下面结合前述分析，总体评价如下：

8.1 收入、工作量稳步增长，超额完成年度目标

A 医院报告期总收入、总支出预算执行良好，超额完成年初既定的预算目标。总收入、医疗收入分别增长 18.38%、19.18%，且收入的增长幅度大于支出的增长；住院收入增长高于门诊收入，出院人次、住院手术例数增速稳定；工作量对医疗收入的影响起到了举足轻重的作用，均次费用小幅上升趋于平稳，增长动因优于上年，这将有利于医院的长期发展；摆脱对均次费用的依赖，寻找收入增长的突破点，提升运行效率是医院长期发展的必经之路。

8.2 医疗收入结构持续优化，医生技术性劳务价值提升

保证医疗收入的有效增长，是医院做大做强的重要前提。报告期 A 医院医疗服务收入增长高于药品收入增长；药占比和四项收入占比持续下降；纯医疗服务收入（医疗收入－药品收入－卫生材料收入）占比上升。A 医院发挥学科优势，使医疗技术性劳务收入提高，收入结构更趋优化，符合医改政策的导向。

8.3 结余能力、偿债能力、营运能力、发展能力等各项财务指标整体呈现良好的发展态势

A 医院现金流充足，偿债能力强；各主要财务指标在上年基础上持续优化。B 院区经过前期的投入，在全院同质化和一体化管理模式的带动下，本年度快速发展，医疗收入翻番，突破 10 亿元，门急诊人次、出院人数、开放床位数节节攀升，使医院经营活动现金净流量大幅度增长，医院整体效益明显增强。B 院区在开业初期短暂拖累 A 医院效益后，已经步入正常发展，成为 A 医院的一个效益增长点。

8.4 百元医疗收入卫生材料消耗仍处于较高水平

2015 年 A 医院百元医疗收入卫生材料消耗 27.08 元，同比减少 0.77 元，但仍较高，与收治病种有关。材料收入的增长一方面对医

院结余没有贡献，并影响落实四项收入占比考核指标，同时还加重患者负担，医院应正确引导，将材料收入的增长控制在工作量增长范围内，在减轻病人看病成本的同时，提升医院的整体效益。

8.5　合理配置、有效利用医疗资源，提高医院运营效率

医院运营效率直接影响整体效益。建议通过合理配置医护比、床护比、行政后勤人员比例；合理配置医疗设备；实现医疗信息、经济管理信息及药品物资信息为主线的全方位网络化管理；发挥床位协调中心的效能；构建新型的财务管理体系等，有效利用医疗资源，提高医院运营效率和整体效益。报告期 A 医院平均住院日为 7.98 日，病床使用率 95.82%，尚有一定的提升空间。效率的提高，不仅能更有效地为患者提供更多更需要的医疗服务，同时也直接带来医院效益的提升。

8.6　医院中草药利润反映在下属医药公司账上，增加下属医药公司税费支出

A 医院现行的中草药进销模式是"供应商——下属医药公司——医院处方——下属医药公司"，A 医院中草药实行平进平出、以销定存。医院报告期中草药收入对应的实际草药成本在下属医药公司账上核算，进销差价作为利润和应交增值税体现在下属医药公司账上。以上核算方式导致医院结余减少 300 余万元；使下属医药公司多交各项税费 100 多万元。多交的税费包括增值税、城建税及教育附加及企业所得税。2015 年起 A 医院下属医药公司被纳入省本级国有资本经营预算实施范围企业名单，按国有资本收益的一定比例上缴利润。建议医院从整体角度加强节税筹划，将下属药店中草药利润在医院账上核算，并据实核算下属三产单位应承担的费用开支，减少三产单位不必要的税费支出和利润上缴。

作者简介：施慧芳，浙江大学医学院附属第二医院财务科，高级会计师、注册会计师

E－mail：shf9210@163.com

第六章

探索创新模式　彰显管理价值

信息化条件下医院服务流程
再造的分析与思考

【摘要】目的：浙江省某三甲医院致力于在信息化条件下进行服务流程再造，经过一系列严密的设计程序，使新流程更加符合实际需要，实施后更加顺畅。方法：分别设计了实名制预约预存、自助结算、第三方支付、护士站办理出入院、采用预住院模式，并通过风险防范、建章立制等措施有效保证了新流程的运转顺畅、资金安全。结果：有效地缓解了"看病难"，还提高了工作效率，节约了服务成本。

近几年，浙江省某三级甲等综合性医院（以下简称"该院"）致力于在信息化条件下进行服务流程再造，分别设计了实名制预约预存、自助结算、第三方支付、护士站办理出入院、采用预住院模式。通过流程再造，提高了工作效率、节约了服务成本，并有效缓解了"看病难"问题。

1. 流程再造背景

1.1　医改政策导向

2015 年 1 月国家卫生和计划生育委员会发布"进一步改善医疗服务行动计划"，要求以病人为中心，以改善人民群众看病就医感受为出发点，大力推进深化改革和改善服务，通过改善环境、优化流程等措施，为人民群众提供安全、有效、方便、价廉的基本医疗服务。

1.2　患者需求

由于整个社会医疗资源的有限性和生命救助的迫切性，患者需要医院提供更加方便快捷的医疗服务。原旧医流程存在效率低下、医患矛盾突出等问题。为切实优化服务流程，破解患者"看病难"，真正体现对患者的人文关怀，使服务质量得到全面提升，该院有必要对服务流程进行再造。

1.3　成本控制要求

在原服务流程下，患者需要多次排队，花费大量时间；同时，医院也需要安排相应的人员对其进行服务，从而增加了人力成本；患者在院治疗期间还要消耗水电、占用医院空间。随着医疗卫生体制改革向纵深推进，医院面临着较大的经济压力，加强成本控制成为医院提高经济效益的重要方式之一。通过服务流程再造，剔除无效环节，优化低效环节，以节约服务成本成为医院发展的内在需求。

2. 服务流程再造内容

该院秉承"以病人为中心"的服务理念，经过近几年的探索，在多维度、多方面进行了服务流程再造，主要有实名制预约预存、自助结算、第三方支付及监管、护士站办理出入院、采用预住院模式等。

2.1 实名制预约预存

传统的门诊就医流程一般为：患者先排队挂号，再到诊室门口排队等候，就诊后又去排队缴费、取药；如有化验、检查项目，患者还要去排队化验或预约检查，然后取报告单，再排队等候医生二次诊疗，整个就诊过程需要排队 4~6 次。为了将非医疗环节整合、简化甚至剔除，减少排队现象，该院自主开发了实名制预约预存系统。预约途径有电话、现场、院内网、院外网、微信、手机 APP、支付宝等，预约可以具体到医生、时间、诊室，预存有现金和转账两种方式。预存完成后患者可凭预约号直接到诊室就诊，医生可以在诊间进行结算，如有检查项目，医生可以在系统上直接帮患者预约。离院时，患者可以自主选择是否退回预存款。2015 年通过诊间结算就医的患者数占比为 60.45%。

2.2 自助结算

自 2011 年 8 月起，该院分别与建设银行等 6 家银行建立自助业务关系，由银行投入 260 台自助结算机，提供现金预存、银行卡刷卡转账预存、办理就诊卡、补办病历、缴费、预约挂号、化验单打印、预约签到、就医指南打印、预存查询等全方位服务，将医院收费员、分诊护士和预约中心的服务功能融于一体。在此过程中，由银行提供机器，增加导医和现金运送服务。通过引入 6 家银行，充分竞争，不仅可以提高银行的服务意识，而且排除了银行业务的单点故障；同时要求 6 家银行进行错时押款，延长自助机现金预存服务时间。

2.3 第三方支付及监管

为进一步方便患者就医，为患者提供多元化的支付途径和便捷的医疗信息服务，2014 年 5 月该院支付宝服务平台正式上线，成为全国首家实现支付宝移动支付的综合性医院。使用者在苹果 APP 商店或安卓系统中下载支付宝钱包应用程序，登录应用之后在"服务"一栏中添加"某院"项。登录该平台，将姓名、身份证号、手机号、就诊卡号等 4 个数据进行绑定。完成以上操作之后，用户就可以通过支付宝对绑定的就诊卡进行充值、退款等操作。通过支付宝转入的金额默认进入患者预存账户，患者也可以通过支付宝终端完成退款操作。支付宝的功能还包括门诊预约、报告查询、余额查询、就诊指南、医患沟通等，给患者带来了全新的就医体验。此外还开通了微信服务，功能与支付宝相似。

2.4　护士站办理出入院

护士站办理出入院是医院借助先进的信息技术，对原办理出入院模式进行再造，增加病区护理站 POS 刷卡预存、自助机预存、床旁结算等功能，并通过移动通信平台系统短信通知患者直接到病区办理入院。在该模式下患者或家属不再需要来回奔波于收费中心与病区之间，入院、预缴费用、续缴费用、出院结算等全部在病区由护理人员办理。如需出院收据，可以到收费处或自助机打印。护士站办理出入院过程中不出现现金的实物收付，预存住院费用刷银行卡、出院找还款转入患者门诊预存账户。对于门诊预存账户，可用于今后复诊，也可通过自助机转入原银行卡。流程（见图 1）。截止 2015 年 12 月病区护理站办理出入院人次占比分别达 80.61%、66.25%，这一比例还在不断上升之中。

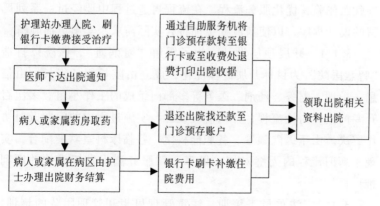

图 1　护士站办理出入院流程

2.5 采用预住院模式

预住院模式是指在病房没有空床的情况下，患者提前办理住院手续，系统自动分配虚拟床位，而患者本人尚未真正入住到病房的一种住院管理方式。预住院患者可以在入住到病房之前，事先在门诊进行各项常规检查和术前检查，不需要交纳床位费、护理费、伙食和空调等费用，从而减少患者的医疗费用、缩短术前等待时间，有效控制了医疗费用的过快增长。同时，提高了床位使用效率，有效缓解了床位紧张的矛盾，实现患者、医保、医院多方共赢。在安全、规范、可行的原则下，2011 年该院全面推广预住院模式。在实施预住院模式时，医院将轻病患者、慢性病的稳定期患者纳入预住院管理中，急重症患者不纳入预住院系统。将预住院模式的流程及相关制度全面公开，保证规范、透明，从而争取患者信任。同时医院取得了社保机构的认可，将预住院期间产生的费用纳入到住院费用中报销。

3. 流程再造关键环节

3.1 领导重视，全员参与

该院流程再造的设计理念是以患者为中心，信息化为手段改善就医体验，优化服务流程。在流程再造过程中要经过一系列严密的设计程序，以使新流程更加符合实际需求，实施更加顺畅。

3.1.1 开展顶层设计。为了缓解"看病难"，该院以打造"智慧医院"为目标开展流程优化，成立由院长担任组长，由信息、护理、财务、药剂、医务等多部门组成的工作小组。多次召开专门会议讨论流程，并对流程设计、实施过程中的问题及时协作解决。由于医院领导、各职能科室、各临床科室默契配合，实现了新旧流程的无缝对接，保障了新服务流程发挥成效并顺利推广。

3.1.2 注重员工培训。注重管理思想和管理团队的培训，及时将领导层的变革思想逐层传递，且贯彻到员工中。通过角色互换，让员工扮演患者体验旧流程的不便，让他们明白新流程的设计理念、步骤和优点等。尤其要重点培训一线工作人员，如收费处、服务站（分诊站）、导医、医生、医技窗口人员等，这些人员是顺利实施新流程的关键。

　　3.1.3　广泛参与，分步实行。各个管理层级都参与到项目之中，充分沟通和培训是确保全员参与的手段与方法。采用循序渐进、分步实行，以"试点－改进－推广"方式推进，流程管理变革不可能一蹴而就，需要不断发现问题并作出改进。可选择从流程管理中获益最大的部门作为第一批的实施试点，从中发现问题、解决问题，再逐步扩展至全院实施。

3.2　加强内控，防范风险

　　根据业务流程再造的理念，业务流程设计时操作要简单易行，便于实施，需要重点关注内部控制，确保医院和患者资金准确、安全，同时要保护好患者隐私等。作为财务人员，在服务流程再造过程中应从职业谨慎性出发，对新流程进行事前论证、事中实施和事后评估，思考风险发生点，提出风险控制措施，确保新流程不仅可以达到简化环节、提高效率的作用，更能在第一时间防控风险。此外，要充分运用信息化的技术与手段，发挥信息控制在服务流程内部控制中的作用。针对新流程存在的风险点，该院分别采取了实名认证、手机验证码、职责分工、分级授权、报表控制、信息系统控制、三级对账制度等内部控制措施，保证了新流程的顺利推进。

3.3　建章立制，规范流程

　　信息化下服务流程再造不是原流程的信息化，而是对原流程进行重构，涉及到原科室分工、岗位职责变动、工作方式、工作流程等的变化，原相关制度已不再适用新流程，需要对其进行修订或完善。如针对实名制预约预存，医院建立了实名制预约预存管理工作流程规范、预存款管理制度等。在制度规范下，各部门各司其责、员工操作规范、患者就医流程顺畅，服务流程有效运转。此外还需采取相关配套措施，如采取一定奖金激励，提高医务人员在新流程实施过程的积极性。

4. 实施成效分析

4.1 患者就诊体验改善，满意度持续攀升

通过门诊就医流程再造，该院门诊就医环境得到了改善，诊疗结算等待时间大幅度缩短（见图 2）。预住院模式的实施节约了患者的医疗费用，提高了病床的使用效率，有效缓解了床位紧张的矛盾。在护理站办理出入院，不需要收费员的参与，患者或家属不再奔波于病区与收费处之间，有效缩短了办理出入院时间。通过流程再造，带给了患者全新的就医体验，患者满意度大幅度提高。

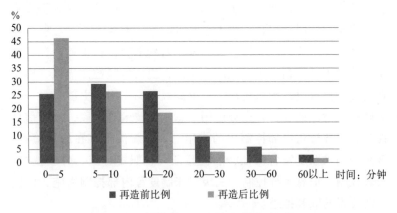

图 2　流程再造前后门诊诊疗缴费时间变化

4.2 成本节约

医院服务流程再造不仅提升了自身形象，塑造了医院品牌，而且提高了效率，降低了管理成本。在时间成本方面：减少患者的排队次数，缩短等候时间。在物耗成本方面：患者在院停留时间缩短，减少了水电消耗及保洁等工作量；仅 260 台自助结算机由银行投入这一项目，就节约该院投资 2000 多万元。在人力成

本方面：节省了专职预约人员 15 名、收费人员 102 名、导医人员 30 名和现金运送人员 32 名，医院每年可节省人力成本 1000 多万元。

4.3 医院影响力逐步扩大

由于在服务流程方面不断优化，2014 年该院获全国医改管理创新奖，2015 年获中国医院科技创新二等奖、中国健康产业创新奖最高奖"奇璞奖"、最具影响力医疗健康/APP 奖和亚洲医院管理金奖以及最佳管理团队奖，吸引了国内 1000 多家单位到医院参观学习。

5. 思考

由于业务流程的复杂性以及患者性质的多样性，出于风险的控制，部分患者还不能纳入到新流程范围内，如外伤患者或纠纷患者还没纳入到护士站办理出入院，预住院的患者目前仅限于病情较轻的病患，让更多患者享受到新流程的便捷也成为服务流程再次优化的方向。受传统观念的影响，部分患者还是热衷于原流程，愿意去收费处排队交费。如何让这部分患者转变观念，除了通过多途径加大宣传外，该院应投入更多的人力去做好引导、解释，取得他们的信任，同时切实让他们享受到新流程的便捷。目前针对预存，医院已通过手机短信实时告知预存金额变化情况，从而提高患者的信任度。随着新流程的不断持续改进，将为患者就医和医院管理带来更大的帮助。

作者简介：蔡战英，温州医科大学附属第一医院财务科长，高级会计师

E－mail：1941052159@qq.com

· 专家点评 ·

财务分析也需要引入互联网思维

这是一个大数据的时代，这是一个"互联网＋"的时代。《信息化条件下医院服务流程再造的分析与思考》一文，反映的正是"互联网＋"背景下，医院再造业务流程、合理配置资源的实践与成效。

从主题选择来讲，该文选取了一个当前社会热切关注、理论界津津乐道但实务界仍在摸索探讨的改革问题，应该说非常成功。而且更重要的是，该文选择的案例是一家成功实施信息化条件下流程再造的医院。该医院基于互联网和大数据，通过对传统服务流程的革新和改造，科学地理清供求关系，提高运行效率，降低社会成本，增强发展动力，促进了社会效益最大化的实现，是一个难得的样本。

从分析方法而言，该文采取了数据对比（流程改造前后门诊诊疗缴费时间的变化）、数据分析（各项成本的节约情况）以及事实举证（获奖情况、社会认可程度等）方法，虽然方法种类不多，但也基本满足需要。

从分析内容来看，该文还可以在广大和深度上进一步挖掘。文章从患者满意度提升、成本节约及医院影响力扩大三个方面进行了成效分析。如果运用互联网思维，我们进一步开阔视野、拓展开来，就会发现，流程再造带来的成效还体现在提升社会效率、优化资源配置以及促进医院可持续发展等多个方面。

"互联网＋"不单是一种信息技术，更是一种思维方式。其强调的是跨界融合、创新驱动、重塑结构、开放生态、连接一切。财务分析，也应该有一点互联网思维。

浙江财经大学副校长、教授：黄建新

医院科研经费管理系统的
发展及其应用分析

——以浙江省某三甲 X 医院为例

【摘要】 目的：在国家对医院科研经费大量投入的背景下，医院对科研经费的精细化、规范化、科学化的管理需求也越来越大。方法：通过对 X 医院科研经费管理模式的剖析，窥视大多数公立医院目前科研经费管理的现状；同时对 X 医院原有的科研经费管理中存在的弊端进行深入的分析，从而提出引进新科研经费管理系统的必要性和迫切性。结果：在对 X 医院新引进的科研经费管理系统的具体应用模块进行介绍后，总结了这套系统在 X 医院的应用价值，并提出这套系统在后续应用中需要进一步改进的几点建议。

医院的科研经费管理是医院科研管理的一项重要内容，它不仅关系到医院科研经费的科学预算、分配、使用，还可以促进医院科研建设的发展。随着医疗体制改革的日益深化，近几年，科技、财政、教育等相关部门对医院科研项目的资金投入越来越大。科研课题的增多，科研经费的逐年加大，对医院在科研经费管理的精细化、规范化、科学化等方面提出了更高的要求。医院原有经费管理模式的弊端开始显现。一些大型医院已经开始与软件公司合作，借助信息化手段，对科研经费进行精细化、科学化、规范化的管理。本文将以浙江省某三甲医院为例（以下简称

X医院），分析新引进的科研经费管理系统的基本模式，并探讨其能解决的问题及需要完善之处，供各医院管理者借鉴和参考。

1. X医院及其原有的科研经费管理模式

1.1 X医院的简介

X医院是浙江省某知名三甲专科性医院，医院的研究所在某些专业领域具有一定的影响和知名度。近年来，X医院还经常和协作单位进行深层次交流，加强基础与临床的结合，注重科研的开展，使医疗、教学、科研同步发展。医院的科研课题逐年增加，据初步统计，截至2015年，X医院立项课题就有600多项，还不包括院内课题。2015年，取得厅局级、省部级、国家级等课题经费达到677万元。

1.2 X医院原有的科研经费管理模式

1.2.1 科研经费使用手工本登记报销。和大多数医院一样，X医院的科研经费主要依赖课题本进行手工登记报销。一个项目设立一个经费本，由课题负责人保管。报销时由财务科相关人员登记课题经费本，每报销一笔，登记一笔。为了不影响科研人员日常报销工作，财务科一般到年末才把经费本统一收齐，来核对余额，工作量很大。一些科研人员为节省时间，通常将发票积累起来半年报销一次，导致时效性较差。

1.2.2 手工统计科研经费奖励。科教科对科研人员的奖励经费等采取手工统计的管理方式，通过纸质进行分配。由于某些科研人员同时有好几个项目的经费奖励，科教科要先按项目进行分配，再按人员汇总给财务科发放。科研人员也无法随时查询到奖励的分配情况。

2. X医院原有科研经费管理模式中存在的弊端

2.1 管理工具无法实现事前与事中控制

虽然OA办公系统下面有一套科研项目基础信息管理模块，

记录项目的基本信息情况，包括项目编号、项目名称、项目负责人、下拨经费、配套经费等基本信息情况。但由于无法提供课题和科目的计划额度、支出数、结余数，所以这个模块形同虚设，让管理者无法做到事前和事中控制，只能事后控制。而且 X 医院目前多数课题从立项到结题都是跨年度的，要求连续核算。科研经费来源渠道的不同，科研项目数量的攀升，对科研经费财务管理和会计核算都提出了更高的要求，使得专门处理科研经费的财务人员工作量较为繁重。

2.2 管理工具无法适应趋严的外部监管要求

监管部门越来越严格，课题审计越来越规范，医院配合检查难度增加。科研课题在中期和结题的时候，监管部门经常会让医院出具课题执行情况统计数据。课题审计经常会抽取医院财务账近三年的数据，医院科教科和财务科每次都需要花费很大的人力物力来配合整理审计数据，配合监管的执行。由于目前这种经费本报销登记模式和手工统计科研经费奖励方式受人为影响较大，存在一定的漏记或错记的风险，经常会导致经费余额和财务账余额不一致，从而增加核对和查询的工作量。若经费本一旦丢失，该项目的科研情况将无从考究。这种信息化脱节的管理方式给科研经费的管理带来了很多不可控的因素。

2.3 管理工具无法满足科研经费的预算管理需求

科研经费使用不合理，医院在科研经费预算控制方面缺乏有效的技术手段。部分科研项目负责人认为科研经费申请下来以后就可以自由支配了，因而在经费使用上并没有按照计划合同书在规定的预算范围进行使用，造成一些科研项目招待费、差旅费、用途不明的办公用品开支较多，甚至超支。有些甚至出现课题结题后，课题负责人还在报销的情况。特别是 2012 年 1 月 1 日执行新的医院会计制度后，科研核算科目分类细化后，收、支、余分别在三个科目进行反映，无法再沿用以往对单一科目余额赤字控制预算的方法来控制预算超支。

　　以上这些弊端的存在，使得 X 医院原有的科研经费管理模式跟不上整个医院的科研管理体系发展，X 医院迫切需要一个统一的、科学的、现代化的科研经费管理系统，将课题从立项、预算编制、申报、审批、资金拨付、经费支出、结题等各个环节通过模块管理整合起来。

3. X 医院科研经费管理的新系统及其应用

3.1　新系统流程图（如图 1 所示）

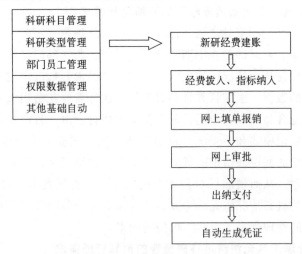

图 1　新系统流程图

3.2　新系统应用介绍

　　新系统主要有四个模块组成：网上查询模块、网上报销模块、网上追加模块和 OA 衔接模块。

　　3.2.1　网上查询模块。该模块主要便于课题负责人直接在网上查看自己的课题项目，以及课题的计划金额、拨入金额、支出金额、结余额度（如图 2 所示）。网上可以直接查询此课题项目的报销明细账目，以及财务给每一个科目的计划金额、支出合计以及科目结余。

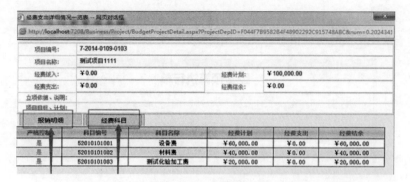

图2　网上查询模块

3.2.2　网上报销模块。课题负责人可以直接在网上填写执行单（如图3所示），实现网上报销，在报销的过程中，系统会显示课题的剩余额度以及课题的冻结资金，自动限制课题报销的金额。系统会自动计算出此科目的计划数、支出数以及可用余额（如图4所示）。同时，对于填写错误的执行单，课题负责人可以编辑修改，也可以撤销单据。每笔经费支出都有对应的科目选择：如材料费、设备费，出版文献知识产权事务费、劳务费等。但对院外人员的劳务费和院内科研人员的奖励性绩效还需要代扣个人所得税，目前系统还未做到自动核算，都需要在表格里手工计算。

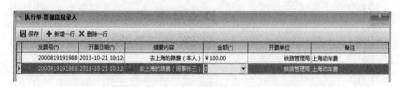

图3　执行单一票据信息录入

3.2.3　网上追加经费模块。经费调整流程按设定的金额权限处理，在一定额度内的由财务科审批。

3.2.4　OA系统衔接模块

经费系统会自动把报销单提交给OA（如图5所示），然后自动发起流程，领导可以在OA内直接审核单据，审核的同时可以看到报销单的所有信息，目前还可以查看到发票的拍照信息，以及发票的明细信息。

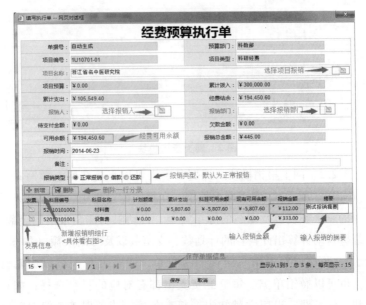

图 4　经费预算执行单

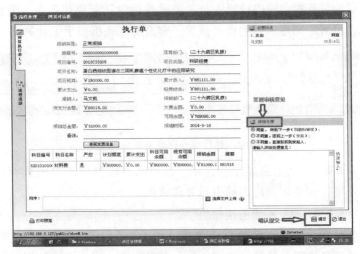

图 5　流程处理

3.3 新系统的优势分析

经过近两年的使用，医院通过网络进行科研经费管理，取得了较好的成效。

3.3.1 提高了财务管理的工作效率。首先，将预算管理、财务管理、科研经费管理集成到一个统一的应用平台；其次，采用系统简化录入和自动对接功能之后，科研人员可以通过系统填报科研奖励费，科教科审核，并进行二次分配，系统自动统计，并对接到财务统一口径发放。这样不仅减少了科教和财务人员繁琐的手工劳动，保证了财务数据录入的可靠性，而且实现了科教科和财务科之间的数据有效及时的沟通，确保了数据的一致性。

3.3.2 提高了科研人员的报销效率。新系统具有数据处理速度快、准确度高的特点，可以在短时间内处理大量的信息。课题人员通过网上审批流程报销项目经费时，减少了等候分管院长签字的时间，提高了报销效率，从而可以将更多的精力投入到研究中去，进而提升科研工作效率。

3.3.3 增强了科研经费的预算管理。新系统可以加强经费的规范化报销管理和 OA 协同审核管理。系统可以根据预先设定的预算控制方案，随时给出提醒，实现了事前、事中、事后的经费控制，避免资金使用上的随意性，使相关部门领导及时了解资金执行进度和实际使用情况，并做出合理的决策，使科研经费使用的预算制度真正得以实施，科研管理更加规范化和制度化。

3.3.4 树立了科研人员成本核算的意识。新系统设置了接口，可以统计以下几张报表：经费执行进度表，经费执行预警表，经费执行分析表，包括医院每年不同来源科研经费的收入支出明细报表。系统对科研支出的分类也进行了明细设置（如图6)，可以让分管院长了解各个报销科目的占比。对不同来源的经费，不同的报销内容和金额，分别设置审核权限和流程，做到有据可查。这些都有利于对科研项目进行成本核算，树立科研人员成本核算的意识。

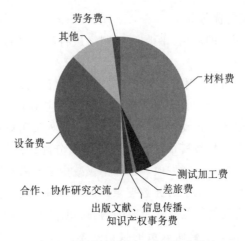

图 6　2015 年经费科目明细分类统计

3.4　小结

　　X 医院的新系统上线后，课题组、科教科、财务科都在系统中担任不同的角色，对这个系统按其职能进行不同的操作，并设置相应的查询权限。系统对这些角色加以定义，并针对不同的环节将相关制度嵌套在系统中。例如，对需要预算控制的费用设置严控标识之后，如果报销额度超过预算，系统自动提示不能报销。预算执行率预警、超预算限制、差旅费限制以及咨询费限制都可以定义到系统中。一切科研活动的申请及审批，都将走电子化会签的流程，通过系统对整个科研活动加以控制。另外改变了传统手工统计科研人员奖励的模式，提高了科教科和财务科的工作效率和准确性。

　　但目前系统还未能辅助进行科研成本的二级核算，科研支出的间接费用还无法合理分摊，这样就无法准确获取科研项目的收益绩效，无法对科研人员的人工费用进行合理分配，更不能对涉及代扣个税的自动化处理。

4. 对新系统后续改进的几点建议

X 医院建立科研经费管理系统近两年，有效地解决了原有科研经费管理体系的弊端，使得医院的科研经费管理体系更加统一化、科学化、现代化，为提升医院的整个财务管理体系做出了很大贡献。

然而，在此科研经费管理系统的运用过程中，也暴露出一些不足，主要有两个方面需要进一步完善和探讨：

第一，希望能设置自动灵活的核税处理模块，使得经费报销自动生成财务凭证。因为课题组在发放劳务费和专家咨询费时，需要代扣个人所得税。以往都是手工计算，如果能通过系统模块，既支持对院外人员发放劳务费，也支持对院内有工资性收入的人员发放奖励性绩效，并且能够自动核税，最终自动生成凭证传递给总账。这样通过财务业务一体化，简化手工劳动，减少业务差错。

第二，系统还需要进一步完善医院经费执行情况分析报表和支出科目分类明细报表，对科研成本进行二级核算。按照合理的占比分摊科研项目进行过程中的直接成本和间接成本，计算出各项目的真实收益。在运行过程中不断完善科研课题的成本核算体系和科研经费使用绩效体系，使之更适应科研经费管理的需求，配合医院全成本核算。

作者简介：王丽，浙江省肿瘤医院财务科，会计师
E－mail：391047136@qq.com

科研经费管理问题分析及对策

【摘要】目的：科研经费管理在医院财务管理中具有举足轻重的份量，财务人员在日常经费管理中不仅要规避潜在风险，防止科研经费腐败的发生，也要提高科研项目工作的质量和科研人员的积极性。方法：用实例说明目前一些医院科研经费管理中存在的问题。对策：遵循科研经费管理原则，认真履行职责，对科研经费的合理、有效使用提出管理对策，推动医院科研水平的提高。

医院科研经费是指由主管部门、资助部门、合作单位或本单位为完成科研项目而拨入的经费。一般而言，医院科研经费的来源渠道主要有：国际合作交流基金、国家自然科学基金、各部委、省科技厅、省卫计委等拨款类科研项目资助的研究经费，以及通过技术成果转让而获得的创收性质的资金收入。前者称为纵向科研经费，后者则为横向科研经费。从目前的情况看，通过技术协作服务的横向科研经费不断增加，久而久之便形成了横向多元化、纵向专项化的新格局。在日常管理中，医院科研经费管理暴露出许多触目惊心的问题，需要财务人员及医院管理层予以关注。

1. 科研经费管理问题分析

1.1 预算编制随意性大

目前，科研项目"重立项申报、轻预算编制"的现象普遍存在，一些医院编制科研经费预算流于形式，对预算编制的科学性以及科研经费后续使用的合理性重视不够。一些项目负责人同时主持多项科研项目，少则几项、多则十几项，由于项目负责人忙于申报、研究或结题等工作，项目预算编制常由组内其他成员代劳，由于编制预算者不能全面了解项目实施过程和经费需求，预算编制的质量可想而知；一些项目负责人在尚未全面了解科研经费管理办法，或未结合科研项目实际需要合理测算经费支出的情况下，就提交经费预算。在项目被批复后，发现科研经费的实际需求和预算偏差大；有的科研项目经费结余很多，而有的则经费缺口很大，容易造成科研项目无法结题或者结题不结账问题的发生。

1.2　经费支出审批不严

1.2.1　科研项目负责人多为专家、教授或科主任，医院科研管理部门在经费支出审批时往往抹不开情面，不能严格履行职责，这就给经费报销审核人员带来了不便。

1.2.2　有些经办人员在报销过程中弄虚作假，将与科研项目无关的学术会议费、会务费、劳务费、甚至购买私人用品等发票在科研经费中列支。

1.2.3　有的财务人员对科研项目的性质和科研经费的管理规定不了解，导致对科研经费支出的监督不力，使得一些不能报销的费用也通过科研经费得以报销。

1.2.4　近年来，从科研经费审计中发现的问题主要有：扩大经费开支范围，提高支付标准；科研试剂、耗材、药品等由项目组人员自行购买，没有执行政府采购和集中招标采购政策；编造虚假合同，将科研经费套现据为己有；随意滞留合作单位经费等。

1.3　科研成本核算意识薄弱

在实际操作过程中，一些医院科研经费管理部门成本核算意识相当薄弱，在各项目支出明细中对科研占用房屋、水电费、图书资料、科研人员的工资、奖金等没有计入科研成本；一些医院为了科研经费使用率达到上级主管部门的考核标准，会将一些非用于科研开发而购置的仪器设备、耗材等计入科研经费的成本中，造成科研经费管理只关注经费使用达标，至于经费如何使用，用到哪里，成本构成是否合理，基本没人关注。

1.4 经费管理停留在手工登记

一些医院科研经费主要依赖经费本进行手工登记，存在漏记和错记的风险。科研管理部门、财务管理部门以及项目组的信息相互独立，没有形成一个整合的系统，通常以定期对账来弥补一些漏记、错记的发生。这种信息化脱节的管理方式，不仅会消耗很多不必要的劳动，而且发生错误的概率很大，最重要的是给科研经费的管理带来很多不可控因素。

1.5 缺乏科研经费绩效评价体系

科研项目结题不结账是普遍存在的问题，作为科研经费管理的财务部门，由于不了解科研项目的进展，无法对年度科研经费的使用情况进行综合管理和监督；而科研管理部门重视资金的分配，却忽视资金的监管，甚至出现"一拨二转三不管"的现象，没有认真执行科研项目跟踪反馈制度，制约了科研经费的使用效益。另外，科研管理部门对已完成的项目，在验收时往往只注重技术和成果，却很少对经费的使用进行绩效考评。

2. 科研经费管理对策

2.1 重视预算编报质量

要从强化科研人员预算意识入手，要让项目负责人认识到科研经费预算是项目申报书的重要组成部分，它既是获得纵向科研经费支持的依据，又是项目执行中经费支出使用的依据，还是项目财务验收和接受审计监督的依据。科研人员编制科研经费预算时应遵循"钱随事走"的思路，根据项目任务认真测算各项支出，实事求是，依据充分，精打细算。财务人员要用专业知识指导、协助项目负责人编制预算，努力提高科研经费预算编报质量。

2.2　严格执行内部控制制度

医院应切实加强财务内部控制，不断修订完善《医院科研经费管理细则》，明确经费支出的审批权限，严格审核经费开支，保证科研经费专款专用，按项目预算开支经费。设备管理部门应有明确的《科研试剂及耗材出入库流程规范》制度，将项目所需的仪器设备和材料统一管理，严格执行政府采购和集中采购政策，有效规避个别科研人员持虚假发票套取现金；科研用试剂或耗材不能只凭发票虚拟出入库，而要按照物资管理规定办理实物验收后再出库领用；测试加工费尽量在本院完成，如必须由外单位加工的，须书面签订加工合同；不得给本院在职人员发放劳务费；专家咨询费只能发给项目组成员以外的专家；差旅费、会议费严格按照国家相关规定报销。

2.3　实行计算机程序化管理

医院可开发或购买科研经费管理软件，将科研项目从立项、预算编制、申报、审批、资金拨付、经费支出、结题各个环节通过软件模块整合起来，项目组、科研管理部门、财务部门都在软件系统中定义角色，赋予各自不同的操作及查询权限，并针对不同的管理环节将相关制度嵌套在系统中，如预算执行率、超预算限制、差旅费限制、以及咨询费限制等，通过计算机程序对每项科研活动的全过程加以控制。

2.4　加大科研经费审计力度

项目主管部门应加大科研经费审计力度，除审核经费到位率、转拨合作单位经费、自筹经费、预算支出、预算完成率等，还应重点审计支出的合规性、真实性、有无超范围、超标准等问题。同时，科研项目承担医院应充分发挥内部审计的作用，对主管部门未审计的项目经费，由医院内部审计部门把关，做到科研经费审计、监督全覆盖。

2.5 注重科研经费的绩效考核

目前，一些项目主管部门只注重科研结果的评价，而对科研投入与产出的对比关系、科研支出目标的实现程度，很少进行绩效评价。对于那些不太明确是否有必要的项目支出缺乏科学的决策依据；而对于确实必要的支出往往又缺乏事后的评价制度，难以判定支出的效果。因此，有必要按照"项目考核评价和考核结果与奖惩挂钩"的原则，建立健全科研项目绩效考评体系，将考核结果与奖惩挂钩。

3. 小结

科研经费是提高医院综合实力、社会声誉、学术地位、人才培养质量的根本保证。医院只有不断加强制度建设，优化预算质量，细化科研经费的核算，多部门监管科研经费的科学、合理、有效使用，才能确保科研经费用到实处，使医院综合科技实力和水平稳步提高。

作者简介：李志慧，宁波市第二医院财务科，高级会计师
E - mail：1363742466@qq.com

医疗就诊卡付费模式的比较分析

【摘要】目的：为公立医院选择医疗就诊卡付费模式提供参考。方法：采用文献复习法和定性系统评价方法，归纳医疗就诊卡的典型付费模式。以定性系统评价结果为基础，采用德尔菲法建立医疗就诊卡付费模式评价指标体系。运用评价指标体系，采用实地调查法对代表医院医疗就诊卡付费模式进行对比评价。结果：归纳出5种典型付费模式，建立起评价指标体系，比较后发现各模式均存在一定的优劣点，其适用环境也存在较大差异。结论：公立医院应因势选择医疗就诊卡付费模式并进一步予以简化。

当前，强化医院财务管理、完善门诊支付流程、缓解患者"看病难"问题已成为公立医院改革的重中之重。早在2010年5月13日，卫生部就召开了"先诊疗后结算"试点工作进展情况新闻发布会，要求借助就诊卡这一工具，减少患者排队次数，节约患者就诊时间。根据中国医院协会统计，利用就诊卡进行支付流程改革后，患者就诊时间可有效节约25%～30%，排队次数由原来的平均3次减少到1次，医疗就诊卡的结算应用将带来公立医院门诊付费流程的大变革。

本文采用文献复习法和定性系统评价方法，利用德尔菲法与实地调查法，对归纳出的医疗就诊卡典型付费模式进行对比分析，为各级公立医院选择医疗就诊卡付费模式提供参考，为进一步完善门诊服务流程进行有益的探索。

1. 资料与方法

1.1 资料来源

应用关键词："一卡通""就诊卡""诊疗卡""银医卡""医联卡""先诊疗后结算"，检索 2004 年 1 月至 2013 年 12 月的中国知网、维普、万方、中国生物医学文献数据库所有相关文献。

1.2 资料的选择

2 组研究者各自独立阅读符合入选条件的文献，1 组在非盲条件下选择文献，另 1 组对研究发表的年份、杂志、作者及作者所在的单位均不详。两组阅读者同时对研究资料的设计、实施和分析过程进行再评价，如果有分歧则通过讨论解决。

1.3 研究方法

1.3.1 文献复习法：通过计算机检索中国知网、维普、万方、中国生物医学文献数据库 2004 年 1 月至 2013 年 12 月国内公开发表的就诊卡相关文献，采用定性系统评价的方法归纳文献中医疗就诊卡的典型付费模式、主要评价内容及代表医院。

1.3.2 德尔菲法：以方便患者、提高效率为目标导向，以定性系统评价归纳出的医疗就诊卡典型付费模式、主要评价内容为基础，建立医疗就诊卡付费模式评价指标体系。选择大学科研专家、卫生主管部门领导、政府相关职能部门管理层、医院决策层与职能部门负责人、金融机构管理层、行风监督员代表、临床医务人员、患者代表等共 33 名相关专家组成专家组，对医疗就诊卡付费模式评价指标进行两轮专家咨询。

1.3.3 实地调查法：运用已建立的评价指标体系，对定性系统评价归纳出的代表医院进行模式优劣及适用环境的调查与比较，当地患者、主管领导、医务人员组成的调查对象组与本文研究组的评价结果各占 50% 分值。

2. 结果

2.1　文献复习结果

剔除重复出现的文献，按检索策略共检索到 228 篇文献，其中论及医疗就诊卡付费模式的有 120 篇。对同篇文献论及多种模式、评价内容的均予以频率统计，归纳出我国医疗就诊卡的典型付费模式、主要评价内容及代表医院，并分别予以冠名。

2.1.1　典型付费模式论及以银行卡为载体、银医绑定的有 24 篇，代表医院为北京市 A 医院，冠名"银医卡"；以市民卡为载体的有 7 篇，代表医院为江苏省 B 医院，冠名"市民卡"；具有储值功能的有 86 篇，代表医院为广东省 C 医院，冠名"储值卡"；以社保（就诊）卡为载体、银行卡支付自费部分的有 1 篇，代表医院为浙江省 D 医院，冠名"银行卡"；仅为信息载体的有 9 篇，代表医院为湖北省 E 医院，冠名"信息卡"。

2.1.2　评价内容论及挂号充值便捷的有 17 篇，缴费结算便捷的有 34 篇，票据打印便捷的有 6 篇，排队次数减少的有 28 篇，等候时间缩短的有 52 篇，消费项目明了的有 22 篇，降低均次费用的有 4 篇，传染途径减少的有 8 篇，接受意愿下降的有 14 篇，满意度提高的有 20 篇，卡种功能延展的有 8 篇，资金风险加大的有 15 篇，资金效率发挥的有 10 篇，流程秩序改善的有 44 篇，效率、质量提高的有 55 篇，管理成本加大的有 33 篇，信息水平提高的有 41 篇，吸引力提高的有 5 篇，通用范围受限的有 12 篇。

2.2　评价指标体系

以文献复习结果为基础，通过两轮专家咨询得出医疗就诊卡付费模式评价指标体系，两个一级指标包括"患者便捷程度""医院效率程度"。其中，"患者便捷程度"包括挂号便捷、充值便捷、付费便捷、打印便捷 4 个二级指标；"医院效率程度"包括费用堵漏、风险防范、票据要求、清机成本、对账繁复、管理成本6个二级指标。10个二级指标权重各占10%，以十分制表示。以高、中、低三个尺度来刻画二级指标：指标平均得分≥9分的为"高"、≥8分但＜9分的为"中"、＜8分的为"低"。

2.3 实地调查结果

运用本文建立的医疗就诊卡付费模式评价指标体系，对定性系统评价归纳出的5个代表医院进行实地调查，发现各代表医院的付费模式均存在一定的优劣点，其适用环境也存在较大差异（见表1）。

表1　　代表医院典型付费模式优劣点与适用环境比较

序号 适用 环境	代表 医院	模式	患者便捷程度				医院效率程度					
			挂号便捷	充值便捷	付费便捷	打印便捷	费用堵漏	风险防范	票据要求	对账繁复	清机成本	管理成本
1	北京市 A医院	银医卡	高	高	高	低	高	高	高	中	低	中
医疗辐射面广												
2	江苏省 B医院	市民卡	高	高	高	中	高	高	中	中	低	高
对象覆盖率高												
3	广东省 C医院	储值卡	中	中	中	低	高	低	高	高	高	高
医院规模较大												
4	浙江省 D医院	银行卡	中	高	中	中	中	高	中	中	低	中
对象参保量大												
5	湖北省 E医院	信息卡	中	高	中	高	高	高	低	低	低	低
单位工作量小												

3. 讨论

3.1 选择合适的就是最好的

5种典型的医疗就诊卡付费模式均存在一定的优劣点与适用

环境。"银医卡"模式方便、快捷、规范，但相对适用于医疗辐射面广、外地自费病人较多的医院，本地使用医保卡的患者未能享受到该项改革的红利。"市民卡"模式可方便本地城市市民的就诊，但不适用于外地辐射度较高的医院，后台开发与维护成本较高，依赖于当地政府的财力与意愿。"储值卡"模式可相对减少患者排队次数与等候时间，但不可避免地会存在反复充值的弊端，医院后续财务对账、自助机清机、发票专窗打印、资金信息风险管理等成本大大增加。"银行卡"模式克服了前 3 种模式的主要缺点，但由于实行真正意义上的"先诊疗后结算"而容易出现诊察费流失现象，同时银行卡代替自费部分付费功能使医保患者必须持有 2 张及以上的卡种，卡种过多使患者不易接受。"信息卡"模式是对传统付费模式的医疗信息系统完善，仅提供就诊信息的储存与调阅功能而不存在金额结算功能，与传统方式相比其服务效率明显提升，但付费仍采用传统窗口缴费方式，适合于规模较小、工作量超荷不明显的公立医院。本文认为，各级医院应结合内外环境现状与实际需要，选择相对适用的医疗就诊卡付费模式，以最大限度地发挥医疗就诊卡方便、快捷的效能。

3.2　简化模式与流程是方向

目前，患者可能接触到的卡种有社保卡、就诊卡、银行卡、市民卡以及由此而衍生的两种或两种以上卡功能的排列组合。虽然可以为患者提供一种或多种类型的医疗就诊卡付费模式，但往往由于选择途径过多而导致患者无所适从，医院单方面的积极引导会忽视患者的自主选择权与承受度。本文认为，医疗就诊卡应以方便患者就诊、简化支付流程为根本出发点，以患者的角度换位思考，选择患者最易接受与操作的付费方式，即以流通量最大的卡种为载体，实现其他卡种的嵌入式整合，实现真正意义上的结算"一卡通"，而不是各卡种的简单叠加，这是医疗就诊卡付费模式的未来发展方向。

3.3 把握规范红线是基础

任何一项新兴事物的产生都是对原有制度规范的一种挑战，采用医疗就诊卡付费，可能会出现储值沉淀资金及其衍生利益的金融权限争议、银行对医院进行就诊卡软硬件投资的政策争议等问题，本文认为应严格遵守制度红线而不擅自逾越。采用医疗就诊卡付费，也可能出现因付费模式转换而打破原有发票打印方式、银行开户限制等成规，需要卫生主管部门与财政等相关部门积极沟通，共同推进改革进程。采用医疗就诊卡付费，还可能触及挂失、退费时有效证件的认定、病人隐私权的终身保护等问题，需要在实际付费过程中予以高度关注与积极强化，确保医疗就诊卡付费的规范应用。

3.4 本项研究的局限性

本项研究采用了文献复习法、定性系统评价方法、利用德尔菲法与实地调查法，但在文献的取舍、观点的判断、指标及权重的选择、实地观察与访谈结果上尚存在一定的主观性与可能的片面性。观点归纳时，不论文献质量高低、样本含量大小均一视同仁。对原始文献的研究结果未进行统计学合并分析。上述几方面均有待于作进一步深入研究。

作者：李乐波、俞斯海、邱晓毅、雷鸣

第一作者简介：李乐波，绍兴市妇幼保健院委派财务科长，教授级高级会计师

E – mail：lilebo@163. com

床边结账与传统出院
流程的成效对比分析

【摘要】目的：比较两种出院手续办理流程的成效，为进一步优化服务流程提供试验依据。方法：将 1359 名出院患者分为床边结账组与传统结账组，对比分析两组出院患者的关键性指标。结果：两组间结算复杂程度比较，差异无统计学意义（$P >$ 0.05）。但流程改造成效床边结账组明显高于传统结账组，两组比较差异有统计学意义（$P < 0.05$）。结论：床边结账组流程改造成效明显高于传统结账组，是一种可以推广应用的结账方式。

简化服务流程、方便患者就诊，切实缓解"看病难"的问题，是当前各级医疗管理者致力于解决的重大问题。《中共中央国务院关于深化医药卫生体制改革的意见》明确要求："公立医院要遵循公益性质和社会效益原则，坚持以病人为中心，优化服务流程。"为此，绍兴某医院（简称 S 医院，下同）推出了出院患者床边结账服务，在个别科室进行试点运行，探索优化服务流程的途径。在试行实践的基础上，本文探讨床边结账与传统结账方式的结算复杂程度，运用定性与定量分析方法，比较两者在流程改造中的成效，为相关管理者在优化流程中的决策提供参考依据。

1. 资料与方法

1.1 资料来源

抽取了 2011 年 12 月—2012 年 5 月 S 医院肝胆外科（一）、

（二）病区所有出院患者共 1725 例进行跟踪调查。剔除因欠款逃逸、医疗纠纷、信任不足、资料不全、中途取消、事先完成等原因而无需办理出院手续的患者，同时为便于统计对比，当日出院患者也未列入本次调查对比范围，实际参与本次调查研究的患者共 1359 例。

1.2 研究方法

所有出院患者以属地原则分为两组，一组为肝胆外科（一）区患者，共 663 例接受调查，试行床边结账流程；另一组为肝胆外科（二）区患者，共 696 例接受调查，仍沿用传统的出院结账流程。两组出院患者结算复杂程度，即结算方式、总量大小、费用结构间差异均无统计学意义（$P > 0.05$，见表 1）。

表 1　　　　　　　　两组出院患者结算复杂程度对比

组别	例数（例）	结算方式	总量大小		费用结构	
		刷卡支付比例 n（%）	每出院人次费用（元）	平均住院天数（日）	手术患者比例 n（%）	参保比例 n（%）
床边结账组	663	9.95	10013.03 ±256.81	10.15 ± 1.45	65.61	83.86
传统结账组	696	7.18	9987.56 ±260.79	10.05 ± 1.26	63.79	80.60
检验统计量值		3.34	1.81	1.36	0.49	2.90
p 值		0.07	0.07	0.17	0.48	0.09

实行床边结账的做法是：办理今日出院（明日出院）的，病区护士于当天 12:00（17:00）前，将出院患者名单通报收费结算中心；收费结算中心及时审核费用；于 16:00（次日 8:00）左右电话通知患者或其家属，请其准备好预交款收据和补缴钱款；16:30（次日 8:30）左右收费员随带正式发票、费用清单、保险箱、验钞机、刷卡机等必要工具，在巡回保安的陪同下到床边办

理出院手续。具体操作流程见图1。

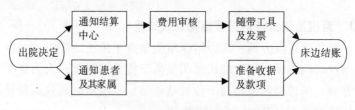

图1 床边结账流程

1.3 研究指标

本文研究的关键性指标包括：（1）服务满意度。以S医院现有的出院患者满意度调查表为载体，对两组出院患者进行出院随访，分别回收有效调查表237份和273份，有效回收率分别为35.7%和39.2%，达到调查工具要求的30%；（2）总等候时间。次日出院患者以次日8:00开始到出院手续办理完毕为统计时间段，包括患者或其家属因窗口办理人员较多在病房等候的时间，时间计算单位为分钟；（3）人力资源需求。以每日的人力资源配备需求为研究对象，记录每天为接受调查的出院患者办理出院手续的工时数，时间计算单位为分钟，计算平均数；（4）漏费人次。以出院患者中出现出院后费用漏记现象的患者数为分析对象；（5）综合安全系数。不同的结账流程，收费结算中心与患者及其家属的资金安全风险不同、事件发生概率也不同。本文结合文献比较、问卷调查等方式，采用Delphi法与层次分析法（AHP）相结合的方法确定指标权重，构建综合安全系数评价指标体系，以评价两组出院患者综合安全系数。

1.4 统计学方法

采用SPSS 13.0软件包进行统计学分析，计量资料采用（$\bar{x} \pm s$）表示，采用t检验，计数资料采用χ^2检验，检验水准取$P < 0.05$。

2. 结果

2.1 两组出院患者的三项指标比较结果

服务满意度方面，床边结账组明显高于传统结账组；在患者总等候时间方面，床边结账组明显低于传统结账组；人力资源需求方面，床边结账组略高于传统结账组。三项指标比较，差异均有统计学意义（$P < 0.05$，见表2）。

表2　　　　　　　两组出院患者三项指标比较

组别	例数	随访回收例数	服务满意度（%）	总等候时间（分钟）	人力资源需求（分钟）
床边结账组	663	237	72.15	46 ± 5.8	51.5 ± 5.9
传统结账组	696	273	61.17	75 ± 9.0	45.3 ± 6.8
t 值			6.84	70.23	17.92
p 值			0.01	0.00	0.00

2.2 漏费人次

床边结账组有1例漏费情况，原因是病区护士站将1例次日出院患者信息错发成当日出院，导致费用提前结算。随着操作熟练程度的进一步提高，此类现象会逐渐减少。传统结账组出现2例漏费情况。

2.3 综合安全系数

通过综合评价，床边结账组为89分，传统结账组为81分，床边结账组综合安全系数明显高于传统结账组。

2.4 结果

在人力资源需求略有增长的前提下，流程改造总体成效，床边结账组明显优于传统结账组。

3. 讨论

3.1 优势与不足

实行床边结账模式，打破了传统结算模式，实现服务窗口的

"前移"，创新了医疗服务流程，实现了流程的简化并缩短等候时间。提高了患者满意度，以医务人员的"小麻烦"换来患者及其家属的"大便利"。体现了工作的条理化与系统化，还降低了安全管理成本，医院漏费情况明显减少，资金管理安全性提高。但是，床边结账模式毕竟是一项新兴事物，尚有许多待于提高的地方，如认知度的进一步引导、保障工作的进一步加强、由点到面的进一步推进等，需要在今后的实践过程中不断摸索改进。

3.2 体会与建议

通过床边结账模式的试行与成效对比分析，笔者认为：（1）支持有力，管理合理是基础。首先，医院管理者需要高度重视，成立改革领导小组，对此项流程改造给予充分的责、权、利；其次，加强资源配置，高峰期人员相对紧缺时，及时推出错时服务或由楼层秘书分担部分前台工作；最后，由于改革是一个不断探索、发现与改进的过程，执行者应注重把握循序渐进、由点到面的原则；（2）知情同意，尊重意愿是前提。知情同意是患者及其家属的权利，无论是试行还是推广阶段，均应注重医患沟通，充分告知此项流程改造的目的、意义、程序、结果、优点与不足等。尤其是入院前应履行告知义务，入院时应在《病人入院需知》中明确服务流程与意义，实施时应告知各环节的用途，实施后做好流程释疑工作。同时，应充分尊重服务对象及其家属的选择权，赋予自主选择出院方式的权利，但是对无家属陪同或行动不便的患者则予以重点关注、优先实施；（3）注重细节，以小见大是关键。细节决定成败，改革成功的关键是细节。试行之初，发现配合实行床边结账的患者及其家属并不多，相当部分的原因是担心费用被冒领、个人信息保密度下降、财务人员私吞钱财等问题。为此，A医院及时推出了亮证服务、密码设置与监督机制，即在各楼层公示收费人员照片与工号，收费人员在服务过程中亮证上岗、支付过程中凭密码结算、出院发票递交前经护士站签章，使此项服务的信任度逐渐上升，参与试行的患者及其家属逐渐增多；（4）默契配合，功能整合是保证。实行床边结账，不仅仅是收费结算中心的工作，更需要高层管理者、宣传部门、住院注册处、临床医生、病区护士、信息中心等各环节的默契配合，实现各部门的无缝连接，才能充分保障此项改革发挥成效。因此，建议进一步加强组织功能整合工作，优化管理流程，提高改革效率与效果；（5）广为宣传、转变意识是手段。患者及其家属来源于社会，其文化背景、观念层次参差不齐，对医院流程改革的接受程度也不同。因此，配合程度也会存在一定的差异，转变服务对象观念曾一度成为推广此项改革的瓶颈。医院尤其应注重宣传，使服务对象及其家属对这一新生事物，实现从初步了解到逐渐接受、尝试使用、主动欢迎、最后基本习惯的转变过程，推进改革向纵深发展；（6）积累经验，逐步完善是方向。针对床边结账组人力资源需求略高的问题，笔者认为，出院前费用审核工作可以提前进行，集中在中班（夜班）工作强度相对较低的时间段完成，以利于人力资源利用效率的提高，这样床边结账方式的人力资源需求甚至会低于传统结账方式。

作者：李乐波、俞斯海、林凌

第一作者简介：李乐波，绍兴市妇幼保健院委派财务科长，教授级高级会计师

E – mail：lilebo@163.com

分时段办理出院结账手续的成效分析

【摘要】目的：比较两种出院结账手续办理流程的成效，为进一步优化服务流程提供试验依据。方法：将 1876 名服务对象分为实验组与对照组，对比分析两组服务对象的关键性指标。结果：两组间结算复杂程度比较，差异无统计学意义（P > 0.05）。但流程改造成效实验组明显高于对照组，两组比较差异有统计学意义（P < 0.05）。结论：实验组流程改造成效明显高于对照组，是一种可以推广应用的结账方式。

"提高公立医院服务水平"是当前我国公立医院综合改革乃至医药卫生体制改革的目标之一。《中共中央国务院关于深化医药卫生体制改革的意见》明确提出"公立医院要遵循社会效益原则，坚持以病人为中心，优化服务流程"的要求。为此，绍兴某医院（简称 S 医院，下同）适时推出分时段办理出院结账手续服务，旨在方便病人及其家属、减少排队等候时间。在实践运用的基础上，本文探讨分时段办理出院结账手续与传统方式的结算复杂程度，运用定性与定量分析的方法，比较两者的流程改造成效，为相关管理者提供参考。

1. 资料与方法

1.1　资料来源

本研究抽取了 2013 年 4 ~ 9 月 S 医院产休（一）、产休（二）所有服务对象共 2315 例进行跟踪调查。其中剔除因欠款逃逸、医疗纠纷、资料不全、中途取消等原因而无需办理出院结账手续的服务对象，同时为便于统计对比，当日出院、其他跨科病种以及不愿配合的服务对象也未列入本次调查对比范围，实际参与本次调查的服务对象共 1876 例。

1.2　研究方法

所有研究对象以属地原则分为两组，一组为产休（一）病区服务对象，共 929 例接受调查，实行分时段办理出院结账手续，为实验组；另一组为产休（二）病区服务对象，共 947 例接受调查，仍沿用传统流程办理出院结账手续，为对照组。将两组服务对象出院结账流程的成效进行对比分析。两组服务对象出院结算复杂程度，即日均出院人次、接受程度、病种结构、费用结构间差异均无统计学意义（P > 0.05，见表 1）。

表 1　　　　　　　两组服务对象结算复杂程度比较

组别	例数（例）	接受程度		病种结构	费用结构		
		平均年龄（岁）	大学文化（%）	剖宫产率（率）	均次费用（元）	刷卡比例（%）	参保比例（%）
实验组	929	27.82 ± 2.31	66.20	38.21	4425.89 ± 195.17	9.47	93.22
对照组	947	26.67 ± 2.45	68.64	38.12	4413.12 ± 189.32	10.88	94.93
检验统计量值		1.1249	1.2688	0.0017	1.4381	0.0642	2.4715
p 值		0.0719	0.2600	0.9670	0.1504	0.8000	0.1159

实验组办理流程是：医院结合病种情况、流程改造总体需要，设置各个病区办理出院结账手续的时间段；服务对象入院时即被告知可选择在固定时间段办理出院结账手续；医生查房开出次日出院医嘱后，病区护士于当天 16：00 前将次日办理出院结账手续的具体时间点通知家属，同时通知收费结算中心及时审核费用；次日，服务对象在指定时间段办理出院结账手续。对照组

办理流程是：医生查房开出次日出院医嘱后，病区护士于当天16：00前通知家属次日办理出院结账手续，同时通知收费结算中心及时审核费用；次日一早，服务对象集中要求办理出院结账手续。具体办理流程见图1。

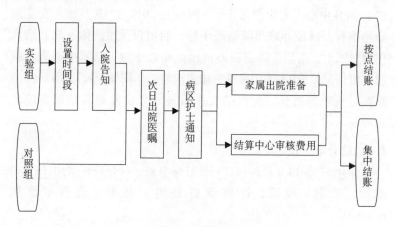

图1 两种出院结账手续办理流程

1.3 研究指标

本文结合S医院实际，采用德尔菲法，设计出评价对比流程改造成效的最佳指标。具体指标包括：（1）服务满意度。以S医院现有的出院病人满意度调查表为载体，对两组服务对象进行出院随访，分别回收有效调查表388份和362份，有效回收率分别为41.8%和38.2%，达到调查工具要求的30%。（2）服务对象等候时间。次日出院者以家属决定办理出院结账手续至办理完毕为统计时间段，包括因窗口办理人员较多而在病房等候的时间，时间计算单位为分钟。（3）家属陪同人数。为平均每位研究对象出院当天代为办理出院结账手续、整理行李、护送服务对象等家属人数的总和。（4）停车收费比例。根据我市发改委核定的停车收费标准，停车半小时内免收停车费，超过半小时后收费。家属接服务对象出院当天，停车达到收费时间标准的人次占该病区研究对象人数的比例即为停车收费比例。（5）入院服务对象等候时间。平均每位入院服务对象，自被通知可以来院办理入院手续时间点至办理完毕为统计时间段，时间计算单位为分钟。（6）漏费人次。以出院后发现漏费现象的人次为分析对象。（7）结算中心人力资源需求。S 医院自 2012 年 10 月始，在全院陆续推行分时段办理出院结账手续，目前仅保留产休（二）病区作为对照组，沿用传统流程办理出院结账手续，结算中心人力资源排班情况以 2013 年 9 月份所排班次与上年同期比较。（8）办理出院结账手续流程。为医院安排服务对象出院到其结账离院的过程。

1.4　统计学方法

采用 SPSS 13.0 软件包进行统计学分析，计量资料采用 $(\bar{x} \pm s)$ 表示，采用 t 检验，计数资料采用 χ^2 检验。检验水准取 $\alpha = 0.05$。

2. 结果

2.1　两组服务对象 5 项指标比较

两组服务对象服务满意度、总等候时间、家属陪同人数、停车收费比例、入院等候时间比较，实验组明显优于对照组，差异有统计学意义，（P < 0.05，见表 2）。

表 2　　　　　　　　　　两组服务对象 5 项指标比较

组别	例数（例）	服务满意度（%）	服务对象等候时间（分钟）	家属陪同人数（人）	停车收费比例 n（%）	入院服务对象等候时间（分钟）
实验组	929	85.08	20.12 ± 5.45	1.64 ± 0.15	48.98	22.74 ± 6.42
对照组	947	72.86	47.97 ± 7.69	2.66 ± 0.19	88.41	41.33 ± 9.82
t 值		41.7459	90.6353	129.1864	315.1928	48.6197
p 值		0.0000	0.0000	0.0000	0.0000	0.0000

2.2　两组服务对象漏费人次比较

实验组出现 1 例漏费现象，原因是结算中心新职工对业务不熟悉导致，随着操作熟练程度的不断提高，此类现象会逐渐减少。对照组因实行不定期、交错式办理出院结账手续，流程标准化程度相对较低，出现 2 例漏费现象。

2.3　结算中心人力资源需求比较

由于医院绝大部分科室均实行分时段办理出院结账手续，使结算中心人力资源得到较为合理的利用，忙闲不均现象明显减少。2013 年 9 月份，每天上午排班人次比上年同期减少 1 人。

2.4　办理出院结账手续流程比较

实验组与对照组流程基本类似，便于服务对象接受。实验组比对照组多两步前期工作，其中：各病区办理出院结账手续的时间段一旦设置后基本不变，引导分时段办理出院结账手续的告知内容纳入入院须知书中，并通过口口相传与其他途径而逐渐被服务对象所了解。实验组能够以医务人员的"小麻烦"换来服务对象的"大方便"。

2.5　结果

两组服务对象结算复杂程度差异无统计学意义。流程改造总体成效，实验组明显优于对照组。

3. 讨论

3.1　分时段办理出院结账手续成效显著

分时段办理出院结账手续，实现了医院出院流程的再造，既缩短了服务对象入出院等候时间，又降低了结算中心人力资源成本，实现医院整体效率、效能的进一步完善，充分体现了公立医院综合改革发展的需要，是一项值得推广应用的流程改革。

3.2　应保障环节配合，实现整体协调

分时段办理出院结账手续流程的改革，需要医院决策层高度重视，并赋予必要的责权利；需要医院决策层、相关职能部门、

临床科室、结算中心等各部门通力合作，密切配合；需要整合医院组织功能，实现整体协调。

3.3　应做到知情同意，尊重个人意愿

流程改革前后，医院应注重同患者进行沟通，在服务对象办理入院手续时，即告知分时段办理出院结账手续的积极意义、操作流程及优缺点，尊重服务对象对该项服务流程改革的自主选择权。对不愿意接受分时段办理的，仍予以保留传统结账方式；对当日出院的，仍沿用原有出院流程；对特殊情况需要及时办理的，应提供特殊办理通道。

3.4　应加强宣传引导，转变对象观念

任何一项新生事物的应用均需要一个接受过程，不可能一蹴而就，医院应加强对流程改造的宣传力度，通过新闻媒体、医院网站、病历簿、宣传册、入院需知等多种渠道，宣传分时段办理出院结账手续流程的积极意义与操作流程，逐步转变服务对象观念，使之逐步接受该项服务。

3.5　应注重经验积累，完善既有流程

有些服务对象因赶班车、家属时间安排等各种原因，需要提前或推迟办理出院结账手续，医院应设置分时段办理出院结账手续的绿色通道，设置紧急结算专窗，进一步方便特殊服务对象。同时，在现有结算中心分时段办理出院结账手续的基数上，实现环节延伸，逐步尝试临床、医技分时段计费，实现科室批量计费、结算中心批量审核，以进一步减少错、漏费现象的发生，达到医院整体规模效应，进一步提高医院整体运行效率。

作者：李乐波、张胜利、徐建红

第一作者简介：李乐波，绍兴市妇幼保健院委派财务科长，教授级高级会计师

E – mail：lilebo@163.com

附录

谈财务分析报告的写作技巧

【摘要】写出高质量的财务分析报告，是许多财务人员梦寐以求，并为之而努力的目标。但对初写者有提笔若千钧，下笔又不知所云的感觉，他们碰到的困难并不在于时间或精力的消耗，而在于不知如何搜集和整理资料，难以对财务指标的计算结果作出定性结论等。万事开头难，但只要掌握要领，平时多关心医院的经济运行，多借鉴他人的写作方法，善于思考，勤于练笔，就一定能得心应手写出高质量的财务分析报告。

1. 财务分析报告概述

1.1　报告的概念

财务分析报告是按照国家有关财务管理法规的要求和依法理财的原则、资本金保全原则、收益和风险均衡原则、成本效益与节约原则等，运用有关的财务指标，对医院一定时期内具有的偿债能力、运营能力、盈利能力等财务状况、医疗运营成果所做的自我分析和总结。

1.2 报告的种类

财务分析报告按其内容、范围不同，可分为综合分析报告、专题分析报告和简要分析报告：

1.2.1 综合分析报告。又称为全面分析报告，是财务人员依据会计报表、财务分析报表，对整个医疗运营活动和财务活动所提供的信息及其内在联系，运用一定的科学方法，对医院整体经营情况作出客观、全面、系统的分析和评价。它具有内容丰富、涉及面广，对信息使用者作出各项决策有深远影响的特点。

1.2.2 专题分析报告。又称为单项分析报告，是针对某一时期医院经营管理中的某些关键问题、重大经济措施或薄弱环节等进行专门分析后形成的书面报告。它具有不受时间限制、一事一议、易被管理者接受，收效快的特点。因此，专题分析报告能总结经验，引起医院管理层和业务科室重视，从而提高管理水平。

1.2.3 简要分析报告。为了让上级主管部门和管理者了解医院财务活动的发展趋势、计划完成进程及经营管理的改进情况等，对在一定会计期间内主要经济指标存在的比较突出问题进行概要分析而形成的书面报告，具有简明扼要、切中要害的特点，一般是在月末、季末、年度编制会计报表时结合使用，常附在月度会计报表之后。

1.3 报告的作用

1.3.1 有利于掌握和评价医院的财务状况。财务人员通过一系列财务指标的分析，能客观地总结医院财务管理经验，揭示管理中存在的问题，逐步发现财务活动规律，以便更好地改进财务管理工作，提高管理水平，为医疗卫生事业的各项决策提供可靠依据。

1.3.2 有利于编制医院的财务预算。首先，必须更新预算管理观念，使预算管理成为全局性财务管理行为和理念，通过硬性的制度安排，使预算的编制和执行成为一种规范。其次，收入预算要参考上年预算执行情况和对预算年度的预测编制；支出预算要量入为出，处理好需要与可能的关系，分清轻重缓急，把有限的资金安排到最需要的地方。要坚持勤俭办事业的原则，开源节流，增收节支，挖掘内部潜力，努力提高资金使用效率。

1.3.3　有利于改善医院的运营管理水平。财务人员在进行财务预测、分析时，要考虑医院自身的经济运行情况，综合考虑和反映相关部门的经济信息、引进其他行业财务管理的先进经验和财务分析方法，开拓医院财务管理新领域。

1.3.4　有利于财务人员业务素质的提高。编写财务分析报告，不仅应对财务指标进行分析，还应对造成财务变化的影响因素进行分析。要求财务人员除了掌握会计核算和财务管理等会计理论知识外，还应深入科室熟悉医疗运营流程，拓宽知识面，调整知识结构，系统地掌握财务分析的方法和技巧，从而提高自身的综合素质，写出高质量的财务分析报告。

1.4　分析的主要内容

1.4.1　资产分析：资产的真实性、结构、使用效果；

1.4.2　负债分析：短期偿债能力、长期偿债能力、财务安全性；

1.4.3　净资产分析：净资产结构、增长能力；

1.4.4　收入分析：收入结构分析、完成情况分析、潜力分析、趋势分析；

1.4.5　成本费用分析：费用总量分析、结构分析、边际贡献分析；

1.4.6　结余分析：结余构成、获利能力分析；

1.4.7　现金流量分析：投资、运营活动的现金流入、流出、现金流量结构分析；

1.4.8　综合财务分析：医院价值评估、绩效评价；

1.4.9　运营效率分析：管理效率分析、风险分析、预测与决策分析。

1.5 财务报告分析体系（见图1）

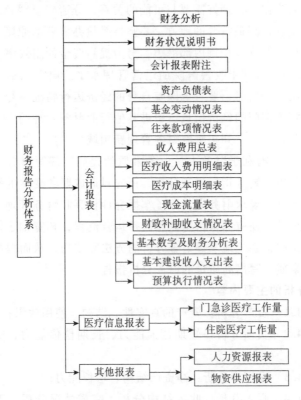

图1 财务报告分析体系

2. 财务分析报告的写作要求

2.1 财务分析实施程序（见图2）

2.2 报告编写前的准备工作

2.2.1 搜集和积累素材、关注重点，为撰写报告做好准备。在会计核算形成了会计凭证、会计账簿和会计报表的基础上，关注不同历史时期有关数据：历史标准对于评价医院自身运营状况和财务状况是否得到改善是非常有用的。历史标准可以选择本院

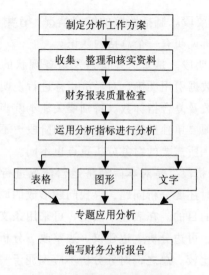

图 2　财务分析实施程序

历史最好水平，也可以选择本院正常运营条件下的业绩水平，或取以往连续多年的平均水平。另外，在财务分析实践中，还经常与上年实际业绩作比较。

2.2.2　关注同行业标准。可以是同行业财务状况的平均水平，也可以是某一先进医院的业绩水平。以此判断本院在行业中所处的地位和水平（竞争的需要），用于判断医院的发展趋势。

2.2.3　关注本院重要事项。财务人员对医疗运营、财务状况中的重大变动事项要勤于做笔录，记载事项发生的时间、计划、预算、责任人及发生变化的各因素。必要时马上作出分析、判断，并将各类各部门的文件归档。参加本院有关会议或查阅会议记录，听取各方面的意见，有利于财务分析和评价。

2.3　财务报告的写作框架

撰写财务分析报告前，财务人员一定要有一个清晰的写作框架和分析思路，要对财务分析的内容与形式进行全面而缜密的构思，要层次分明、完善分析报告的内容：

2.3.1 提要段。概括医院的综合情况，让财务报告阅读者对医院财务分析说明有一个总括的认识。

2.3.2 说明段。是对医疗运营及财务现状的介绍，要求文字表述恰当、数据引用准确。对经济指标进行说明时可适当运用绝对数、比较数及复合指标数。特别要关注本院当前运作上的重心，对重要事项要单独反映。本院在不同阶段、不同月份的工作重点有所不同，所需要的财务分析重点也不同。

2.3.3 分析段。是对本院经济运营情况进行分析研究。在说明问题的同时还要分析问题，寻找问题形成的原因和症结，以达到解决问题的目的。在表述手法上，可采用条文式叙述，也可穿插表格说明；可边分析、边建议、边整改。分析既可以纵向对比，也可横向比较。总之，财务分析不应拘泥于一个模式搞"万马齐喑"，一定要有理有据，细化分解各项指标；要善于运用表格、图形突出表达分析的内容；善于抓住当前要点，多反映本院经济运营的焦点和易于忽视的问题。

2.3.4 评价段。财务人员作出财务说明和分析后，对于医院的运营情况、财务状况、盈利业绩等应从财务角度给予公正、客观的评价和预测。财务评价不能用似是而非，可进可退，左右摇摆等不负责任的语言，而要从正反两方面进行，评价既可以单独分段进行，也可以穿插在说明部分和分析部分。

2.3.5 建议段。财务人员在对医疗运营、投资决策进行分析后形成的意见和看法，特别是对运营过程中发现的问题，要运用财务专业知识，针对问题提出改进意见或建议。

2.4 财务分析的手法

一篇好的财务分析报告，凝聚财务人员的智慧和辛勤劳动，各种会计数据并不是通常意义上数字的简单拼凑和加总，每一个财务数据背后都预示着非常生动的增减、费用的发生、负债的偿还等。要求财务人员以会计报表为主要分析依据，运用科学的分析方法，把握分析的切入点和着力点，能立足当前，瞄准未来，使分析报告起到事前预测、事中监控和事后总结的作用。

2.4.1 以会计报表为财务分析的主要依据，相关信息资料为必要补充。会计报表是医院经济核算的最终产品，是重要财务信息的集合体，是财务分析的主要依据。为了使财务分析报告清晰明了，便于对增减变动异常的数据进行分析，财务人员可以先编制财务分析表，采用绝对数与相对数指标相结合的方法，分析各项经济指标已完成情况、未完成原因，采取的措施，取得的成绩及存在问题，做到有数据、有比较、有分析。

（1）财务分析表。根据分析目的，将会计报表及有关经济资料，经过科学再分类、再组合，适当补充资料，配以分析计算项目，采用表格、图示，突出表达分析的内容，简明扼要地表达各项目间的内在联系。它能清晰地显示出各指标之间的差异及变动趋势，使财务分析更形象、具体。这种方法一般适用于单纯数字变化较大及单一的分析对象；

（2）文字分析。是指对某一分析对象发展变化的原因及发展趋势进行说明。这种方法一般适用于因某种原因造成的发展情况分析及对于报表分析所反映的问题做出补充说明。文字分析要简明扼要，力求用较精练的语言表达问题的关键所在。适当地可以夹杂一些假设、推论，以吸引读者的兴趣。切勿一味平铺直叙、堆砌文字，避免口语化、冗长化；

（3）图形分析。主要取材于统计数字中的各种图表，一般有条形图、曲线图、饼图等。要把文字描述与图表分析相结合，坚持以文字描述为主要表达方式，用图表分析突出直观生动的效果，力求做到让人看得懂、记得住、喜欢看。这种方法一般适用于具有明显变化趋势，在数量（金额）等方面需要作具体说明的分析对象。

2.4.2 多种分析方法有机结合和综合运用。财务分析报告，不是单纯的比率计算，更不是机械的数据对比，而是一个定性、定量的系统分析工程。财务人员应根据掌握的数据资料和分析目的，选择采用不同的分析方法。如对未来发展趋势的预测，可采用回归分析法；对资金流动性的分析，可采用比率分析法；对计划执行情况的分析，可采用因素分析法；还可将医院财务分析数据与其竞争对手、同类医院或同级医疗行业平均的相应表现进行比较。比较的范围包括当期比较、与历史的多期比较。比较的基础可以是单个比率或比率集合，也可以是报表项目的结构关系或项目发展趋势。分析的深浅和正误直接关系到财务分析报告质量，常用且比较有效的分析方法主要有三种：

（1）比率分析法。即把会计报表中彼此关联的项目加以对比，计算出比率，据以确定医院经济活动变动程度的一种方法；

（2）趋势分析法。即把两期或连续数期内的相同指标进行对比，据以识别其增减变动的方向和幅度，并揭示变动趋势的一种分析方法，可以预测医院的发展前景；

（3）因素分析法。即把财务指标与宏观经济、行业现状以及医院发展战略、医疗市场份额结合在一起进行系统分析的一种方法。以上三种方法各有所长，也各有所短，只有把它们融为一体，综合运用，使之扬长避短，兼容互补，才能达到"1 + 1 > 2"的预期效应，增强分析的系统性、科学性。

2.4.3　正确把握分析的切入点和着力点。衡量财务分析报告质量高低的标准，在于财务分析在多大程度上为医院运营决策提供正确的价值取向和政策导向。要坚持立足全局，把财务分析的着力点放在三个方面：

（1）通过分析，着力揭示医院经济活动的客观规律。客观规律是制定政策、决策的重要依据。对医院经济活动规律揭示得越全面、越深刻，财务分析的价值取向和政策导向功能就越能得到彰显和升华；

（2）通过分析，着力回答医院管理层普遍关注的重点、焦点问题，提出解决的思路和方法。解决这些问题，不能采用老套路、老办法，必须要有新思路、新举措。坚持把宏观政策与医院具体实际相结合，把正确的价值取向与政策导向相结合，用科学的态度谋划医院发展大计，用新思路新举措解决"老大难"问题；

（3）通过分析，着力洞察医院发展中的隐忧隐患，以便引起各方面的重视，尽早采取应对措施，保障医院可持续发展。

2.5 财务分析要三结合

2.5.1 定性与定量相结合。财务分析中不能只注重量的方面，还要抓质的方面。要求医院在分析业务收支、结余金额大小时，不能只是一种"量"的表现，还必须进一步分析其来源及其形成过程，并予以定性。

2.5.2 局部与整体相结合。在财务分析中对各个数字进行局部分析时，必须与整体财务状况联系起来进行综合考虑，要将社会效益与经济效益、医疗营运能力、偿债能力和发展能力等各项指标综合权衡，并结合社会经济环境进行系统分析。

2.5.3 现状与预测相结合。研究本期财务状况只是一种财务现状分析，属于事后分析，如果不采用适当的方式进行比较，就无法推断其未来发展的趋势。因此，财务人员在研究本期财务状况时，可以采取"趋势分析法"，为管理层决策提供可靠的依据。

3. 财务分析报告"七忌"

写财务分析报告要达到重点突出、说明清楚、报送及时、预测准确、措施得力的目的，进入财务工作"灵魂"之境界，充分发挥其诊断医院管理的"听诊器"、观察医院运行状况"显微镜"之功能，写报告要"七忌"：

3.1 一忌面面俱到，泛泛而谈

财务分析重在揭露问题，查找原因，提出建议。所以分析内容应当突出当期财务情况的重点，抓住问题的本质，找出影响当期指标变动的主要因素，重点剖析变化较大指标的主、客观原因。如果面面俱到，胡子眉毛一把抓，势必是"盲人骑瞎马"，写出的财务分析要么是应笔墨不痛不痒；要么是罗列现象不知所云的流水账；充其量也只能是浮光掠影式的情况简介，这样文牍似的财务分析对医院挖潜堵漏，完善管理没有丝毫价值。

3.2　二忌千篇一律，文章格式化

每一个时期的财务分析无论是形式和内容都应有自己的特色。内容上的突出重点、有的放矢，形式上的灵活、新颖、多样，是财务分析具有强大生命力的首要条件。形式呆板，千篇一律，甚至抽换上期指标数据搞"填空题"似的八股文章，是财务分析之大忌。财务分析本来就专业性强，形式上的呆板、内容上的千篇一律，其可读性必然弱化，久而久之财务分析势必变成食之无味、弃之可惜的鸡肋。

3.3　三忌完全数字堆砌罗列，缺乏具体情况说明

要分析指标变化，难免要有数字对比，但若仅停留于罗列指标的增减变化，局限于会计报表的数字对比，就数字论数字，摆不出具体情况，谈不清影响差异的原因，这样的财务分析只能是财务指标变动说明书。这种空洞无物，枯燥死板的"分析"肯定不会受欢迎。只有把"死数据"与"活情况"充分结合，做到指标增减有"数据"，说明分析有"情况"，彼此相互印证补充，财务分析才有说服力、可信度，逻辑性才强、可操作性才大。

3.4　四忌浅尝辄止，停留于表面现象

我们知道，往往表面良好的指标后面隐藏着个别严重的缺点、漏洞和隐患，或若干难能可贵的某些优点被某些缺点所冲淡。这就要求会计人员既不要被表面现象所迷惑，又不要就事论事；而要善于深入调查研究，善于捕捉事物发展变化偶然中的必然，抱着客观的姿态，克服"先入为主"的思想，通过对大量详细资料的反复推敲、印证，去粗取精、去伪存真，从而得出对医院财务状况客观、公正的评价。

3.5 五忌报喜不报忧

真实、准确、客观是财务分析的生命。要诊断、观察医疗运营状况，维护医院机体健康运行，就应敢于揭短，敢于曝光，这样才不会贻误"病情"，才能"对症下药"。成绩不讲跑不了，问题不讲不得了。所以财务分析既要肯定成绩，又要揭露医院管理中存在的问题；既要探寻影响当期财务情况变化的客观因素，更要侧重找出影响当期财务情况变化的主观原因。实事求是，客观全面的分析，才能有的放矢地扬长避短、兴利除弊。

3.6 六忌上报不及时

财务分析是领导了解医院财务状况，同时也是财务人员参与医院管理，提出合理化建议的最有效途径，其指导性的价值就在于时效性。时过境迁的财务分析对医院改善运营管理的作用将大打折扣。财务分析的上报应与会计报表同步，并形成制度。

3.7 七忌专业味太浓

财务分析主要是服务于医院内部运营管理的改善，为领导当好参谋，让群众明白家底的手段。所以，财务分析应尽量淡化专业味，少用专业术语，多用大众词汇，力戒矫揉造作、莫测高深；做到直接了当、简明扼要、通俗易懂。

4. 我国财务分析报告体系改革的方向

在对现行医院财务分析报告体系加以改进时，一定要解决好继承与发展的问题，要改革与会计环境不相适宜的部分，进一步与国际会计准则接轨。总的来说，对报告体系的改革应是一种扬弃，主要包括以下几个方面：

4.1 加强财务分析报告目标理论研究，为改进财务分析报告模式提供坚实的基础

从本质上看，"经管责任观"和"决策有用观"两种目标之间并不存在根本的冲突，而是相互联系、相互补充的。我国财务分析报告目标应是两者的有机结合，既向报告使用者提供有助于

决策的财务会计信息，又能用来作为评价医院管理者经济责任和社会责任履行情况的尺度。财务分析报告作为医院正式对外信息交流的主要工具，首先，应为实现医院发展战略目标服务。具体地说，财务分析报告应在不损害医院利益的基础上，尽可能地满足与医院相关利益者的信息需求。国家通过间接的方式进行宏观经济管理，其所需要的信息也可以通过经常性的抽样调查等间接方式获得。其次，应进一步淡化财务会计与管理会计报告内容的界限。未来两者融合的程度将会越来越大，即管理会计"外化"为财务会计的成份将增加，促使财务报告目标得以充分实现。

4.2 表内优先原则

财务分析报告是由财务报表逐渐演变而来的。财务报表是财务分析报告的核心内容，是有助于外部使用者进行经济决策的财务信息，主要由一系列基本财务报表构成。改革财务分析报告先要改革财务报表。虽然《医院会计制度》增加了现金流量表，但与国际惯例比较，我国医院财务报表仍然不符合多层面模式，较多地考虑了财务报表的真实性和可靠性，而对其有用性和相关性考虑得较少。

4.3 满足需求原则

财务分析报告应在不损害医院利益的基础上，尽可能满足相关利益者的信息需求，以便维持和发展这些利益者对医院的贡献和支持。为此，应该采用规范化和实证法相结合的方法，确定使用者的具体信息需求。首先，利用规范化来推断出财务分析报告使用者的信息需求、利用信息的动机和使用信息的方式；其次，利用实证法来检验规范化结论的现实性。两者互相补充，互相促进，从而建立切实可行的财务分析报告框架体系。

4.4 有效披露原则

要求财务分析报告中的信息，对于使用者的需求来说都是有效的。对于披露信息的医院来说，超量信息并没有发生任何作用，只会增加成本而不会由此获利；使用者也没有能力去运用过量的信息。因此,在规定医院财务信息披露时,政府应考虑有效披露原则。当医院自愿主动披露财务信息时,也需要根据所提供信息被利用情况,确定哪些属于过量信息,出于降低成本的考虑而不再予以披露。

能否写出高质量的财务分析报告,是对财务人员综合素质的全面检验。财务人员只要注重敬业精神的培养和理论素养的提高,注重知识结构的更新和业务能力的锻炼,注重优良文风的养成和写作经验的积累,多借鉴别人的好经验、好方法并为我所用,笔耕不辍,就一定能写出高质量的财务分析报告。

作者简介:金玲,浙江大学医学院附属第二医院总会计师教授级高级会计师

E-mail:jinlingcfo@126.com

如何写好医院专题财务分析

【摘要】本文通过剖析当前医院专题财务分析中存在的问题，提出专题财务分析应当为医院管理提供有价值的对策或建议，从而发挥管理会计在医院经济运行管理中的重要作用。并从五个方面论述了如何写好专题财务分析，要求财务人员注重专业素质和职业判断能力的提高，熟练运用财务分析方法和分析指标，提高写作的深度与广度，进而提升专题财务分析的写作质量和水平。

在当前的社会经济环境中，医院作为一个独立的经营主体，处于激烈的市场竞争环境之中。随着医改的深入推进，药品零差率、医疗资源双下沉、社会资本办医等都对医院的经济管理提出了更高的要求，为此，发挥管理会计的作用也越来越受到重视。管理会计通过对医院以往的数据进行分析对比，为医院各项决策提供方向性指引，有效规避财务风险、优化资源配置、节约运行成本等。财务分析作为管理会计的一种必要手段，在医院经济管理中得到了广泛的应用，通过总结过去的经验，挖掘问题形成的原因，指导当前的经济运行，并对未来的经济形势进行预测，从而在医院的经济管理中发挥重大作用。

财务分析按分析范围、分析重点的不同，可分为综合财务分析、简要财务分析和专题财务分析，其中：专题财务分析是针对医院某一时期经济运行中的某些关键问题、难点问题、重大经济措施或薄弱环节等进行的专门分析，具有不受时间限制、一事一议、易被管理者接受、收效快的特点。财务人员在总结过去、预测未来的同时，对相关经济事项提出合理化对策或建议，从而提高医院整体管理水平。

1. 专题财务分析的内容

专题财务分析的内容很多，大致可分为四类：

1.1 医改专题分析

如针对药品零差率的实施，就公立医院实际补偿率进行分析；针对中药饮片差价的前期政策调研，预测中医医院的经济运行状况；单病种支付方式改革的测算及管理对策；PPP 模式的发展战略等。

1.2 医院管理重点分析

如卫生材料管理分析；国有资产出租管理分析；大型设备使用效益分析；住院病人欠费管理分析；医院经济合同管理分析等。

1.3 预算管理分析

如财政资金预算执行情况分析；医院整体及部门（科室）预算执行情况分析等。

1.4 部门（科室）成本效益分析

如基于全成本核算的分院或某一业务部门（科室）的绩效分析。

2. 专题财务分析的方法

专题财务分析的方法主要有比较分析法、比率分析法、因素分析法、结构分析法、趋势分析法等，各种分析方法的运用需视具体情况而定。

2.1 比较分析法

将实际财务数据与指标数同行业平均数等进行对比计算差异数，并分析差异形成原因或以此推测指标变动的趋势。

2.2 比率分析法

将财务数据中存在某些内在关联关系的两个或两个以上要素的数值相除，计算其相应的比率，并通过计算具体比率数值与确定的标准或要素之间的内在规律进行比较，分析要素之间联系程度合适与否，如资产负债率、预算执行率等。

2.3 因素分析法

通过分析影响财务指标数据的各个构成要素，寻找造成综合指标变动的主要原因，如对收入的增减变化常常需要考量人次和均次费用两大因素的变化情况。

2.4 结构分析法

是指通过计算某项经济指标各个组成部分占总体的比重，分析构成内容的变化，从而掌握该项经济活动的特点与变动趋势，认识事物的本质和客观规律性的方法，如医疗成本支出中人员经费、卫生材料费、药品费、固定资产折旧费、无形资产摊销费、提取医疗风险基金及其他费用等占医疗成本支出的结构分析。

2.5 趋势分析法

是对医院不同时期的财务信息进行比较，分析财务经营状况的变动规律及趋势，揭示医院财务状况和经营成果增减变化的性质和方向，比如今年某一时期的数据与上年同期数据比较或与环比数据比较。

以上各种专题分析的方法可以单独使用，也可以结合使用，具体视专题分析的内容而定。一般各种方法会综合运用，以全面揭示问题、分析问题、解释问题，从而做出较为准确的评价和判断。

3. 目前医院专题财务分析存在的问题

3.1 立题脱离实际需要

财务人员在选择专题分析主题时，未能抓住医院管理者重点关注的内容或当前医院发展迫切需要解决的问题，仅从财务工作的角度，为"分析"而分析，脱离实际工作需要，如同"无源之水、无本之木"，失去了专题财务分析的意义。

3.2 分析视角单一

部分财务人员专题分析视角过于单一，立足点仅围绕财务数据本身，忽略了与医疗业务的结合，忽略了对非财务指标的分析，忽略了与同类型、同规模医院的对比。同时，分析方法的运用比较单一，未根据具体情况选择不同的分析方法，长此以往将影响到对实质性问题的探究和解决。

3.3 财务人员整体素质不高

管理会计对当前财务人员的整体素质提出了更高的要求，需要财务人员全面了解医院经济运行规律，了解医院所处的社会和经济环境的变化趋势，了解国家多项医改新政、财经纪律的规定，只有这样，才能写出有深度的专题分析，并提出切合实际的对策或建议。但目前财务人员的整体素质不高，影响了管理会计的有效实施。

3.4 对策或建议针对性不强

财务人员在进行专题分析时，往往会出现总结问题很"丰满"，如何解决问题很"骨感"的情况，所提出的对策或建议针对性不强，或浮于表面、或不切实际、或达不到理想效果。而医院管理者希望财务分析不仅要善于发现问题，更要提出解决问题的对策或建议。

3.5 分析语言过于专业化

专题财务分析属于财务专业分析的一种类型，具备一定的专业特点，但要让医院管理者能够看懂、接受并认可，需要将专业化的指标用通俗化的语言来表达，这样才能达到撰写者和使用者在理解上的一致性。而且很多专题财务分析的语言过于专业化，从形式上拉开了与分析使用者的距离，使分析成为"束之高阁"的理论作品。

4. 写好专题分析的建议

一份好的专题财务分析，能有效地促进医院提高管理水平，挖掘内部潜力，规范经济行为，提高资金使用效益。如何写好专题财务分析，是财务人员需要深入思考的问题。笔者结合多年的医院财务管理实践，就如何写好专题财务分析提出以下几点建议。

4.1 找准切入点是关键

写专题财务分析的目的在于发现管理的热点、难点问题，因此，找准分析的切入点很重要，因为它统领全局，所有信息的收集、分析方法的采用以及结果的解释，都要围绕这个切入点来完成，它是专题财务分析的核心和灵魂。要分析医院内外部环境变化因素，着眼于医院管理者密切关注或需要关注的内容，提高专题财务分析评价的有效性。

4.2 运用合理的分析方式

财务人员在明确分析的切入点后，需采用适宜的分析方式：

4.2.1 分析要注意点与面的适度结合。不仅要立足财务角度，还要站在管理者的角度来分析思考问题；不仅要立足财务数据的分析，还要从质量、创新、社会效益等非财务方面进行分析；不仅要立足本院，还要结合同行业的相关指标进行分析。

4.2.2 要不断改进专题财务分析方法。处在不同的分析阶段，需要选择不同的分析方法。如事前分析用量本利分析法，事中分析用趋势分析法，事后分析用因素分析法。财务人员应把不同的分析方法灵活运用到专题财务分析工作的各个阶段，找出各数据之间的逻辑关系，找出经济增长的突破点。同时，应注意在获取财务资料时，做到调查彻底，必要时可以深入各科室进行调查研究。注意方法的掌握，有刻苦钻研的精神，是获得影响医院经济效益和社会效益有效指标的关键。

4.2.3 对发现的问题要有科学合理的分析和解释，探求事物本质，找出事物间的联系。分析顺序一般采用倒查法，即依据结果去追溯原因，在追溯过程中，总结经验，发现问题，找出规律。专题财务分析能否做到科学合理，一方面，取决于财务人员对分析指标体系的深刻理解和掌握，另一方面，也取决于财务人员对待事物的看法和观点。所以，在进行分析时，一定要坚持实事求是原则，坚持用全面的、联系的和发展的观点看问题，采用定量分析与定性分析相结合的方法。

4.3 熟悉政策依据，把握医疗行业运行规律

医院的经济活动是一个由各种错综复杂的因素交织在一起的系统，只有运用科学、有效的手段对医院的全部经济活动进行充分合理的分析，才能了解医疗活动中财务运行的情况。同时，随着国家层面多项管理措施的出台及持续性强化，医院所处的社会经济环境更加透明化、规范化、法制化，如药品零差率的实施、医保支付方式改革、药品流通领域改革、加强全面预算管理、完善政府采购、规范招投标、严格控制"三公经费"等，都在不同程度地影响着医院的经济运行。因此，财务人员要多了解国家宏观经济政策，密切关注社会经济环境的变化，把握医疗行业运行规律，关注同行业兄弟医院的管理方法以及应对环境变化所采取的有效措施，从而科学进行原因分析和预测。

财务人员要注重专业素质和职业判断能力的提高，熟练运用各种财务分析方法和分析指标，提高写作的深度与广度，提升专题财务分析的质量和水平。同时，医院也应创造条件让财务人员进行多方面的学习和交流，加大信息化投入，使财务人员能借助先进的分析软件，提高分析工作质量与效率。

4.4 分析的亮点在于提出对策或建议

写专题财务分析的目的不仅是为了揭示问题，更重要的是如何去解决问题。因此，专题财务分析的最大亮点在于针对分析中发现的问题，提出改进对策或建议。

4.4.1 针对药品零差率的实施，医院内部应通过药师查房、

处方点评、各医疗组药品收入占医疗收入的比例公示等措施，控制药品收入的不合理增长；鼓励医疗新技术、新项目的开展，鼓励非药物治疗手段的应用，提升医疗技术水平，调整和优化收入结构。

4.4.2 针对卫生材料消耗中的低效管理问题，建立责任追究制，将医院的百元医疗收入卫生材料消耗指标分解到各临床科室，落实各类材料物资的归口管理，并与绩效考核相结合，加强材料成本的管控。

4.4.3 针对住院病人的欠费问题，在制度规定的基础上加强监督执行，落实相关环节的管理责任，运用信息化手段实施余额不足预警、欠费系统控制等。

4.4.4 针对病人挂号、付费排长队和多次排队付费的问题，引入自助医疗费用结算机，通过采用诊间结算、支付宝微信付费等多种现代化支付手段，在方便患者的同时，完善财务对账流程，保证资金安全；还可以通过互联网医院的模式，让患者实现在线诊疗和在线付费结算。

专题财务分析所提供的数据和结论，对于加强医院管理、改善经营决策能够起到指导或帮助作用。对医院管理有效，是专题财务分析的根本目的和要求，也是衡量专题财务分析质量高低的一个标准，更是决定专题财务分析能否被接受的一个重要条件。因此，财务人员在进行专题财务分析时，一定要紧紧围绕医院管理这个中心，提出对医院管理有帮助的对策或建设性意见。

4.5 文字表达要恰当准确

专题财务分析的目的是引起管理者的重视、提出切实可行的合理化建议。因此，医院管理者对财务分析的重视和认可，是对财务人员的鼓励和支持。财务人员在写专题财务分析时要条理清晰，层层深入，语言要浅显易懂，文字表达恰当准确；对财务指标的执行情况要表述清楚，化繁为简，不能一味沉醉于自我数据分析的海洋；要明确专题分析需要达到的目的，让分析的使用者能看懂、接受并赞同，从而实现专题财务分析的价值。

5. 结束语

综上所述，专题财务分析在医院经济管理中发挥着重要的作用，能促使医院完善财务管理办法，规范财务行为，清理库存积压，降低资源消耗；对国有资产实行监督管理，确保国有资产保值增值；还可以为医院领导决策提供数据支撑。所以，财务人员一定要把握好专题财务分析写作要点，坚持客观、公正的分析原则，"一针见血"地提出医院经济运行中存在的问题，真正发挥管理会计在保障医院经济运行、促进医院健康可持续发展过程中的重要作用。

作者简介：戴秀兰，浙江省卫生财会管理中心总会计师，高级会计师

E－mail：dxl9005@163.com

医院财务分析中的数据应用

【摘要】 财务分析需要大量数据支持，医院财务分析中的数据应用更是涉及到医院数据的方方面面，从门诊到住院，从财务到医疗服务、医疗技术、行政后勤等。本文在大数据背景下剖析当前医院财务分析工作的局限性，从数据利用角度提出了财务分析、医院数据管理和数据应用等方面的改进建议。

随着计算机信息技术、网络技术的发展，在网络经济下，"互联网＋"及"大数据"的发展为全社会带来了全新的工作视角。现代医院的财务会计管理模式，也必将出现重大的变革。

1. 当前财务分析中的局限性

医院财务分析中常规用到的数据除医疗收入及具体分项收入、医疗业务成本及具体项目支出、资产总额及具体明细等财务报表数据之外；还会选用一些人事报表、医疗业务报表中的数据，如各类人员人数、实际开放床日，报表期间的出院人数、门急诊人次等。传统财务分析到此已经很完整了。应该说对医院的静态资产及经济状况做了较完整的反映，但仍存在许多不足。

1.1 重医院自身的分析，轻专业类别的分析

在传统分析中，医院财务多是基于自身的财务状况，对本院的数据进行分析。但是各医院、各专业间的具体情况千差万别，如果能对比其他医院情况、专业情况，则会更有参考意义。如针对当前社会热议的儿童医院看病难、儿科医生工作压力大的情

况，如果财务人员能依据全市、全省乃至全国的儿科类医疗收入及相应的均次费用、收支比例等数据，对比成人医院相应的数据，将会更加科学，也更有说服力。

1.2 重医院的财务状况分析，轻业务情况分析

传统意义上的医院财务分析关注门诊人次、住院人次、门诊收入、住院收入等指标，主要围绕收入支出这条线进行分析。对于科室的考量，大多也是基于收支是否平衡。科室效率基本上也只是在财务数据上体现，而对具体业务的相关分析很少。其实在未来医院财务分析的发展上，与业务情况相关联是非常重要的。如某疾病的流行必然会对医院收支产生一定的影响；各临床科室之间，由于业务的流程不同，对于财务收支的影响也不同，不能单纯从数据方面来考量；临床科研的开展会给医院带来财务数据的变化等。

1.3 重医院经济的历史分析，轻未来预测

传统的财务分析停留在对历史数据的整理归档，最直接的表现就是年度医院财务报表的编制，科室财务状况、收支报表的编制等等。再深层次一点，可能做一些往年的财务数据对比，基本上就是停留在对数据的简单数学运算。做为现代财务人员，应该再往深处去收集一些动态数据开展一些趋势分析，可以通过建立数据模型，来预测分析未来一段时间内医院可能发生的财务数据，以指导医院合理的布局。如：通过对门诊量、门诊病人类型的统计，建立趋势模型，预估未来的门诊收入情况，形成应对措施。

1.4 各自为政，数据间的关联度差

医院财务数据分散在各个应用系统中。医院的信息系统较多，特别是规模大的三级甲等综合性医院，为了满足临床使用需求和精细化管理的要求，对于各种信息系统的应用会更加细致，不再是原来一个 HIS（Hospital Information System，医院信息系统）全部涵盖。诸如门诊就诊人次、门诊挂号收入、门诊药品收

入、门诊检查收入等在 HIS 系统中的门诊收费模块下体现（也有医院此功能单列）；住院人次、住院床位收入、等级护理收入在 HIS 的住院收费模块下体现；而各临床科室耗材领用、设备购买、设备折旧等财务信息会在各库房应用系统中体现；人事考勤、离退休人员管理等收入又由人事管理信息系统体现；甚至于医院的停车管理也应用了单独的信息系统。目前状况是医院应用系统越来越多，数据也不断增多，但由于各个系统缺乏关联性从而使数据分散，需要反复调用各个不同信息系统的数据加工后才可再利用。

2. 医院财务分析中的数据应用

2.1 加强与外部数据的互通共享，寻找共赢的决策依据

为了让财务分析的数据和资源更加全面和广泛，财务人员不但要善于整合内部财务及业务部门的资源；还要努力从外部广泛搜集各种相关数据，包括行业、主管部门、兄弟医院等相关单位的资源。医院要加强同外部数据的互通共享，寻找新的潜在增长点。例如将 2015 年某专科 Z 儿童医院与同地区同期其他 6 家综合性医院的相关指标对比分析，可以发现（见表 1），Z 儿童医院门诊收入增幅及住院收入增幅等均较理想，但职工人均创收与其他 6 家综合性医院相差较远，且职工人均薪酬也排在 6 家综合性医院的后面。从每职工门诊人次来看，Z 儿童医院为 1173 人次，远高于 6 家综合性医院。但由于儿科诊疗收费低，每门诊人次收入和每住院人次收入均远低于其他 6 家综合性医院，导致 Z 医院人均职工薪酬较 6 家综合性医院最低。儿科医务人员工作压力最大，但收入最低，劳务价值与服务价格严重不匹配，这也是业界呼吁进行儿科物价调整的根本原因。

表1 　　　　　　　 **2015 年不同医院业务量和收入比较**

项目	单位	A 医院	B 医院	C 医院	D 医院	E 医院	F 医院	Z 儿童医院
门诊收入增长幅度	%	9.08	14.17	3.64	19.24	7.85	3.94	9.00
住院收入增长幅度	%	14.09	21.81	5.54	17.35	3.41	5.05	34.06
职工人均创收	万元	79.22	72.43	73.52	60.49	77.68	50.63	53
每职工门诊人次	人次	687	762	600	540	814	702	1173
每门诊人次收入（含体检收入）	元	312.09	333.74	276.84	395.99	372.19	226.33	190.99
每住院人次收入	元	20382.33	21826.69	18716.35	17706.58	17636.62	14767.76	8824.32
职工人均薪酬	万元	18.81	19.64	19.13	19.20	21.71	19.42	16.20

可以看出，在不同的专科领域，收入类型、收入结构都是完全不同的。如果能够再加入不同省市之间儿科医院的比较数据，对于医院财务分析来说会更加具有说服力。由此，可以通过这项分析来确定，是否医院在未来的发展上可以增加床位数；是否因为某些工作的不足，需要进一步改进内部机制。当然也可以把这些数据反馈给其他合作的医疗机构，看能否从中找到互补共赢的道路。

2.2　加强业务数据的利用分析，从业务角度去发现和分析相关问题

上文已经阐述了，财务分析不仅仅只关心财务数据，也应该基于业务来做分析。通过大数据技术可以获取大量的非结构化和半结构化数据，这些数据能够实现量变到质变的转换，从非结构

化和半结构化数据中发现相关性，为医院获取更多的医疗信息，从而创造价值。而这里关心的这些数据就是针对于业务流程的。下面通过对比某医院同期外科各病区手术量的情况来分析科室的绩效情况（见表2）。

表2 外科病房手术量对比表 单位：例数

病区	日常手术量		日常增幅（%）	业余手术量		业余增幅（%）	总增幅（%）
	基期	报告期		基期	报告期		
A 区	677	770	13%	—	—	—	13%
B 区	355	367	3.38%	37	18	−51.35%	−1.79%
C 区	524	579	10%	85	44	−48.24%	2%
D 区	685	749	9.34%	96	39	−59.38%	0.90%
E 区	647	597	−7.73%	66	10	−84.85%	−14.87%
合计	2888	3062	6%	284	111	−60.92%	0.03%

由表2知，外科各病区报告期手术量增长情况和工作效率很不理想，报告期外科病房手术总量为3173例，去年同期为3172例，同比增幅为0.03%，增幅最大的为A病区，增幅为13%；增幅最小的为E病区，下降了14.87%。从日常手术量来看，增幅最大的也是A病区，为13%；最小的也为E病区，负增长7.73%。从业余手术量来看，全部为负增长，平均降幅为60.92%，E病区降幅也是最大的，达84.85%。这主要是因为外科病房报告期曾一度暂停业余手术。自医改以来，医院对奖金方案进行了调整，按手术工作量计算的奖金份额增加，并要求工作量部分实行按劳分配，但由于新院区还在建设中，各科室储备人员太多，这一政策落实有难度，所以难以充分调动医务人员的工作积极性。如何打破各病房吃大锅房的状态，体现按劳分配、多劳多得，提高工作效率，医院管理者需要结合财务分析进行考虑。

　　财务人员通过对各个层面业务数据的分析，从业务角度去发现和挖掘业务量变化的深层次原因，可以丰富和深化财务分析，搭建医疗业务与财务和绩效的桥梁，并为领导者决策提供依据。

2.3　加强数据的动态分析，对可能的各类经济情况进行预测

　　现代财务分析需要分析人员按照医院的发展、学科的建设，以一个动态发展的过程来收集汇总各类数据，甚至于对某一病种因治疗方案不同而产生的财务数据的变化也应以动态的形式予以汇集。在收集了足够的数据之后，医院就可以利用计算机建模技术，形成一个符合国情、适合医院自身发展的预测模型，指导医院学科建设、疾病费用控制、绩效考核分配方案制定等工作。如通过利用各类支出消耗数据，建立相应的单病种成本趋势模型，对成本进行精准测算，进而服务于定价机制、收入预测机制等。

2.4　加强医院数据的标准化，建立财务数据共享平台

　　2.4.1　财务分析需要以数据类型标准化为基础。各医院需按照一定的规范，统一数据源的名称、标准，如果不同，那么也需要有对应的转换关系。比如上文中提到的利用外部数据，其他医院的财务数据都应该以标准化为前提，要实现名称一致、规则一致，不一致的就按照一定的规范进行转换。按照国际通行的做法，医院信息数据交换应该遵循 HL7 标准（Health Level 7），不管系统上线时间先后，还是应用系统开发商不同，都应该严格遵循这个标准来实现数据交互。

　　2.4.2　财务分析需要各应用系统的检索查询信息统一到一个共享的平台。在分析过程中，财务人员不需要反复调用各应用程序中的数据。随着医院信息化的发展，临床数据中心（cdr）及集成平台已经成为未来的趋势，医院应充分利用这一条件，在一般意义上的商业智能（BI）基础，依照财务分析的标准开展财务数据集中化查询平台的研发和应用。当然这也对财务人员能否提出数据展示格式、具体数据获取要求等提出了更高的挑战。

3. 未来与展望

　　未来的财务分析工作，需通过整合统计数据，拓展财务分析的功能。一方面，分析人员要主动寻找财务分析中所需的数据支持，将静态评价变成动态评价，为医院经济管理决策提供可靠依据；另一方面，可利用计算机软件来检查财务分析结果存在的异常，对财务指标数据进行审核，将现有数据与过去的数据进行比对，分析存在的异常情况，进行数据治理，提高数据质量。这不仅有助于完善财务分析工作，更有利于科学预测医院的未来发展。

　　作者：毛文，王阿贞，俞刚

　　第一作者简介：毛文，浙江大学医学院附属儿童医院总会计师，高级会计师

　　E－mail：13957103586@139.com

后　记

　　写出高质量的财务分析，是许多财务人员梦寐以求并为之努力的目标。但对初学者而言，有提笔若千钧，下笔又不知所云的感觉，他们碰到的困难不在于时间或精力的消耗，而在于不知如何搜集和整理资料，难以对财务指标的计算结果作出定性结论等。为了帮助财务人员提高写作水平，近年来我先后在宁波、丽水、衢州等地卫生局举办的会计人员继续教育培训班上作《医院财务分析应知与应会》讲座，用实例说明医院经济活动是由各种错综复杂因素交织在一起的，需要财务人员凭借专业素质和职业判断能力，熟练运用财务分析方法和技巧，提升财务分析的写作质量和水平。由此，我也萌生了编写财务分析一书的想法，期望为财务人员提供系统和实用相结合的参考资料。

　　本书从筹划、编写到成册历时逾半年时间，定稿的 40 篇医院财务分析与管理文章，都是从浙江省、市、县医院财务人员梳理和总结的财务分析案例中挑选出来的，是在推进医药卫生体制改革与发展新背景下的探索创新佳作。其内容涵盖了医改实证分析、预算管理、成本控制、医保结算管理、绩效分配、医院内部精细化管理等，从内容到形式，尽量考虑了实用性与操作性。我们还选择了其中 6 篇典型案例，邀请相关专家、学者进行分析点评，以加强对医院财务分析的业务指导。尽管作者的笔触还不够深刻，也不能完全代表浙江省医院财务人员的水平，但其所写内容均为当前医疗改革和医院实务工作中的热点问题，且经过业内多位资深同行的指导把关，有些文章甚至数易其稿，应该说本书是理论与实践完美结合的有益尝试。

　　对于本书的出版，我诚挚地感谢浙江省财政厅沈磊副厅长为本书作序；感谢浙江财经大学黄建新副校长对本书成书到出版提出的具有针对性的意见，并给予了有力指导；感谢相关医院总会计师、财务科长和财务人员为编写付出的辛勤劳动；感谢黄建新、竺素娥、江中亮、刘钟明、徐芸、胡守惠等专家、学者的点评；感谢中国财政经济出版社樊清玉老师在出版过程中给予的帮助和指导；感谢王阿贞、竹丽婧和沈徐媛协助书稿的汇总、整理。本书的出版，是对曾经给予我和团队帮助、支持的所有人员的最好报答。

由于本书涉及的内容专业性强，又是首次尝试将医院财务分析与管理的经验汇集成册，难以全面反映财务人员的分析能力和水平，恳请谅解。同时，因我们水平和经验有限，难免存在疏漏和不足，敬请读者批评指正。

金　玲

2016 年 10 月于杭州